◆ 国家自然科学基金项目(72064038)
◆ 河南省高校科技创新团队支持计划项目（22IRTSTHN027）

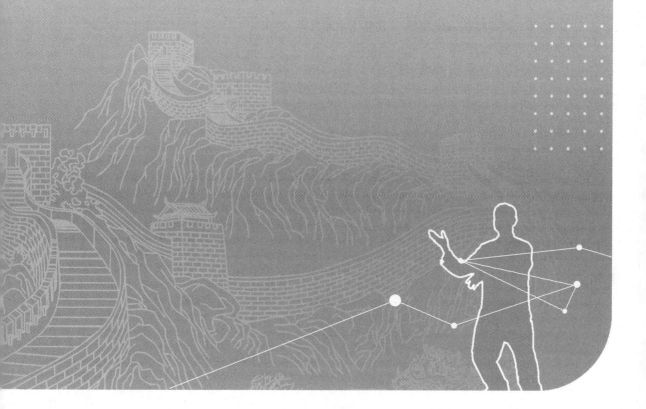

# 社区老年慢性病运动康复

张伟宏 主编

U0333056

郑州大学出版社

**图书在版编目（CIP）数据**

社区老年慢性病运动康复／张伟宏主编. -- 郑州：
郑州大学出版社，2024.1
ISBN 978-7-5773-0097-9

Ⅰ. ①社… Ⅱ. ①张… Ⅲ. ①老年病-慢性病-运动
疗法 Ⅳ. ①R592

中国国家版本馆 CIP 数据核字（2024）第 019255 号

社区老年慢性病运动康复
SHEQU LAONIAN MANXINGBING YUNDONG KANGFU

| | | | |
|---|---|---|---|
| 策划编辑 | 张 霞 | 封面设计 | 王 微 |
| 责任编辑 | 张 霞　胡文斌 | 版式设计 | 苏永生 |
| 责任校对 | 张 楠 | 责任监制 | 李瑞卿 |

| | | | |
|---|---|---|---|
| 出版发行 | 郑州大学出版社 | 地　址 | 郑州市大学路 40 号（450052） |
| 出 版 人 | 孙保营 | 网　址 | http://www.zzup.cn |
| 经　销 | 全国新华书店 | 发行电话 | 0371-66966070 |
| 印　刷 | 新乡市豫北印务有限公司 | | |
| 开　本 | 787 mm×1 092 mm　1／16 | | |
| 印　张 | 14.25 | 字　数 | 350 千字 |
| 版　次 | 2024 年 1 月第 1 版 | 印　次 | 2024 年 1 月第 1 次印刷 |

| | | | |
|---|---|---|---|
| 书　号 | ISBN 978-7-5773-0097-9 | 定　价 | 69.00 元 |

# 编委名单

# 前　言

　　《社区老年慢性病运动康复》是一本为社区老年人提供运动康复指导的实用型工具书。随着人口老龄化加速，老年人患有各种慢性病的比例不断上升，如冠心病、糖尿病、高血压、脑卒中和颈椎病等，不仅影响老年人生活质量，还增加社区医疗卫生负担。本书涵盖各种常见慢性病的运动康复知识和技能，旨在为社区医疗工作者及老年人提供全面、实用的运动康复指导。通过本书的学习，读者能更好理解和应对这些老年慢性病，掌握相应的运动康复技能，从而有效改善和维护老年人的健康状态。

　　本书不仅提供关于各种常见慢性病的基础知识，还深入讨论了针对每种病症的特定运动康复方案。第三章后都专注于一种疾病，详细介绍了病因、症状、治疗方法，以及通过运动康复如何有效管理和缓解这些病症。书中结合我们丰富的案例研究和实践经验，提供了易于理解和操作的运动指导，帮助读者在家庭或社区环境中进行自我康复，使运动康复成为社区老年人日常生活的一部分，不仅为他们提供疾病管理的工具，还增强了对健康生活方式的认识和接受度。我们相信，通过本书的指导，老年人能更好地管理自己的身体健康，减少疾病对生活的影响，同时为整个社区创造一个更加健康、活力的环境。

我们希望这本《社区老年慢性病运动康复》能成为老年人和社区医疗工作者的有效资源。通过本书，我们旨在提高老年人对慢性病管理和运动康复的意识，促进他们积极参与自我康复，从而提高生活质量，享受健康和幸福的晚年，实现健康生活的目标。

我们衷心感谢所有参与本书编写的医疗专家、康复治疗师和编辑人员，他们的专业知识和无私奉献使这本书成为可能。我们还要感谢所有提供宝贵反馈和建议的读者，他们的经验和见解对本书的完善起到了关键作用。最后，我们对所有致力于改善老年人健康和生活质量的社区工作者表示最深的敬意和感激。希望这本书能够为您带来帮助和启发，一起为创建一个更加健康、活力的社区而努力。

编写组

2023 年 10 月

# 目　录

# 第一章
# 社区老年运动

40岁以后,机体的形态和功能逐渐出现衰老现象,通常认为45~65岁为初老期,65岁以上为老年期。人体进入老年阶段后,随着年龄的增加,身体的各种功能开始逐步下降,而适当的运动锻炼可以延缓人体衰老,提高老年人的生活质量。

## 第一节　老年人解剖生理特点

衰老是指在人的生命过程中,机体各器官系统的组织形态和生理功能出现的退行性改变,心理状态出现的相应变化,以及社会适应性的相对减弱,并且在身体外表上出现相应衰老表现的过程。

### 一、运动系统特点及动态变化

运动系统的老化主要表现在骨量流失、肌肉萎缩、肌力下降等方面。

（一）骨

骨在人体衰老的过程中会发生变化,且骨健康与年龄、营养、运动等因素相关。人体在30~35岁后,随着年龄的增长,会出现骨量流失、骨密度下降等问题,老年人尤其老年女性可能出现骨质疏松。骨质疏松可使骨的脆性增加,容易发生骨折。已有研究表明,骨质疏松症的发病率女性明显高于男性,这主要与女性雌激素水平密切相关,雌激素具有直接抑制破骨细胞活性、影响破骨细胞溶酶体基因表达、激活骨形成因子及抑制骨吸收因子的表达、拮抗甲状旁腺激素、增强降钙素分泌、拮抗肾上腺皮质激素等多种生理功能。女性绝经后卵巢功能严重衰退,此时卵巢将失去分泌雌激素的功能,这会导致机体雌激素水平突然下降,因此,雌激素水平低下是老年女性早期骨量快速流失的主要原因。男性睾丸功能随着年龄增长而逐渐衰退,机体血睾酮水平在65岁以后开始下降,这与此时骨量大量流失相关。随着机体骨量的不断流失,其中部分老年人还会出现身高变矮、驼背等问题。

（二）肌肉

肌肉是人体进行各种活动的基础,人体肌肉的功能直接影响健康水平和生活质量。

随着年龄的增长,人体会出现以肌肉萎缩和肌力下降为主的退行性改变,临床上把老年人这些改变称为骨骼肌衰减症或骨骼肌减少症。已有研究发现,我国城镇居民男性和女性全身肌肉重量在 20 ~ 24 岁时达到峰值,随后骨骼肌的含量呈现缓慢下降趋势,但下降的幅度相对较小。增龄性骨骼肌衰退会导致老年人行走、坐立、爬楼梯等日常动作完成出现困难,甚至逐渐发展为步履蹒跚、站立困难、平衡能力下降、衰弱、易跌倒等运动功能障碍,最终也可能导致身体残疾,完全丧失生活自理能力。在美国,研究结果显示由老年人肌肉量减少和肌肉力量下降引发的各种疾病进而造成的经济损失每年都超过 180 亿美元。机体肌肉比例的下降还会导致基础代谢的降低,减少热量消耗,而机体摄入的过多热量转化为脂肪组织在体内进行堆积,引起机体成分比例也发生变化。机体内脂肪组织的比例由青年时约 15% 上升到 30%,而女性体内的脂肪比例增加会更为明显。在衰老的过程中,人体肌肉比例下降,脂肪比例增加,导致机体肌肉松弛和肌肉力量出现明显下降。

## 二、消化系统特点及动态变化

在人体衰老过程中,消化系统会发生不同程度的解剖生理学的改变,这可明显影响营养物质的消化和吸收,最终导致老年消化系统疾病的发生。

### (一)口腔

老年人味觉和嗅觉的敏感性下降会导致口味变得更重。老年人牙齿长期磨损使神经末梢外露,引发对冷、酸性食物的过敏导致酸痛。老年人牙龈退化萎缩,牙齿松动逐渐脱落,牙周膜变薄牙根暴露,导致牙周病。老年人咀嚼能力明显下降引起消化能力减弱,由于牙齿咀嚼功能明显削弱,会强化肠内消化能力,进而刺激肠内菌群的发展,出现腐败菌和化脓菌。老年人唾液分泌量明显减少,导致口干和味觉减退。

### (二)食管

老年人食管上段可发生横纹肌运动障碍,主要表现为食管上端轻度的吞咽困难,可感觉食物在咽喉后部难以下咽,有时必须用力才能使食物进入食管。老年人食管下段会发生较多无推进力的收缩,这种异常一般无明显症状,仅偶有胸痛和吞咽困难,通常称为老年性食管。约 1/5 老年人会发生食管下括约肌吞咽后反应异常,主要表现为收缩幅度减低或完全无收缩,这导致食管内容物向胃内输送延迟。

### (三)胃

老年人胃黏膜出现萎缩性改变,在组织学上表现为血管扭曲、血管壁增厚等退行性改变,而且,随着年龄的不断增长,这种萎缩性改变的范围不断扩大,严重程度逐渐加重。由于胃黏膜的代谢率受血液供应的影响较大,老年人因胃部血管扭曲和血管壁增厚导致血供减少,腺体出现萎缩,与青年时相比,胃腺多种细胞分泌功能不断降低。胃酸是由胃底壁细胞产生分泌到胃腔中,这个过程需要消耗大量能量且主要来自糖的有氧分解。老年人胃的血供减少导致胃底壁细胞分泌胃酸所需的能量不足,且叠加老年人胃腺体的萎缩,会导致壁细胞分泌胃酸显著减少甚至停止。胃酸不但能激活胃蛋白酶,为胃蛋白酶发挥作用提供所需的微环境,还能杀死随着食物一起进入胃内的细菌。进入小肠后胃酸能够促进胰液和胆汁的分泌,且提供的酸性环境还促进小肠对铁和钙的吸收。因此,老年人胃酸的缺乏会出现个体消化功能减退、胃肠道发生细菌感染、缺铁性贫血等较多增龄性问题。胃蛋白酶是胃液中最主要的消化酶,最适宜酸性环境的 pH 值为 2,随着 pH 值升高,胃蛋白酶的活性逐渐降低,如果 pH 值超过 6,胃蛋白酶将发生不可逆变性,失去水解蛋白质的作用。老年人胃的血供不足及黏膜腺体萎缩会减少胃蛋白酶原转变成有活性的胃蛋白酶,进而导致胃水解消化蛋白质的能力下降。

(四)小肠

老年人小肠平滑肌的变薄,会出现收缩蠕动无力,分泌液体减少,消化能力下降。随着年龄的增长,小肠内的糖吸收能力不断下降,单糖吸收在主动转运和被动扩散两个方面都出现相应阻碍,导致乳糖、木糖等的吸收都出现不同程度下降。小肠内的脂肪吸收能力也会不断下降,这可能与老年人胰腺功能下降有关。老年人小肠对脂溶性维生素 A 和维生素 K 的吸收能力相对较好,但对维生素 D 的吸收能力出现明显减弱,对水溶性维生素 $B_1$ 和维生素 $B_2$ 的吸收能力也出现下降。老年人小肠对叶酸和维生素 $B_{12}$ 的吸收能力降低可能会导致体内贫血。此外,老年人小肠对钙的吸收能力出现明显下降,进而导致老年人的骨质疏松。

(五)大肠

老年人结肠、直肠痉挛,结肠敏感性的降低等原因会导致便秘,这是一种老年人最常见的肠道问题。老年人结肠集团运动的减少,会延长结肠内容物通过时间,进而增加结肠内容物的水分重吸收,导致粪质变硬。由于排便依赖于肠壁平滑肌、肛提肌、腹壁肌肉等肌肉的收缩,而老年人上述肌肉的收缩能力不断下降,导致向前推进粪便的动力不足。所以,老年人更容易发生便秘,尤其长期卧床缺乏体育锻炼的老年人更容易出现便秘。老年人肛提肌等肌肉力量的逐渐下降,再叠加老年人因便秘、慢性咳嗽等原因引发的腹内压增高,会导致直肠向下向外脱出,发生直肠脱垂即出现脱肛。初期,仅在排便时有肿块脱出,便后能自行回缩肛内,随着相关情况逐渐加重,会出现肿块无法自行回缩肛内,且在打喷嚏、咳嗽等引发腹内压增高时出现脱肛。

(六)肝

老年人肝脏逐渐萎缩,导致体积变小和重量减轻。老年人肝脏重量下降通常与自身体重下降相一致,且老年人肝脏再生能力逐渐减弱,因此,在老年人发生严重肝损伤时,其预后普遍比青年人差。老年人肝脏血流量的减少,使肝脏转运、代谢、解毒、排泄等功能受到不同程度影响。由于肝脏参与药物的氧化、还原、水解、结合等反应相关酶的活性降低,使药物在肝脏内代谢时间延长,导致老年人对药物的耐受性下降,敏感性提高,且药物在体内的清除速度变慢,容易造成药物在体内蓄积,进而引发使用药物的毒副作用比青年人明显提高。尤其临床上有些药物需要在肝内转化后才能发挥作用时,会出现药物药效下降。因此,老年人长期服用某些药物时,还需要充分考虑药物代谢动力学会受其自身体质的影响发生不同程度的改变。

### 三、呼吸系统特点及动态变化

呼吸系统的老化从 30 岁开始,在解剖结构上出现退行性变,生理功能出现减退,进入老年后,这种变化更加明显,因此,老年人呼吸系统疾病发病率高,且往往病情较重。

#### (一)上呼吸道

老年人鼻道变宽,鼻腔黏膜变薄,使鼻腔黏膜的加温、加湿和防御功能下降,导致老年人易患鼻窦炎及呼吸道感染。随着年龄的增长,老年人鼻腔嗅细胞数量逐渐减少,萎缩变性,出现嗅觉功能减退。老年人鼻腔黏膜干燥、血管脆性增加及收缩能力降低,容易发生鼻腔黏膜血管破裂出血。老年人咽喉黏膜和淋巴组织不断萎缩使老年人容易发生呼吸道感染,咽喉肌肉的退行性变化导致吞咽功能下降,使老年人进食流质食物时,容易发生呛咳。

#### (二)气管和支气管

随着年龄的增长,老年人气管、支气管发生退行性变。老年人的气管管腔扩张,内径增大,且女性比男性明显。在组织学上,老年人的气管和支气管黏膜上皮萎缩或局部增生,而黏膜受损时容易发生鳞状上皮化生,黏膜细胞数量不断减少,纤毛逐渐脱落、倒伏、粘连。黏膜下的平滑肌明显萎缩,管壁的弹性组织减少,胶原纤维增多,并伴有透明变性。老年人支气管和小气道管腔变窄,或伴有小气道的早期萎缩闭合,而小气道黏膜萎缩、管壁弹性减退等变化更加明显。

#### (三)肺

老年人肺组织出现萎缩,弹性下降,硬度增加,使肺不能有效扩张。在组织学上,老年人肺泡腔增大,肺泡壁变薄,呼吸膜内基膜增厚。单纯增龄引起的肺老化主要表现为:肺组织色泽灰暗,触摸时呈棉花样感。肺实质减少,重量减轻,质地松软,含气量增加。肺泡壁变薄或出现空洞,导致肺泡膜中的毛细血管数量减少,肺泡壁弹性纤维变性、数量减少或消失,肺硬度增加,肺泡膜断裂造成肺泡相互融合,肺泡数量减少,肺泡腔扩大,残气量增加。老年人肺泡面积逐渐减少,平均每 10 年面积递减近 3 $m^2$,肺弹性组织减少,胶原增加,使老年肺组织出现弹性回缩力下降、肺顺应性增加、氧弥散力减弱、气道过早陷闭导致气体的肺潴留及呼气流速降低等生理学变化。因此,老年人肺活量与最大呼气量出现减少。

#### (四)胸廓和呼吸肌

老年人胸廓因前后径增大而变成桶状形。老年人肋骨钙化、胸肋关节钙化及周围韧带硬化,导致胸廓的活动度受限,再叠加老年人呼吸肌萎缩,肌力减弱,膈肌活动度减小,会明显影响老年人的呼吸效能。所以老年人容易出现胸闷气短、咳嗽无力,使痰液不易咳出,导致呼吸道阻塞。

### 四、泌尿系统特点及动态变化

随着年龄的增长,老年人泌尿系统会发生一系列衰老性的改变和功能的退化。

（一）膀胱和尿道

老年人膀胱和尿道会随着增龄发生退行性改变,70～90岁老年人膀胱内通常形成有小梁或小室,70%左右老年女性尿道有黏膜脱落。这可能是老年人下尿道梗阻,膀胱为排出尿液需要更大的压力,导致逼尿肌增生,膀胱壁增厚,进而逐渐形成小梁,甚至小室。近40%的老年人会出现尿失禁,尤其多见于女性。这主要由于老年人膀胱解剖结构随着年龄发生不断变化,盆底肌支持能力减弱,导致老年人夜尿增多,膀胱容积减小,且出现不能抑制的膀胱收缩,最终导致尿频和尿失禁。

（二）肾

老年人肾的重量逐渐减轻,但肾实质出现不均匀性丧失,且皮质较髓质严重。肾窦的脂肪组织增加,肾间质明显出现纤维性变。还出现肾小球数量减少,肾小管功能减退,肾血流量减少,肾小球滤过率下降,肾的内分泌功能减退等变化。在组织学上,老年人不仅出现肾小球数量下降,还有肾单位的结构也会发生改变,肾小球和肾小管的基底膜变厚。在不断衰老过程中,老年人通常发生肾动脉硬化。有研究表明,肾动脉粥样硬化是一种老年性改变。肾动脉硬化导致肾小球入球动脉闭塞或玻璃样改变,导致肾小球滤过率降低、肾血流量减少、肾小管排泄和吸收功能减退。而肾的浓缩功能减退则会发生尿多、尿频。

## 五、生殖系统特点及动态变化

随着年龄不断增大,老年人性器官组织老化,性生理功能不断衰退,且性激素分泌能力出现减退,导致老年人发生生殖器的萎缩或功能减退。老年人性功能尽管受到年老体弱和性腺功能降低的影响,但普遍存在性欲,并且能够进行性活动。

（一）男性生殖系统

由于年龄增长,老年男性体内雄激素水平会逐渐下降,阴茎部位海绵体发生萎缩,导致老年男性阴茎变小变短。男性40岁后睾丸的生精功能开始降低,进入老年后生精功能降低更加明显,且睾丸分泌的性激素也随年龄增长逐步下降,导致阴茎勃起障碍,不能射精等。已有研究显示,性腺功能低下最常见原因是衰老与疾病。此外,老年男性睾丸供血减少、精子生成障碍、有活力精子数量减少等原因,也会影响老年男性的性功能。

（二）女性生殖系统

随着增龄,女性卵巢功能逐渐衰退,卵巢内卵泡数量和质量下降,导致卵子的质量和数量都会有所下降,可出现月经周期逐渐延长、经量减少甚至闭经等。闭经后由于体内性激素水平下降,生殖器官发生萎缩,会出现阴唇变平坦,阴道短小、狭窄、皱襞消失,弹性下降等。阴道部位的肌肉可能会逐渐发生松弛,阴道壁脱垂、阴道前后壁膨出等,在一定程度上也会出现漏尿。除上述较常见变化外,还会出现阴道分泌物减少、阴道黏膜变薄等。

## 六、心血管系统特点及动态变化

人体衰老过程中,心血管系统发生一系列结构和功能的改变,这些增龄性改变对老年人循环系统产生较大影响,可能会导致老年高血压、冠心病等心血管系统疾病。

（一）血管

老年人血管壁会随着年龄增长发生较明显的形态学改变,最常见的改变为血管的硬度增加。动脉老化最先表现为血管顺应性的变化,累及大动脉中膜层的弹性纤维,导致动脉扩张和硬化。同时,血管内膜也可能发生病变,并伴随脂质和钙盐的沉着,管腔变窄,引起动脉粥样硬化。静脉老化表现为管壁胶原纤维增生、弹性下降、管腔扩大、内膜增厚,导致静脉曲张,甚至形成静脉血栓。血管老化不仅与机体衰老的一般生物学规律及组织学构造有关,而且还与机体各部位的功能特点相关,如动脉的生理性硬化首先发生在周围血管和下肢。老年血管弹性逐渐下降,弹性储备功能发生明显破坏,毛细血管网也出现明显结构改变,毛细血管通透性下降,这种血管改变也是机体衰老的重要原因之一。动脉血压在增龄过程中逐渐升高,已有调查结果显示,老年人收缩压明显升高,而舒张压变化不明显。

（二）心脏

随着心肌细胞萎缩,老年人心脏外形缩小,但由于心包下脂肪含量增加、心内膜增厚等因素影响,老年人心脏通常并不比青年人小。老年人心脏出现左室壁增厚,重量增加。心脏发生的形态和代谢改变会导致心功能下降。已有研究显示,安静时老年人心肌收缩功能普遍下降,在老年人做大负荷运动和药物试验(如硝酸甘油、肾上腺素等)时,心功能不全表现尤为明显。

## 七、感觉器特点及动态变化

年龄增长会引发老年人某些感觉器疾病,降低感觉器功能,使得感觉器接受和感知信息的能力降低,从而影响老年人社会交往、个人安全、健康状况和生活质量。

（一）眼

老年人由于眼部肌肉弹性逐渐减弱,眼眶周围脂肪组织不断减少,通常会出现眼睑皮肤松弛,上睑下垂,下睑发生脂肪袋状膨出,即出现眼袋。老年人还由于血液循环障碍、内分泌及交感神经系统失调等原因,会出现眼球下陷。老年人泪腺分泌泪液不断减少,角膜逐渐失去光泽,角膜的直径轻度变小或扁平化,使角膜的屈光力下降,引发远视和散光。老年人还易发生角膜干燥及角膜透明度降低。由于晶状体体积和弹性发生改变,晶状体调节功能和聚焦功能减退,导致光线的焦点聚焦在视网膜后面,视近物发生困难,出现"老花眼"。老年人还常常出现由局部营养障碍、免疫与代谢异常等原因引起的晶状体代谢紊乱,导致晶状体蛋白质变性,进而逐渐浑浊,发生白内障。

（二）耳

从 50 岁开始,耳逐渐老化。老年人耳廓表面皱襞松弛,凹窝变浅,导致耳廓收集声波和辨别声音方向的能力降低。耳廓软骨和软骨膜的弹性纤维减少,弹性减退,容易发生外伤因素损害。老年人外耳道神经末梢萎缩导致感音迟钝,中耳和内耳的骨质逐渐变硬和增生,骨膜和前庭窗上的膜变厚变硬,失去弹性。老年人听神经功能逐渐减退,声波从内耳传至脑部的功能发生障碍,使听力逐渐丧失,导致老年性聋,这种情况一般被认为属于生理范畴。老年内耳血管管壁增厚,管腔缩小,导致内耳缺血,促进耳聋的发生发展。在老年性聋早期对高频音的听觉敏感度普遍下降,这与听觉高级中枢对声信号的分析减慢、反应迟钝、定位功能减退有关,从而导致老年人语言沟通障碍,也容易造成老年人误听,在噪声环境中听力障碍更为明显。

(三)其他感觉器

由于老年人皮下脂肪和汗腺萎缩,小汗腺数量和功能均减少,所以汗液分泌减少。此外,老年人皮肤对碱的中和能力降低,易导致皮肤瘙痒症。老年人皮肤的屏障功能降低,抵御感染、创伤修复的能力下降,易导致皮肤感染性疾病和创伤难以愈合。由于味觉敏感性降低,老年人对甜味、咸味不敏感。由于嗅觉敏感度降低,导致老年人气味分辨困难。

## 八、神经系统特点及动态变化

神经系统的老化主要包括神经细胞数量逐渐减少、神经纤维传导速度减慢、神经递质减少、脑重量减轻等方面。

(一)神经

神经纤维的传导速度逐渐减慢,与青年时相比,50 岁时神经纤维传导速度下降10%～30%。神经递质从 30 岁开始下降,40 岁时机体内乙酰胆碱、多巴胺、去甲肾上腺素、5-羟色胺等神经递质下降14%,50 岁以后,下丘脑、黑质等结构分泌单胺氧化酶出现增多,加速机体内多巴胺、去甲肾上腺素、5-羟色胺的分解,使体内的神经递质进一步减少。由于老年人大脑合成多种神经递质的能力有所下降,递质间出现不平衡,导致老年人出现动作迟缓、缓慢,运动震颤,睡眠不佳等问题。当前,脂褐素是神经细胞老化研究的热点。由于脂褐素经常存在于衰老神经细胞内,通常也把脂褐素称为衰老色素,它在神经细胞内的含量随着年龄的增加而逐渐增多。当脂褐素的积累在细胞内达到一定水平后,它的进一步增加会引起胞质内 RNA 含量下降,进而出现细胞功能下降,最终会因为 RNA 含量减少造成细胞不能维持自身的正常代谢,导致细胞萎缩或死亡。已有研究认为,神经细胞内脂褐素的沉积是神经细胞在增龄性改变中最典型的特征。老年人颅神经和外周神经的老化,导致神经传导速度减低,而血管内膜增生导致管腔狭窄和血供不足,亦可引起神经系统变性和功能下降。故随着老年人增龄,向中枢神经传导以及从中枢反馈的信息量均有减少,传导速度变慢,反射迟钝。因此,老年人只能胜任节奏较慢和活动量轻的工作。

(二)脑

老年人脑组织逐渐出现萎缩,导致脑重量减轻,脑容积缩小,脑血流量减少,脑血管硬化,脑血流阻力加大,氧及营养素的利用率下降,致使脑功能逐渐衰退并出现某些神经系统症状,如记忆力减退、健忘、失眠,甚至产生情绪变化及某些精神症状。人的脑重量在 25 岁时约为 1400 g,60 岁时减少 84 g,80 岁时减少 140 g。神经细胞数量从 20 岁时开始减少,每年大约减少 0.8%,60 岁时大脑皮质神经细胞减少 20%～25%,70 岁以后大脑神经细胞进一步减少,最终导致大脑萎缩。老年人一般先出现程度不同的近记忆衰退,即对瞬时记忆和短时记忆衰退,而对远记忆常保持较久,这是多数老年人生理性脑老化的现象。随着年龄继续增大,脑萎缩进一步加重,才出现远记忆逐渐减退。

### (三)脊髓

脊髓的老化主要表现为脊髓前角运动神经细胞数量减少、神经突触变性等问题。神经系统的衰老还可能导致老年疾病的发生,如神经系统老化引起的神经递质分泌下降,最终可能导致老年抑郁症、老年期痴呆等疾病。此外,神经系统老化不仅直接影响运动、睡眠、记忆等功能,还间接影响由体液因素介导的对生殖、免疫等活动的调节作用。

# 第二节　老年人运动生理特征

随着增龄,老年人的生理器官功能逐渐衰退,科学合理的运动可以延缓老年人生理器官的老化。

## 一、老年运动系统

运动系统由骨、骨连接和骨骼肌3个部分组成。当骨骼肌接受神经传来的刺激收缩时,就会牵动骨围绕关节活动,这时躯体就会产生运动。

### (一)运动系统功能

第一个功能是运动,人体运动是复杂的,都是在神经系统支配下,由肌肉收缩来实现,即使一个简单运动通常也有多块肌肉共同参与完成。第二个功能是支持,包括构成人体外形、支撑体重及维持人体姿势。人体姿势维持除了骨和骨连接的支架作用外,主要靠肌肉的紧张度来维持。第三个功能是保护,颅腔、胸腔、腹腔和盆腔这些体腔由骨和骨连接构成完整的壁或大部分骨性腔,肌肉也构成部分体腔壁。

### (二)老年运动系统特征

老年人骨骼和关节衰退一般比较严重,机体老化较为明显。日常生活中,经常可以看到老年人走路缓慢,腿脚不灵便。如果人到老年能够行动自如,将给全身各个系统带来极大益处,也会影响老年人的生活和精神状态。老年人运动系统的老化主要包括以下几个方面。

1. 骨质疏松　这是一种以低骨量和骨组织微结构破坏为特征,导致骨质脆性增加和易于骨折的全身性骨代谢性疾病,通常见于老年人。临床上一般分为原发性和继发性两类。原发性骨质疏松不伴有其他疾病,继发性骨质疏松主要是由各种全身性或内分泌代谢性疾病引起的骨组织量减少。骨质疏松是因体内钙离子交换不平衡造成的,血浆中钙离子与骨骼中的钙不断地进行交换,正常情况下交换是平衡的,随着年龄的增长,这种交换出现负平衡,导致骨质疏松。此外,老年人保证骨弹性的有机质逐渐减少,而保证骨硬度的无机质逐渐增多,导致老年人易发骨折。

2. 肌肉松弛　老年人逐渐出现肌肉松弛、皮肤皱褶增多、活动能力降低、行走缓慢、体重下降等症状,已有研究结果表明,蛋白质营养不良是老年人肌肉衰减的主要危险因素之一。老年人适当补充蛋白质有助于预防肌肉松弛。60岁以上老年人慢性肌肉丢失约为30%,80岁以上者慢性肌肉丢失约为50%,肌肉减少30%将影响肌肉的正常功能,会出现肌肉松弛、体重下降、身体虚弱、抵抗力下降等现象。同时,老年人活动能力降低,行走、坐立、举物等日常动作完成出现困难,并逐步发展到站起困难、步履蹒跚、平衡障碍、易摔倒骨折等,增加老年人残疾和丧失生活自理能力的风险。老年人身体合成蛋白质能力降低,分解代谢增强,并且老年人味觉和嗅觉减退、牙齿松动等原因导致食欲缺乏、消化功能减退、蛋白质利用率下降。此外,维生素 D 缺乏易导致肌肉衰减,老年人户外活动少,接受紫外线照射少,维生素 D 合成能力不足。

3. 关节僵硬　关节僵硬是指正常关节功能发生不同程度的障碍,表现为活动范围减小,这与功能完全丧失的关节强直不同。老年人各脏器和系统功能都处于衰退中,运动系统会出现关节疼痛、僵硬和活动受限,即退行性骨关节病,此病在老年人中的发病率约80%,主要症状为关节疼痛,初为钝痛,随着活动和负重的增加会加重疼痛。疼痛遇寒冷、潮湿等天气会加重。如不及时治疗,老年人会逐渐出现关节功能障碍、关节僵硬甚至强直。退行性骨关节病最先受累的是膝关节和髋关节,因此,需要控制体重以减轻关节的负重,如有行动不便,需用手杖减轻受累关节的负荷。老年人在关节疼痛缓解后,做增加关节活动度的屈伸锻炼,增加肌力的锻炼,但需注意避免关节碰撞旋扭,关节面受力不均,还需避免突然转动身体而扭转、挤扭关节,导致关节软骨破坏加重,增加关节疼痛程度。

(三)运动对老年运动系统的影响

1. 运动对骨的影响　人体骨量会随着年龄增长发生变化,30～40岁,人体骨生长处于相对平衡状态,骨密度处于最高峰。随着年龄增长,机体会出现与年龄相关的生理性骨量减少,这种骨密度随着年龄的增长而下降的趋势一般将持续终生。由于女性绝经后雌激素水平下降,而雌激素是稳定骨钙的重要因素,所以女性骨质流失量高于男性。骨质流失最常见的症状是骨质疏松,这是一种严重威胁老年人健康的全身性疾病。适度健身可延缓运动系统的衰老,运动可以增加老年人骨矿物质的含量,提高骨密度,提升骨的代谢能力,运动对防治老年骨质疏松有一定作用。如长期坚持游泳有助于维持老年人骨矿物质含量和骨密度,有效减轻老年人骨矿物质含量随增龄而下降的幅度,且泳龄越长效果越明显。

2. 运动对关节的影响　老年人经常运动可加强关节的坚韧性能,提高关节的弹性、灵活性和协调性,对防治老年性关节炎,防止关节附近肌肉萎缩、韧带松弛、滑液分泌减少和关节强直等均有效。如进行12周牵拉和舞蹈练习,肩关节的柔韧性提升了8%。

3. 运动对骨骼肌的影响　由于生理原因以及体力活动减少,老年人身体基本功能随着年龄增长而逐渐降低。随年龄增长,老年人肌力逐渐减弱,肌肉工作能力降低,这是衰老的重要标志。50岁后肌肉力量将大幅度下降,从事非体力劳动者比体力劳动者下降更明显,这主要原因是老年人肌纤维数目,肌肉兴奋收缩耦联功能减弱,快肌纤维运动单位末梢激活功能减低。肌力减退将严重影响老年人的正常生活,因此,维持一定肌力对老年人尤为重要。运动能促进蛋白质的合成，保持肌肉体积和力量，改善肌力及相关平衡能力，进而达到延缓衰老过程。如适宜力量训练可对肌肉生理产生较好影响，老年人可获得与青年人相同的力量增长，但青年人主要表现为依靠肌肉的肥大使力量增加，而老年人主要是通过增加神经刺激，动员更多的运动单位参与使力量增加。因此，老年人对力量刺激的适应依然存在，但老年人可训练的能力逐渐降低，应在训练过程中延长休息时间。

## 二、老年呼吸系统

呼吸系统是机体和外界进行气体交换的器官总称，主要功能是呼出二氧化碳，吸进氧气，完成与外界的气体交换。呼吸是维持机体新陈代谢和其他功能所必需的基本生理过程。

（一）呼吸系统功能

第一个功能是呼吸功能，呼吸系统完成肺通气和肺换气的功能，呼吸生理十分复杂，包括通气、换气、呼吸动力、血液运输和呼吸调节等过程。第二个功能是防御功能，呼吸系统的防御功能通过包括鼻部加温过滤、咳嗽、喷嚏、支气管收缩、纤毛运动等的物理机制，通过如溶菌酶、乳铁蛋白、蛋白酶抑制剂、抗氧自由基的谷胱甘肽、超氧化物歧化酶等的化学机制，通过如肺泡巨噬细胞、多形核粒细胞等的细胞吞噬，通过 B 细胞分泌抗体介导迟发性变态反应杀死微生物的免疫机制等进行实现。第三个功能是代谢功能，肺具有对于肺内生理活性物质、脂质、蛋白、结缔组织、活性氧等物质的代谢功能。某些病理情况下可导致肺循环的代谢异常，由此引起肺部疾病的恶化或全身性疾病的发生。第四个功能是神经内分泌功能，肺组织内存在一种具有神经内分泌功能的细胞，称为神经内分泌细胞或 K 细胞，起源于此细胞的良性或恶性肿瘤临床上常表现为异常的神经内分泌功能，如皮质醇增多症、成年男性乳腺增生等。

（二）老年呼吸系统特征

25 岁时肺发育成熟，呼吸功能达到峰值，此后，呼吸系统结构开始出现退行性变，功能随着年龄增长而逐渐减退，60 岁后老化现象更加突出，同时也伴随着其他脏器的功能减退，易患多种其他疾病，直接或间接地影响呼吸功能。

1. 呼吸结构改变　鼻和鼻窦黏膜萎缩变薄，腺体萎缩，分泌减少。咽黏膜和咽部淋巴组织发生退行性萎缩，以腭扁桃体最为明显。喉软骨钙化，黏膜变薄，声带弹性减弱。气管及支气管黏膜上皮和黏液腺发生退行性改变，鳞状上皮化生，分泌功能减退，软骨钙化变硬，黏膜纤毛运动减弱，局部防御功能降低，支气管内分泌型 IgA 产生减少，细菌容易在呼吸道内黏附、定植和侵入，进而发生呼吸道感染。呼吸性细支气管、肺泡管和肺泡扩张，肺组织弹力纤维断裂减少，使肺弹性回缩力降低，而肺内胶原纤维交联增多使肺的硬度增加弹性降低。肺泡数目减少，剩余肺泡代偿性扩大，肺泡壁变薄，肺泡毛细血管床数量降低，使肺的有效气体交换面积减少。胸廓骨质随着年龄增长出现脱钙疏松，椎体下陷，脊柱弯曲后凸，肋软骨钙化活动度降低，肋间肌和辅助呼吸肌萎缩，收缩力降低，胸廓活动受到限制，导致胸廓前后径增加，最终形成桶状胸。这些结构的改变不仅使肺通气功能降低,而且使咳嗽的力量减弱,再叠加黏膜纤毛运动能力降低,导致老年人易患呼吸道感染性疾病。

2.呼吸功能改变 随着年龄的增长,肺活量逐渐降低。由于肺活量减少、胸廓顺应性降低、气道阻力增加和呼吸肌收缩力量减退等,老年人最大通气量降低。由于老年人肺泡扩大、肺泡数量减少、毛细血管床数目减少,气体弥散功能降低,因此,老年人在应激耗氧量增加状态下更易发生缺氧。

3.呼吸力学改变 肺顺应性受肺组织弹性阻力和气道阻力的影响,随增龄肺弹性回缩力降低,小气道阻力增加,通常会使静态肺顺应性增加,动态肺顺应性降低,胸廓顺应性减低,胸廓移动度减少。老年人肺弹性减退,静息时通气量减少,当运动时潮气容积的增加受到限制,且呼吸肌的收缩力量和耐力的降低也会影响肺通气功能。因此,运动时老年人易感到呼吸困难,无氧代谢通常提前出现,在负荷运动情况下,老年人达到稳态运动的时间及运动后恢复到静息水平所需的时间均会出现延长。

(三)运动对老年呼吸系统的影响

老年人呼吸系统主要发生的变化依次为肺泡体积逐渐增大,肺的弹性支撑结构改变以及呼吸肌力量减弱,这使肺的通气和换气功能都会下降,进而影响氧的运输能力,但经常参加运动锻炼可以明显改善老年人的呼吸功能或延缓呼吸系统的退变。

1.运动可增加呼吸肌的力量和耐力 运动可增加肺通气量,提高肺泡张开率,保持肺组织的弹性和胸廓的活动度,预防肋软骨骨化,延缓肺泡活动不足导致的老化进程。

2.运动可使安静时呼吸频率减少 运动可使安静时的呼吸频率减少到 8~12 次/min,潮气量增加而出现"节省"呼吸机能现象。

3.运动可增强肺活量 经常参加运动锻炼的老年人肺活量均比一般人大,运动改善了肺通气和换气功能,增加了吸氧能力,进而提高了全身脏器的新陈代谢速度。此外,经常在室外运动锻炼对防治老年支气管炎和哮喘也有一定作用。

### 三、老年消化系统

消化系统由消化道和消化腺组成。消化道包括口腔、咽、食管、胃、小肠和大肠,消化腺有小消化腺和大消化腺。

(一)消化系统功能

消化系统的基本功能是消化从口腔摄取的食物,吸收各种营养物质,提供机体新陈代谢所需的物质和能量,将未被消化和吸收的食物残渣经肛门排出体外。食物中的营养物质有糖、蛋白质、脂肪、维生素、矿物质等,维生素、矿物质和水能被机体直接吸收利用,糖、蛋白质、脂肪等物质不能被机体直接吸收利用,需要在消化管内分解为小分子物质才能被吸收利用。食物在消化管内被分解成结构简单可被吸收的小分子物质的过程称为消化,这些小分子物质通过消化管进入血液和淋巴液的过程称为吸收,消化和吸收是两个紧密联系的过程。食物在消化管内的消化方式包括机械性消化和化学性消化两种。机械性消化通过消化管肌肉的运动来完成,其作用是磨碎食物,使食物与消化液充分混合,推送食物到消化管的远端。化学性消化通过消化腺细胞分泌的消化液来完成,消化液由水、矿物质和有机物组成,而有机物中最重要的成分是各种消化酶,这些酶能分别将糖、蛋白质、脂肪等物质分解为小分子物质。这两种消化方式在体内互相配合同时进行。消化系统除了具有消化和吸收功能外,还具有内分泌功能和免疫功能。

### (二)老年消化系统特征

随着年龄的增加,消化系统的结构和功能发生一系列衰老与退化现象。这些变化会使消化系统的储备功能显著降低,对疾病易感性增高,对应激和疾病的耐受性降低,而且这些变化会直接或间接参与老年消化系统疾病的发生发展,也会对老年人营养物质的摄取、吸收与利用造成一定程度的影响。

1.牙齿退化　老年人由于牙周组织退行性改变、牙龈萎缩、牙根外露、牙槽骨被吸收,以及牙齿咬合面的牙釉质和牙本质逐渐磨损,牙本质向髓腔内增厚,引起髓腔缩小,导致牙齿萎缩、磨损、松动甚至脱落。老年人舌头的味蕾逐渐变性、萎缩,数量减少,导致味觉减退。老年人唾液腺细胞不断萎缩,分泌唾液减少。这些都不利于老年人感受食物中的味道。此外,老年人牙齿磨损松动脱落,叠加咀嚼肌的退化,导致咀嚼力减弱。

2.胃肠功能减退　老年人胃黏膜变薄,平滑肌萎缩,弹性降低,使胃腔扩大程度降低。小肠绒毛膜增宽变短,结缔组织增多,纤毛活动减弱,腺体萎缩,肠液分泌减少,肠壁血管硬化。这些变化导致胃肠蠕动减慢,排便过程延缓,因而易发生便秘。老年人随机体衰老,唾液淀粉酶、胃酸、胃蛋白酶、胰淀粉酶、胰蛋白酶、胰脂肪酶分泌减少,活性下降,导致老年人对食物的消化吸收能力减退。

3.肝胆功能减退　老年人肝脏萎缩,肝内结缔组织增生,肝细胞中有关药物代谢酶减少,导致肝功能减退,肝合成代谢、解毒能力下降,药物与毒素的排泄减慢。胆囊排空能力下降导致胆囊不易排空,胆汁黏稠,容易形成胆石症。

此外,老年人还会出现胰腺体积变小,胰腺内分泌和外分泌功能减退,腹壁肌肉减弱,腹腔内韧带松弛,肛门松弛等,这些也会对消化系统产生不容忽视的影响。

### (三)运动对老年消化系统的影响

经常参加运动锻炼,由于肌肉活动的需要,可加强老年人消化系统的功能,使胃肠道蠕动加强,改善血液循环,增加消化液的分泌,加速营养物质的吸收。运动锻炼还可改善和提高肝功能,经常适度运动可使老年人消化系统保持良好的功能状态。

1.运动可降低消化道肿瘤的发生风险　运动能加速胃肠道蠕动,减少肠黏膜与致癌物的接触。胃肠道运动时间延长,会引起二次胆酸分泌降低,粪便中短链脂肪酸增加,导致大肠癌的发病率增加。另外,运动可影响如免疫功能、胰岛素、前列腺素和甘油三酯水平,以及自由基清除酶活性等其他诱发大肠癌的因素。

2.运动可抑制胆石症的发生风险　运动影响胆石症发生的机制是可以减少胆固醇分泌,促进胆囊和肠管运动等。此外,运动还可影响如葡萄糖耐量、血清胰岛素和甘油三酯水平、胆囊收缩素的分泌等与胆固醇性胆石症形成相关的因素。

3.运动可减少便秘的发生风险　运动能增加结肠动力,胃肠道机械撞击增多,腹肌收缩致结肠压力增加,增加能量消耗后纤维摄入增多,这些可减少便秘的发生风险。此外,运动结合粗纤维摄入可改善排便形式,减少泻药的用量。

#### 四、老年泌尿系统

泌尿系统由肾、输尿管、膀胱和尿道组成,负责尿液的产生、运送、存储与排泄。

（一）泌尿系统功能

泌尿系统的主要功能是排泄,排出的物质一部分是营养物质的代谢产物,另一部分是衰老的细胞清除时所形成的产物。另外,排泄物中还包括一些随着食物摄入的多余物质,如多余的水和矿物质类。尿中所含的排泄物为水溶性,并具有非挥发性的物质和异物,种类最多,量也较多,因此,肾是排泄的主要器官。此外,肾通过调节细胞外液量和渗透压,保留体液中的重要电解质,排出氢,维持体内酸碱平衡,从而保持内环境的相对稳定。因此,肾还是维持内环境稳定的一个重要器官,还具有内分泌功能,能产生如肾素、促红细胞生成素等激素。尿的生成是在肾单位中完成的,包括肾小球和肾小囊的滤过、肾小管的重吸收和排泄分泌等过程。肾小球滤除血细胞和大分子蛋白质外如大部分水、矿物质、葡萄糖和尿素等物质,这种在肾小囊内的液体称为原尿。人体每天形成的原尿大约为 150 L,而每天排出的尿液一般为 1.5 L,尿的生成是持续不断的,而排尿是间断的。尿液生成后经输尿管流入膀胱储存,当储积到一定量后,就会产生尿意,在神经系统支配下由尿道排出体外。

（二）老年泌尿系统特征

老年人泌尿系统不论在形态结构上,还是在生理功能上都会发生变化,并随着年龄的增长而加重。

1.泌尿系统形态结构的改变　肾体积缩小,重量减轻,肾小管长度、容积及肾小球表面积都会减少或变短,肾内脂肪增加与间质内纤维增生替代部分肾实质,肾小球硬化或形成瘢痕组织,肾小管细胞脂肪变性,肾小球被透明物质代替进而萎缩,同时还有入球小动脉的萎缩,肾中与肾小球无关的小动脉数量增多。膀胱逼尿肌肥大,弹性支持组织丧失,膀胱壁呈慢性炎症性改变,少数有纤维化病变,膀胱容量减少,出现失抑制性膀胱收缩。老年男性尿道因前列腺病变如炎症、良性增大或新生物等而致压迫梗阻,老年女性因长期缺乏雌激素,外阴萎缩,黏膜变薄,出现裂纹,尿道口充血肥大,尿道黏膜出现褶皱或狭窄而致梗阻。

2.泌尿系统生理功能的改变　肾小球滤过率下降,即肾排泄代谢废物的能力下降,肾小管排泄与再吸收功能减退,肾的尿浓缩能力减弱,肾生成的尿液中水分量增加,肾调节体内水代谢平衡的功能下降,肾血流量减少,肾的酸碱调节作用减退。膀胱容量减少,不能正常充盈,膀胱不能正常排空,残余尿增多,膀胱发生失抑制性收缩,出现尿失禁,但表现程度会有所不同。尿道梗阻引起排尿困难导致尿潴留,因脑的退化会使排尿反射受到影响。此外,其他原因也会导致不同程度的尿失禁。

（三）运动对老年泌尿系统的影响

人体运动是全体各系统综合活动的结果,机体产生的非气体性新陈代谢产物主要通过泌尿系统排出体外。运动对泌尿系统的影响主要表现为对肾的影响。

1.运动可增强肾维持内环境平衡的功能　运动可促进全身各器官的活动,由于新陈代谢活跃产生大量废物,如乳酸、尿素、尿肌酐及脂肪代谢产物酮体等通过血液循环,经肾过滤随尿排出体外。在中枢神经的支配下,全身各系统保持相对恒定的动态平衡。运动时,从皮肤、呼吸道丢失大量的水分,汗液中亦排出大量的盐分,此时排尿量减少。肾具有调节功能,当体内水分过多时,尿量就会增加,但当水分不足时肾会重新吸收,减少排出,这种自动调节功能是根据体内需要和酸碱平衡来增多或减少排泄,以保持体液浓度正常的比例关系。通过这种过滤、重吸收、排泄活动增强肾功能。所以,运动增强了肾对体内的酸碱平衡和体液平衡的功能,对排出新陈代谢时产生的大量废物都具有重要意义,适度运动会加强肾各方面功能的提高,达到健肾的目的。

2. 运动可减轻肾动脉硬化的发生风险　老年人由于肾动脉硬化引起血流量减少,影响肾功能。老年人由于肾功能逐渐减退、肾小球滤过率和血流量减少,再吸收能力的下降,尿浓缩能力减低,导致水及电解质的排出量增多,如饮水量少,会发生脱水。运动对泌尿系统具有明显作用,已有研究表明:运动可引起泌尿系统结构和功能的改变。

### 五、老年生殖系统

生殖系统是生物体内和生殖密切相关的器官成分的总称,生殖系统的功能是产生生殖细胞,繁殖新个体,分泌性激素和维持副性征。

#### (一)生殖系统功能

生殖系统主要功能是产生生殖细胞,繁殖后代和分泌性激素维持性特征。

1. 男性内生殖器　男性内生殖器包括睾丸、输精管道和附属腺,睾丸是产生男性生殖细胞和分泌男性激素的生殖腺,输精管道包括附睾、输精管、射精管和尿道。由睾丸产生的精子先储存在附睾内,当射精时经输精管、射精管,最后经尿道排出体外。附属腺体包括精囊、前列腺和尿道球腺,它们的分泌物与精子共同组成精液,供给精子营养,并有利于精子的活动。

2. 女性内生殖器　女性内生殖器包括卵巢、输送管道和附属腺,卵巢是产生卵子和分泌女性激素的生殖腺,卵巢内卵泡成熟后破裂,把卵子排出,经腹膜腔进入输卵管,在输卵管壶腹部位受精后,移至子宫内膜内发育,成熟的胎儿在分娩时由子宫口经阴道娩出。

#### (二)老年人生殖系统特征

40 岁以后,性激素的分泌逐渐降低,性功能减退。

1. 老年男性生殖系统的改变　老年男性睾丸萎缩,生精上皮细胞退化,精子形成能力下降,睾酮产生减少。阴囊松弛,平滑肌的收缩能力下降,影响精子发育。阴茎皮肤松弛,勃起时间延长,坚硬度下降,性欲下降,但个体差异较大。前列腺萎缩,但多有增生性改变,因前列腺肥大可致排尿发生困难,影响膀胱排空。

2. 老年女性生殖系统的改变　60 岁以后,女性机体所有内分泌功能普遍低下,卵巢功能进一步衰退,生殖器官逐渐萎缩。卵巢重量减轻,缩小变硬,表面光滑,性激素的周期性变化减退,雌激素水平降低,易导致骨质疏松和更年期综合征。子宫及宫颈萎缩,宫体缩小,重量减轻,子宫内膜萎缩变薄,腺体稀少,宫颈变硬变短,腺体黏液分泌减少,宫颈口狭窄,支撑子宫的韧带松弛,易发生子宫脱垂。输卵管黏膜萎缩,管腔狭窄或闭锁,不易受精。阴道逐渐缩小,穹隆变窄,黏膜变薄,无弹性,阴道上皮萎缩,糖原消失,分泌物减少,呈碱性,易感染发生老年性阴道炎。阴唇皮下脂肪减少,萎缩变薄,阴蒂缩小,敏感性下降。性欲下降,雌激素水平下降,第二性征退化,兴奋期分泌物减少,润滑能力下降。

（三）运动对老年人生殖系统的影响

适量运动可以延缓生殖系统衰老,这是通过影响机体细胞凋亡控制基因来实现。如睾丸衰老与生精细胞等细胞凋亡密切相关,运动可影响凋亡调控基因在生精细胞中的表达的产物。

## 六、老年循环系统

循环系统包括心血管系统和淋巴系统,血液循环分为体循环和肺循环。血液由左心室射出,经主动脉及其各级分支动脉再流到全身的毛细血管,经毛细血管网与组织液进行物质交换,供给组织细胞氧和营养物质,运走二氧化碳和代谢废物,这时动脉血变为静脉血,再经各级静脉血管汇合成上、下腔静脉回流到右心房,此循环称为体循环。血液由右心室射出经肺动脉流到肺部毛细血管,经肺部毛细血管网与肺泡进行气体交换,吸收氧并排出二氧化碳,这时静脉血变为动脉血,再经肺静脉流回左心房,此循环称为肺循环。淋巴系统是循环系统的一部分,所有的淋巴管最后汇集成两条大淋巴管即胸导管和右淋巴导管,再注入静脉,重新进入血液循环。

（一）循环系统功能

循环系统主要执行物质运输功能,循环系统将消化吸收的营养物质和肺吸收的氧运送到全身器官的组织和细胞,同时将组织和细胞的代谢产物以及二氧化碳运送到肾、肺和皮肤,排出体外,以保证机体不断进行新陈代谢,同时输送内分泌器官和分散在体内的内分泌细胞所分泌的激素,以及生物活性物质,作用于靶器官,进而实现机体的体液调节,维持机体内环境的相对稳定,以及机体防卫功能等。此外,循环系统还具有内分泌功能,心肌细胞、血管平滑肌细胞和内皮细胞可分别分泌心钠素、内皮素和血管紧张素等多种生物活性物质,参与机体多种调节功能。

（二）老年人循环系统特征

1. 老年心脏结构和功能改变　心肌细胞成分减少,纤维组织增多,脂肪浸润。心肌纤维发生脂褐素沉积,心肌萎缩,室壁肌肉老化程度不一或出现结节性收缩,使心脏顺应性下降,心功能受到影响。心肌间质容易发生结缔组织增生、脂肪浸润以及淀粉样变等改变。心包膜下脂肪沉积增加。心瓣膜口狭窄或出现关闭不全。心肌收缩力减弱,心排血量减少,心率减慢。

2. 老年血管结构和功能改变　血管壁硬化逐渐明显,毛细血管内皮细胞减少,同时多伴有血管壁脂质沉积,基底膜增厚,弹性降低,脆性和通透性增加。血管内膜也可出现动脉粥样硬化斑块,血管壁中层有钙质逐渐沉着,导致外壁变硬,血管因此失去弹性,硬化粥样斑块会破坏动脉血管壁,使管壁变薄,易形成动脉瘤。老年人冠状动脉硬化后,发生冠状动脉狭窄或梗死,容易导致心肌缺血,可引起心排出量下降、心功能减退。老年人心排出量较青年时减少30%~40%,老年人心排出量减少,心外周阻力加大,循环的时间延长,在发生急危重病时,易出现心功能不全。由于老年人中枢神经功能减退、自主神经反应性降低、血管硬化、血管舒缩的反应性降低、心功能储备降低等因素的影响,老年人心血管调节能力降低,易发生体位性低血压,尤其服用抗高血压药的老年高血压患者更易发生体位性低血压。同时,老年人血压受到气候变化、疲劳、焦虑、激动、紧张,甚至体力或精神上的小刺激都会出现血压升高,导致脑出血、心肌梗死等并发症。

### (三)运动对老年人循环系统的影响

老年人坚持适当、有规律的运动,使心功能得到适宜锻炼,可限制心舒张末期回心血量,减缓衰老导致的心功能下降,心脏的一系列老化可以得到延缓或改善。

1. 运动可改善冠心病症状  运动可以使冠状动脉口径和侧支循环增多,收缩力增强,每博输出量增加,静脉回流加速,使血液中胆固醇水平降低、高密度脂蛋白水平增加、低密度脂蛋白水平降低,使体重稳定甚至降低,从而相对减少心脏负荷,进而防止病变加重。

2. 运动可改善高血压症状  已有研究证实,运动是高血压的有效辅助治疗方法,具有降压、改善症状、减少抗高血压药用量,以及巩固疗效的作用。

## 七、老年神经系统

神经系统分为中枢神经系统和周围神经系统两部分,主要由脑、脊髓、脑神经、脊神经和内脏神经等组成,能协调体内各系统器官的活动,使之成为完整的统一体,与外界环境相互作用。

### (一)神经系统功能

1. 神经系统调节和控制其他各系统的功能活动,使机体成为一个完整的统一体  人体的结构和功能极为复杂,体内各系统器官的功能和各种生理过程都不是各自孤立进行的,而是在神经系统的直接或间接调节控制下,互相联系,相互影响,密切配合,使人体作为一个完整统一有机体实现和维持正常的生命活动。

2. 神经系统通过调整机体功能活动,维持机体与外界环境的平衡  人生活在不断变化的外界环境中,外界环境的变化必然随时影响体内的各种功能,这需要神经系统不断调整体内各种功能,使人体适应体内外环境的变化。

3. 神经系统在人体生命活动中占据主导调节作用  这是神经系统最重要的功能。在人类进化发展历程中,神经系统尤其是大脑皮质得到高度发展,特别是产生语言和思维,使人类不仅能被动地适应外界环境的变化,而且能主动地认识和改造客观世界,让自然界为人类服务。

### (二)老年人神经系统特征

随着年龄的增长,神经系统发生相应的变化,中枢神经系统功能减退也会影响周围神经系统发挥作用,导致老年人产生许多疾病或健康问题。如思维变慢、记忆力减退、反应及应变能力减弱,这些老年神经系统衰退及老化的典型标志。

1. 神经细胞数量减少　与体内其他器官不同,中枢神经系统的细胞不能再生,神经细胞的数量随正常老化而逐渐减少。大脑皮质锥体细胞的树突、棘突及突触的数目均较青年时明显减少,突触释放相应神经递质的量也会显著减少,使神经系统功能受到损害。

2. 神经细胞形态结构改变　老年人脑合成多种神经递质的能力有所下降,导致递质间出现不平衡,细胞膜组成成分磷脂合成降低,影响膜的通透性,这都会影响神经传导与受体的结合能力,引起神经系统的衰老。此外,老年人动脉逐渐硬化,脑内血液循环阻力增大,脑血流量减少,血流速度减慢,血供不断减少。这些都导致老年人对内外环境的适应能力降低,使老年人出现动作缓慢、记忆力下降、注意力不容易集中、容易疲劳和睡眠质量下降等症状。

3. 脑内脂褐素沉积　脑细胞中的脂质代谢产物脂褐素被称为使人衰老的"衰老色素",这是一种褐色自发荧光的不溶性颗粒,在人体组织内广泛存在,尤其神经细胞及心肌细胞最多。婴幼儿期脑细胞中几乎没有脂褐素,但它随着年龄增长而逐渐增多,60 岁后,脑细胞中脂褐素含量明显增加,几乎占据一半细胞空间。少量脂褐素对细胞几乎没有影响,但增高到一定水平后,会使胞质 RNA 含量下降,最终导致细胞萎缩,甚至死亡,严重影响脑细胞的正常功能,并能促进人体衰老。

（三）运动对老年人神经系统的影响

由于老年人神经系统老化和脑供血不足,神经活动受到影响,会使神经活动灵活性降低,兴奋与抑制过程减弱,导致老年人记忆力不断减退,对外界反应逐渐迟钝,动作协调性降低,容易疲惫,精力恢复变慢。

1. 运动能够改善和提高神经系统的反应能力　经常参加运动锻炼可以改善和提高神经系统的反应能力,使老年人思维敏捷,对身体运动调控更加准确、协调。大脑虽然仅占人体重的2%,但所需的氧气约占心脏总血流量的20%,甚至比肌肉工作时所需血流量还要多。运动可以改善神经系统的供血和供氧,尤其是大脑的供血供氧,从而使中枢神经系统的兴奋性增强,抑制加深,抑制兴奋更加集中,改善神经过程的均衡性和灵活性,提高大脑皮质的分析综合能力,进而保证机体对不断变化的外界环境具有更好的适应性。

2. 运动能够改善和提高神经系统的协调能力　运动能够改善和提高老年人中枢神经系统对体内各器官组织的调节能力,使各器官组织的活动更灵活,协调提升机体的工作能力,提高神经系统对人体活动时对外界错综复杂变化的判断能力,并能及时做出准确迅速反应。经常参加运动锻炼能够有效缓解脑细胞的疲劳,提高学习和工作效率。

# 第三节　老年人运动常识

老年人经常参加运动锻炼对身体功能、心理状态和社会行为都能产生明显促进作用,并且运动锻炼对老年人高血压、冠心病、糖尿病、血脂异常、肥胖、骨质疏松等慢性病均有明显的防治效果。

## 一、老年人运动要点

尽管老年人运动项目的强度较小,但不正确的运动方法会引发许多疾病,尤其是软组织损伤。由于老年人软组织退化较快,且损伤后不容易恢复,因此,老年人参加运动锻炼,不仅需选择负荷小的运动项目,还需量力而行、持之以恒,且要遵循一定的运动方法和掌握相应的运动要点。

### (一)活动量适宜

尽管运动的作用与好处非常明显,但并不是动得越多越好、运动量越大越好。老年人由于特殊的生理状况,通常不能适应剧烈运动。如果过度运动,能量消耗越多,寿命就会越短。并且肌肉工作过多会削弱机体的免疫功能,容易增加发生传染病和癌症的风险。如果老年人追求高负荷的运动量,每天大汗淋漓,体能消耗过度,反而容易造成身体损害。现有研究已证实,运动过度使细胞产生大量的超氧化酶,对免疫功能造成损害。经常过度运动使机体长期处于紧张状态,并且使机体处于持续应激状态,会引起内分泌功能紊乱,进而影响免疫功能。然而,不宜过度运动,并不是不能进行适度的运动锻炼。老年人从事运动的效果尽管没有青年人明显,但通过适量负荷的运动,也能明显改善机体的生理功能和组织状态。因此,社区老年人甚至是患病老年人只要坚持适量运动,对自身健康和长寿都是有益的。

家务劳动、园艺劳动、散步、慢跑、打太极拳等都属于低强度运动,这些运动的健身效果并不比高强度挥汗如雨的剧烈运动效果差。散步、慢跑、跳广场舞等低强度项目都可以随时随地进行,可以集体活动也可以单独活动,可以静悄悄活动也可以在音乐伴奏中活动,做这些低强度运动时通常心率应控制在 100 ~ 130 次/min。散步和慢跑均是全身活动,不仅使下肢肌肉得到锻炼,而且在行走时上肢摆动可增进肩部和胸廓的活动,同时伸展了腰部肌肉,并且能使全身的血液循环加速,外周血管扩张,缓解血管痉挛状态,使血压下降,还能够改善肺的呼吸功能,促进消化吸收,增强胆固醇的代谢,防止发生动脉硬化。太极拳是锻炼身体、增强体质的一种低强度运动,其动作变化多样,柔和缓慢,如能坚持锻炼,能够提高体内高密度脂蛋白水平。而高密度脂蛋白具有密度高、颗粒小、能自行进出动脉壁的特点,能够清除沉积在血管壁上引起动脉硬化的低密度脂蛋白,防止动脉壁受到侵袭。

体适能运动也是一种低强度运动,随着年龄的增长,人体的心、肺、脑、血管、肌肉等组织器官功能逐渐减退,最终会丧失适应能力,甚至引发疾病,而这种体适能运动能够提高人体的适应能力,使人能远离疾病的侵扰,以充沛状态迎接工作和生活中的挑战,享受休闲的乐趣。与健康相关的体适能包括心肺耐力适能、肌肉适能、肌耐力适能、柔韧性适能和适当的体脂肪百分比。所有为达到上述健康相关适能的活动,都可称为体适能运动。心肺耐力适能是指心、肺、血管、血液及整个循环系统都发挥作用将氧气有效输送到全身各处。肌肉适能是指人体的每个肌群都能得到适度均衡的伸展。肌耐力适能是指肌肉在外在阻力下反复收缩或维持固定姿势的持久能力。柔韧性适能是指人体关节活动的最大范围,即身体屈伸、收展、扭转、回旋等姿势,并能保持该姿势的能力。适当的体脂肪百分比是指人体所含脂肪的比例,比体重更能客观地反映一个人的健康水平。为了能够达到体适能目标,需要从根本上改善习以为常的静态生活方式并积极参与体适能活动。体适能活动大多简单易行,无须复杂的技巧动作,且不分男女老幼,都能按照个人实际体质情况进行,重在参与,随意自然,不追求竞争结果,参与者不会受到体力不支或不安全的困扰。体适能活动不但给参与者带来运动后的舒畅和满足感,而且还可增强体质、美化形体、防治疾病,关键在于持之以恒。

(二)动静结合

老年人一般不能适应较为剧烈的运动,这是因为剧烈运动会加速体内器官的磨损和生理功能的失调,反而会缩短寿命,因此,老年人运动通常追求静中求动和动静结合。老年人遇事要分轻重缓急,不需要事无巨细亲自操劳。随着增龄,社交活动应逐渐减少,且形式应简化,尤其在庆贺、吊唁类社交,老年人容易受到过于兴奋或忧伤的刺激,应尽量少参加或者不参加,但这并不是要老年人无所事事淡漠安处,而是应该静中求动。在体力活动方面,老年人可以从事力所能及的事,如基本家务活动、散步以及简单社交活动,即使高龄老人也应该根据自身喜好,选择一项或几项有利于身心健康的活动。老年人在体力活动方面要轻,在脑力活动方面要专,并且尽可能随其喜好,不必勉强,脑力活动方面可以选择书画,也可以浏览书籍报刊,此外,琴棋也可活动肢体,且有利于益智健脑。老年人也可为社会做一些力所能及的事,不但解除寂寞、孤独,且有益于身心健康。

(三)目的明确

老年人运动一般带有明显目的性,即强身健体,因此,必须针对老年人体质状况,选择合适的运动方式和内容,以有效改善老年人体质,提高老年人健康水平。

1. 基本目的　老年人由于多器官功能退化,通常运动的目的在于全身性调节,因此,在运动中要把握一些原则。首先,活动要以大关节、大肌群参与为主,只有大肌群参与才能对心肺功能有较大影响,才能调整新陈代谢和神经活动。如仅做手指、手腕活动,心率基本不会改变,但做肩关节和肘关节活动后,心率就会每分钟增加 10 ~ 11 次。肩关节、肘关节、髋关节、膝关节和腰背部等都有大量肌群相附,然而在大关节、大肌群活动中,以散步和慢跑为最常见的下肢活动。其次,老年人应以中等运动量为宜,即运动的速度和强度适中。运动速度不宜过快或过慢,过快运动强度会过大,过慢会引起活动肌肉的过分紧张用力。速度适中的运动有拳、操、剑等运动锻炼项目,通常控制运动强度最简单且能准确反映强度的方法是检查脉搏次数。在运动中以腹式呼吸为主,通常在自然、不用力基础上逐步达到细缓均匀的呼吸方式,这种呼吸有助于增加肺有效通气量,进而改善氧的供应和胸腔内的血液循环,在传统医疗保健锻炼项目通常采用腹式呼吸。

2. 因病择练　运动锻炼对不同疾病的防治和康复效果大小不一,老年人一般都有不同程度的慢性病,因此,选择运动项目需要根据疾病的特点,将运动与防病治病结合起来。运动对二期以下高血压的防治效果较好,而对三期高血压的防治效果不明显,高血压患者可以选择打太极拳等轻松平缓的健身项目。糖尿病患者把运动、饮食与药物等相结合,可以显著提高防治效果,通常选择散步、跳舞、有氧操等项目。老年人骨质疏松防治越早越好,通常选择慢走、日光浴等运动项目。运动改善轻度肥胖的效果非常明显,而对中重度肥胖的效果一般,减轻体重需要进行长期的中低强度的体育运动才有效,单纯减肥药物、低热量饮食以及减少食物摄入量尽管能在短时间减轻体重,但不能维持且容易反弹,通常可以选择长距离慢跑、体操、限制性台阶运动等运动项目。运动不能医治癌症,但经常性运动锻炼能够提高机体免疫力,使机体具有战胜疾病的良好体能和心态。流行病学资料显示,体育锻炼能使结肠癌发病率降低约 1.5 倍。

3. 因人而异  老年人体质差异较大,因此,在选择运动项目时更需个体针对性、精准化。通常脑力劳动者易患神经衰弱、胃病、消化不良、便秘、痔疮、高血压、心脏病等疾病,运动项目可以选择步行、慢跑、游泳、球类、爬山、做操等全身性以及增强心肺功能的项目。体力劳动者虽然肌肉、内脏和神经系统情况通常比脑力劳动者好,但平时从事的劳动多局限于运动特定组织和器官,如农民工弯腰动作多,呼吸系统锻炼少,然而,运动锻炼要求全身肌肉关节的活动,因此,应针对不同工种体力工作者实际情况,强化锻炼运动较少的身体部位,使全身能够均衡锻炼。身体肥胖老年人,为防止脂肪的进一步堆积,通常选择慢跑、步行、游泳、骑自行车、球类等运动项目。身体瘦长老年人,可以选择俯卧撑、引体向上、哑铃、拉力器、器械等以增强肌肉力量,也可进行跑步、打球、游泳等全身性运动,以促进消化吸收功能,使体质强壮。体弱多病老年人适宜从运动量小、缓和、安全项目如太极拳、散步、保健操等开始,逐步适应后再进行慢跑等运动项目。

4. 怡情运动  老年人运动应基于改善精神情绪,寓健身运动于快乐之中,其实运动本身就能改善老年人心境,对调节老年人情绪具有明显的心理效应。目前,研究者对于运动的怡情作用主要表现为,运动可以促进积极心境,转移注意力,加强神经传导、内啡肽的释放,促进人的良好情绪状态的产生。运动可以改善抑郁、焦虑、紧张等消极情绪,并改善睡眠。运动可以增加社会交往,使老年人形成积极进取、乐观向上的生活态度和坚韧顽强的意志品质,以及增强承受挫折的能力。经常参加运动老年人更乐观,更富有活力,更具有竞争意识,更加追求完美,更有利于健康长寿。此外,在运动项目选择上,应根据老年人兴趣选择运动项目,使运动能真正持久坚持下去,应避免选择增加老年人体力负担或心理负担的运动形式。老年人不能坚持运动的根本原因通常不是时间不够或体力不济,更多是对运动失去信心或产生厌倦情绪。

## 二、老年人运动原则

对于老年人如何科学运动,简单概括为有效、安全,因此,在日常的具体运动实践中,老年人要遵循以下原则。

### (一)循序渐进

即使身体健康的老年人在开始参加运动锻炼时,也需要 1 周左右的适应时间,观察自己身体是否适应所选运动项目及运动量。开始锻炼可以从散步开始,尤其年龄偏大、体力一般、平时很少锻炼的老年人选择散步、快走较为适宜,快走能增强体力、改善心肺功能,既安全又容易掌握运动量。无论是散步还是其他锻炼方式,运动量要逐渐增量,使机体对运动量能够逐渐适应,此外,增强体质不是开始运动就能立竿见影,而是一个不断积累的过程,运动锻炼只有循序渐进才会有益健康,而盲目运动不但会导致疲劳,还容易造成运动性损伤,既不能增强体质又有损健康,还影响运动热情。

### (二)全面发展

老年人参加运动目的是增强体质、延缓衰老,因此,老年人选择运动时,最好室内室外运动相结合,即使恶劣极端天气也可以坚持锻炼;最好有氧无氧运动相结合,不但增强心肺功能,提高耐力,而且能够改善身体的灵敏性、协调性和平衡能力。运动时需要注重全身锻炼,尤其避免青年人为追求体形,仅锻炼躯干四肢的局部肌肉,忽略心肺功能的锻炼。

### (三)因人而异

由于老年人体质状况和健康水平互不相同,因此,参加运动锻炼需要根据自身年龄、体质、健康状况、爱好、经济收入等综合情况选择具体运动项目,合理安排运动内容、运动时间和运动量。运动锻炼无须参照模仿,尤其对于体质较差老年人,最好选择相对平稳运动项目,对患有慢性病老年人应有相关康复专家指导。运动量应因人而异,尽量适宜。运动量过小,只能起到娱乐或调节身心的作用;运动量过大,则有可能造成慢性疲劳。

### (四)持之以恒

运动锻炼增强体质是一个不断积累的过程,只有坚持不懈参加运动锻炼才能体现出效果,停止锻炼一段时间,也会把原来积累的运动效果消退,因此,运动锻炼贵在坚持,要把运动列为日常生活的一个重要组成部分,甚至有专家提出把运动上升到"一日三餐"高度说明其重要性。感冒发热等身体不佳时,最好不要带病坚持运动。增强心肺功能的运动应保持每周 3 次以上,每次锻炼时间也需要保持在 30 min 以上,在每次运动过程中控制心率,日积月累就会有明显的运动效果。为了能够长期坚持锻炼,最好选择自己比较感兴趣的运动项目。

### (五)安全防护

老年人参加运动锻炼一定要注意安全,做好安全防护避免受伤。由于老年人运动器官都有程度不同的退行性改变,如肌肉开始萎缩,韧带弹性降低,骨骼中有机物所占比例减少,关节的活动程度受到限制,再加上身体的协调性、平衡能力逐渐减退,因此,老年人进行运动锻炼时,动作要轻缓且有节奏,避免身体前倾、后仰、弯腰等大幅度骤然动作,进而避免心脏负担加重,影响血液的重新分配,造成大脑缺氧发生晕厥,也能避免身体失去平衡跌倒受伤。此外,运动时避免局部肢体负担过重,如打羽毛球、打网球的握拍手因负担过重易导致肌肉韧带受伤。预防运动性损伤疾病及运动中猝死等运动性伤害,关键是参与者要有防护意识,学习、了解、积累常识性的运动知识,在运动过程中可咨询请教相关领域的专家,从而在一定程度上避免运动性伤病发生。

### 三、老年人运动量控制

运动要量力而行,尤其患有严重骨关节损伤、呼吸系统疾病、心脏病以及肾功能不全的患者,不适宜参加较大强度的运动。

#### (一)运动量基本知识

运动量也称为运动负荷,是指人体在运动锻炼中所承受的生理、心理负荷量以及消耗的热量,一般由完成锻炼的运动强度、持续时间、动作的准确性、运动项目特点等因素来决定运动量的大小。严格意义上讲,运动锻炼对人体产生的影响并不单纯取决于运动量,而是运动负荷,组成运动负荷的主要因素是量和强度。运动锻炼时,通过调节运动强度、运动时间、运动次数达到控制运动量的目的。

1. 运动强度 运动强度主要是反映运动锻炼对人体的刺激程度,这直接影响运动锻炼的效果。控制和掌握运动强度最简单有效的方法是测量心率。目前,国内外研究普遍认为老年人参加运动锻炼的有效心率范围为本人最大心率值的65%~85%,老年人最大心率值为220减去年龄,如一名70岁老年人参加运动锻炼的有效心率范围计算为:上限为 $(220-70)\times85\%=128$ 次/min,下限为 $(220-70)\times65\%=98$ 次/min。

2. 运动时间 运动强度确定后,直接影响运动量的关键是运动的持续时间。目前,对于老年人运动持续时间还没有统一定论,但通常认为每次运动锻炼的持续时间为 $20\sim60$ min,一般不低于20 min,这是因为有氧运动至少需要持续20 min才会对心肺功能产生明显效果。总之,老年人运动时间的长短需要根据运动项目的强度、每天的运动量、每天运动次数等因素确定,还需结合自身身体状况量力而行,同样运动量对于身体健壮老年人可能是小的,而对于身体衰弱老年人可能是大的。

3. 运动次数 老年人普遍关心参加运动锻炼的次数,但目前还没有确切定论,如果从提高心肺功能(最大吸氧量)的角度讲,每周运动应进行 $3\sim5$ 次为宜。患有慢性病的老年人还要根据自身的身体状况来确定每周的运动次数。

4. 运动内容 适合老年人运动锻炼的形式和内容较多,通常分为4类:第一类是有氧运动的耐力性项目,如散步、慢跑、有氧操等;第二类是伸展性运动,如中国传统导引、印度瑜伽、西方各种伸展运动、医疗体操等;第三类是力量和平衡训练,如爬山、跳绳、游泳等;第四类是呼吸运动,如太极拳运动通过呼吸与意识和动作相互协调配合达到运动锻炼目的。老年人根据个人兴趣和身体状况选择适合的运动项目。

#### (二)运动量科学掌握

老年人不宜过度进行运动锻炼,不宜盲目无限制加大运动量,如何科学掌握运动量是老年人运动锻炼最常见的问题,运动量过小起不到健身作用,运动量过大超过了所能承受的生理限度,易造成损伤对健康不利。因此,科学掌握适宜运动量,对保证运动锻炼的有效安全具有重要作用。最简单有效方法是测脉搏,根据脉搏的快慢判断运动量是否合适。正常人脉搏最大值为220减去年龄,运动锻炼时需要达到的理想脉搏是最大值的65%~85%。一个身体健康老年人也可以通过身体对于运动的反应来判断运动量是否合适,如慢跑30 min后身体并不觉得太累,就能说明运动量适宜。此外,从运动时所消耗的热量多少也可以判断运动量是否合适,通常每小时静坐消耗热量约 80 kcal,慢跑约为 400 kcal,游泳约为 500 kcal。根据锻炼目的选择不同运动项目,如肥胖老年人想减轻体重,就需要在力所能及范围内选择消耗热量高的运动项目。老年人不宜空腹晨跑,已有研究认为老年人空腹晨跑会发生低血糖,还可能会诱发或加剧动脉粥样硬化及冠心病。老年人空腹跑步时能量供应来自体内脂肪的分解,显著提高脂肪酸浓度,而高浓度的游离脂肪酸可能引发心律失常,甚至休克死亡。此外,血液中游离脂肪酸浓度增高还会促使肝脏合成甘油三酯,加速心脑血管疾病的发生发展,通常老年人晨跑前应补充豆浆、牛奶或糖水,避免意外发生。

（三）运动量控制原则

老年人适当运动锻炼对全身组织器官都有好处,经常运动老年人四肢肌肉强健,肌纤维变粗,坚韧有力,但在运动量上老年人需要把握酸加、痛减和麻停的原则。老年人刚参加运动锻炼时会出现肌肉酸胀的现象,这是由于肌肉中代谢产物乳酸积累过多,刺激神经末梢而引起的一种正常生理反应,只要坚持循序渐进,酸楚感就会逐渐减轻或消失,可在此基础上可逐渐加大运动量。患有腰腿痛、颈椎病、肩周炎等疾病老年人,运动后通常出现局部疼痛并有逐渐加重感,这是说明身体某部位肌肉或肌腱存在隐性炎症反应,可在基础上减少运动量以免炎症扩大。在运动锻炼中,如果感到身体某部位出现麻木不适的感觉,这是由于局部神经受压的症状,也是锻炼方法不当的反应,此时,应立即停止运动查找原因,并更换运动方式或运动项目。

## 四、老年人运动注意事项

老年人运动过程中还需要注意运动时间安排、运动场地选择、运动项目选择等。

（一）运动时间安排

长期以来,许多老年人认为早起锻炼最好,其实,这是不科学的。这是因为在太阳出来之前,植物吸入氧气呼出二氧化碳,空气并不新鲜,此外,春季、秋季和冬季早晨 6 时左右空气污染最不容易扩散,正处于污染的高峰期。一天中并不需要连续进行锻炼,夏天夜短,本来睡眠就少的老年人大多选择早起,清晨锻炼是大多老年人的习惯,老年人进行较长时间有氧运动,清晨反而是最不合适的时间段,早晨空气中的二氧化碳浓度较高,不能呼吸到充足氧气,且经过夜间睡眠,人体血液黏稠度较大,因此,晨练尽量以活动筋骨为主,不要进行较长时间运动。随着增龄,身体机能逐渐衰退,老年人早上起床后,肌肉、四肢等运动器官还处于松弛状态,心跳和呼吸速度都较为缓慢,且新陈代谢水平较低,肢体反应的敏感性和动作的灵活性不能在短时间内迅速提升到需要的水平。已有研究证实,清晨 3 时至早上 8 时是老年人心脏最易出现病症的时段,此时血压为全天最高,老年人在此时段容易发生脑卒中、猝死,这个时段如果进行不恰当的运动锻炼,较易发生意外,故高血压、冠心病患者应尽量避免晨练。根据人体生物钟规律,老年人运动锻炼最好选择上午 10 时左右或下午 5 时左右,这既不会导致内分泌紊乱或器官过度运转,也可以有效避免一些疾病发生。运动锻炼选择上午 10 时左右,此段是疾病发生的低谷阶段,并且患有基础疾病老年人早上已服用相关药物,一些疾病已得到有效控制,如果选择下午 5 时左右,此段人体处于最佳运动状态,精力充沛,运动效果也比较理想。通常每天每次运动锻炼以 20 ~ 60 min 为宜,也可根据自身情况适当延长或缩短运动时间,此外,如果在饭前进行运动,应在运动后休息 30 min 以后再进食,如果是饭后进行运动,应在饭后休息 2 h 左右再进行运动,如果是晚上进行运动,应在临睡前 2 h 左右结束运动。

（二）运动场地选择

随着社会不断进步,老年人对运动锻炼的需求不断增强,目前,尽管不断建设增加锻炼活动场地,但仍不能满足广大老年人日益增长的运动锻炼需求,因此,在全民健身背景下,老年人健身场所和安全急需关注。随着年龄增长,老年人体质退化、器官功能减低、身体机能衰退,老年人要更好安度晚年,享受生活,就需要有一定活动空间进行规律性运动,需要呼吸新鲜空气、晒太阳、锻炼身体、愉悦身心、增进身体健康。老年人选择运动场所首先是易于到达,由于老年人行动能力限制,通常会选择居民区附近的运动场地。其次,老年人运动场地需要避开污染源、垃圾站等,最好与商店、菜市场、储蓄网点等临近,老年人运动之余可进行相应社会活动。此外,还应安全第一,不宜穿行交通繁忙的主干道。

（三）运动项目选择

由于年龄和生理特点限制,老年人不宜进行速率快的运动项目,这是由于老年人心血管系统功能衰退,心功能低下,动脉血管硬化,如运动速度急增,使心率过快,血压剧增,容易发生运动性猝死意外。老年人不宜进行对抗性强烈的运动项目,这是由于老年人平衡觉较差,反应较迟钝,自我保护意识能力薄弱,骨骼脆化,韧带弹性降低,不宜参加篮球、足球、手球等碰撞运动项目。老年人不宜进行转换体位过多的运动项目,如竞技体操等项目中,前俯、后仰、弯腰动作多,突然变换体位容易发生意外事故。老年人不宜进行负重大的运动项目,如举重等项目中,需要憋气和肌肉的高度紧张,容易引起眩晕或昏倒等不良后果。老年人不宜做强度过大速度过快的剧烈运动项目,通常老年人可选择散步、慢跑、乒乓球、羽毛球、游泳、太极拳、气功、八段锦等项目。

（四）其他注意事项

老年人要选择缓慢的运动锻炼形式,如散步、慢跑、健身操等缓慢运动较适宜老年人运动锻炼。要选择合理适宜的运动量,在不同季节不同环境下,运动量都要做适当调整,如每次运动后感觉轻松、舒畅、食欲好、睡眠好等反应,说明运动量适当。要选择适宜的锻炼环境,根据自身情况选择运动锻炼环境,如心情不畅时宜到鸟语花香的公园等处活动,如心情烦躁时宜到江河湖海边等处活动。要坚持不懈运动锻炼,无论参与任何运动,只有日积月累才能产生延缓衰老的作用。要合理调整饮食结构,戒烟限酒,经常参加运动锻炼老年人,饮食搭配要合理,营养要全面,且尽可能定时定量用餐,尽量少吃或不吃糕点和油炸食物。此外,运动锻炼时最好能约共同爱好者一起,既可以相互监督和勉励,又能够相互照料以防不测。

　　老年人参加运动锻炼不要制定过于机械严格的锻炼时间,以及过高目标,老年人运动锻炼贵在参与,要求过高反而流于形式,不利于强身健体。老年人运动锻炼不要超过自身的承受能力,老年人的体能、素质、承受能力逐渐减退,运动时要因人而异,掌握好尺度,一般每次运动持续时间以 30 min 左右为宜。老年人运动锻炼不要随心所欲,任何运动都要讲究科学性,不能想怎么练就怎么练,如锻炼动作不正确不科学,锻炼效果往往适得其反。不要选择过于偏僻或繁华的地方进行锻炼,最好选择离家较近且附近具有良好通信、交通条件的地点,以便有事能及时寻求帮助;不要选择高档运动场所,老年人在自然简洁运动环境中,生理节律相对平稳,运动锻炼效果更好。不要在思想高度紧张或情绪剧烈波动时进行锻炼。此外,老年人在运动锻炼期间保持正常的生活规律,形成健康的生活方式。

# 第二章
# 社区老年慢性病

## 第一节　认识老年慢性病

老年慢性病是指在老年期发生或持续存在的,病程长、病因复杂、症状多变、治疗难度大的疾病,如高血压、糖尿病、冠心病、慢性阻塞性肺疾病、骨质疏松、关节炎、癌症等。老年慢性病不仅影响老年人身体健康和生活质量,也给家庭和社会带来沉重负担。因此,预防和控制老年慢性病是促进老年人健康老龄化的重要内容。

### 一、老年慢性病特点

老年慢性病具有以下几个特点。

1. 高发高危　老年人是慢性病的高发人群,随着年龄增长,慢性病的发病率和死亡率呈上升趋势。据统计,我国75%的老年人患有多种慢性病,慢性病导致的死亡占总死亡人数的88.5%。

2. 多种共存　老年人常常同时患有多种慢性病,形成慢性病共病的现象。慢性病共病会加重老年人的病情,增加治疗的复杂性和风险,降低治疗的效果和安全性,影响老年人的生活质量和预后。

3. 长期治疗　老年慢性病的治疗需要长期坚持,不会一朝一夕见效,也不能一劳永逸。老年慢性病的治疗不仅包括药物治疗,还包括非药物治疗,如生活方式干预、运动锻炼、康复训练、健康教育等,需要老年人和医护人员的共同努力和配合。

4. 需要自我管理　老年慢性病的治疗和控制需要老年人自己积极参与,主动学习和掌握相关的健康知识和技能,如自我监测、自我评估、自我调节、自我干预等,形成良好的自我管理能力和习惯,提高自我保健水平。

### 二、老年慢性病分类

老年慢性病可以按照不同的标准进行分类,常见的分类方法有以下几种。

1. **按照病因分类** 老年慢性病可以分为遗传性慢性病、环境性慢性病、生活方式性慢性病等。遗传性慢性病是由基因缺陷或变异引起的,如遗传性代谢病、遗传性血液病等。环境性慢性病是由外界环境因素导致的,如职业性疾病、污染性疾病等。生活方式性慢性病是由不良的生活习惯造成的,如高血压、糖尿病、冠心病等。

2. **按照发病部位分类** 可以分为①心血管系统慢性病:指发生在心脏和血管的慢性病,如高血压、冠心病、脑卒中等。②呼吸系统慢性病:指发生在呼吸道和肺部的慢性病,如慢性支气管炎、肺气肿、哮喘等。③消化系统慢性病:指发生在消化道和消化腺的慢性病,如胃溃疡、胆结石、慢性肝炎等。④泌尿系统慢性病:指发生在泌尿道和泌尿器官的慢性病,如肾炎、肾结石、良性前列腺增生等。⑤内分泌系统慢性病:指发生在内分泌腺和内分泌激素的慢性病,如糖尿病、甲状腺疾病、垂体疾病等。⑥神经系统慢性病:指发生在中枢神经和周围神经的慢性病,如帕金森病、阿尔茨海默病、神经痛等。⑦运动系统慢性病:指发生在骨骼、肌肉和关节的慢性病,如骨质疏松、骨关节炎、风湿性疾病等。

3. **按照发病机制分类** 可以分为①代谢性慢性病:是由于机体代谢紊乱引起的,如糖尿病、高血脂、痛风等。②免疫性慢性病:是由于机体免疫功能异常引起的,如自身免疫病、过敏性疾病等。③肿瘤性慢性病:是由细胞异常增殖引起的,如癌症、良性肿瘤等。

## 三、我国常见老年慢性病

老年慢性病的种类很多,其中有些是老年人常见病和多发病,对老年人健康和生活造成较大的影响,需要重点关注和防治。根据我国《中国居民营养与慢性病状况报告(2020年)》,我国老年人常见慢性病主要有以下几种。

1. **高血压** 是指动脉血压持续升高的病理状态,通常以收缩压≥140 mmHg 和/或舒张压≥90 mmHg 为诊断标准。高血压是心脑血管疾病的重要危险因素,如不及时控制,会导致心肌梗死、脑卒中、心力衰竭、肾衰竭等严重后果。我国老年人高血压的患病率为60.5%,其中男性为62.4%,女性为58.7%。

2. **糖尿病** 是指胰岛素分泌不足或作用受损,导致血糖升高的一组代谢性疾病,通常以空腹血糖≥7.0 mmol/L 或餐后2 h 血糖≥11.1 mmol/L 为诊断标准。糖尿病会引起多种并发症,如糖尿病视网膜病变、糖尿病肾病、糖尿病神经病变、糖尿病足等,严重影响老年人的生活质量和寿命。我国老年人糖尿病的患病率为15.5%,其中男性为16.4%,女性为14.6%。

3. **冠心病** 是指由于冠状动脉粥样硬化或其他原因,冠状动脉血流不足,引起心肌缺血缺氧的一种心脏病。冠心病的主要临床表现有心绞痛、心肌梗死、心律失常、心力衰竭等,是老年人的常见死因之一。我国老年人冠心病的患病率为10.9%,其中男性为13.2%,女性为8.7%。

4. **慢性阻塞性肺疾病** 是指由于吸烟、空气污染、职业暴露等因素,气道和肺泡的慢性炎症和纤维化,引起气流受限的一种肺部疾病。慢性阻塞性肺疾病的主要临床表现有咳嗽、咳痰、气喘、呼吸困难等,会影响老年人的呼吸功能和生活质量,增加感染和心血管疾病的风险。我国老年人慢性阻塞性肺疾病的患病率为8.6%,其中男性为12.4%,女性为4.8%。

5.骨质疏松　是指由于骨代谢失衡,骨量减少,骨质变薄,骨微结构破坏的一种骨病。骨质疏松会增加骨折的风险,尤其是腰椎、股骨颈、桡骨远端等部位,会影响老年人的运动功能和生活质量,增加死亡的风险。我国65岁以上老年人骨质疏松的患病率为32%,其中男性为10.7%,女性为51.6%。

# 第二节　老年慢性病自我健康管理

老年慢性病自我健康管理是指患者在医生和专业人员的指导下,通过自我监测、自我评估、自我调整、自我教育等方式,主动参与自己的健康管理,提高自我管理能力,提高生活质量,控制病情,减少并发症,降低医疗费用的一种健康管理模式。老年慢性病自我健康管理主要包括以下几个方面。

（一）自我监测

自我监测是指老年慢性病患者定期或不定期地对自己的身体状况进行观察和记录,包括监测体温、血压、血糖、血脂、体重、心率、呼吸、尿量、疼痛等指标,以及身体的感觉、舒适度、疲劳度等,以了解自己的健康状况,发现异常情况,及时采取措施或就医。自我监测的目的是帮助老年慢性病患者了解自己的病情变化,评估自己的治疗效果,调整自己的治疗方案,提高自己的治疗依从性,增强自己的健康意识和责任感。

（二）自我评估

自我评估是指老年慢性病患者根据自我监测的结果,对自己的健康状况进行分析和判断,包括自己的病情是否稳定或恶化,自己的治疗是否有效或有无副作用,自己的生活方式是否健康或有不良习惯,自己的心理状态是否良好或有问题等,以确定自己的健康水平,找出自己的优势和不足,制订自己的改进目标和计划。自我评估的目的是帮助老年慢性病患者认识自己的健康问题,提高自己的健康素养,增加自己的健康信心和自我效能感,激发自己的健康动机和行为意向。

（三）自我调整

自我调整是指老年慢性病患者根据自我评估的结果,对自己的治疗和生活进行适当的调整和改变,包括调整自己的药物用量和用法,调整自己的饮食结构和营养摄入,调整自己的运动方式和强度,调整自己的休息和睡眠,调整自己的应对和放松等,以改善自己的健康状况,控制自己的病情,减少自己的并发症,提高自己的生活质量。自我调整的目的是帮助老年慢性病患者实现自己的健康目标,增强自己的健康行为,培养自己的健康习惯,形成自己的健康风格。

（四）自我教育

自我教育是指老年慢性病患者通过各种途径和方式,获取和学习与自己的健康相关的知识和技能,包括了解自己的疾病的病因、症状、诊断、治疗、预防、预后等,了解自己所用药物的作用、用法、不良反应、注意事项等,了解自己的饮食、运动、休息、应对、放松等的原则、方法、效果等,了解自己的健康管理的步骤、程序、工具等,了解自己的健康资源和支持的来源、方式、内容等。自我教育的目的是帮助老年慢性病患者提高自己的健康知识和技能,增强自己的健康能力和水平,促进自己的健康信念和态度,改善自己的健康决策和选择。

# 第三节　老年慢性病运动康复

老年慢性病运动康复是指针对老年人患有的心脑血管疾病、代谢性疾病、恶性肿瘤、慢性呼吸系统疾病等慢性病,通过科学、合理、有效的运动干预,改善和维持患者的生理、心理和社会功能,提高生活质量和健康水平,预防和延缓病情的恶化,减少并发症和死亡的风险,达到康复目的的一种康复模式。老年慢性病运动康复主要包括以下几个方面。

(一)运动康复的原理

运动康复的原理是指运动对老年慢性病患者的生理、心理和社会功能的影响机制,主要包括以下几个方面。

(1)运动可以改善心肺功能,增加心输出量和氧输送能力,降低心率和血压,改善血液流动和血管弹性,预防和治疗心脑血管疾病。

(2)运动可以改善代谢功能,增加肌肉的糖原储存和利用,增加胰岛素的敏感性和效应,降低血糖和血脂,预防和治疗代谢性疾病。

(3)运动可以改善免疫功能,增加免疫细胞的数量和活性,增强机体的抵抗力和免疫力,预防和治疗恶性肿瘤。

(4)运动可以改善呼吸功能,增加肺泡的通气量和换气功能,增强呼吸肌的力量和耐力,预防和治疗慢性呼吸系统疾病。

(5)运动可以改善神经功能,增加大脑的血流量和代谢率,增加神经细胞的数量和连接,增强大脑的可塑性和学习记忆能力,预防和治疗神经精神疾病。

(6)运动可以改善心理健康,增加内啡肽和多巴胺的分泌,增强快乐感和满足感,降低皮质醇和肾上腺素的分泌,降低应激感和焦虑感,提高自尊感和自信感,改善情绪和心境。

(7)运动可以改善社会功能,增加社会交往和支持,增强社会适应和参与,增加社会角色和责任,增加社会认同和归属感,改善社会关系和沟通。

(二)运动康复的方法

运动康复的方法是指针对不同的慢性病,选择合适的运动方式、强度、时间、频率等,进行有针对性的运动干预,以达到康复目的的一种方法,主要包括以下几个方面。

1.心脑血管疾病的运动康复　心脑血管疾病的运动康复主要选择有氧运动,如步行、慢跑、骑行、游泳等,以提高心肺功能和促进血液循环,降低心血管负荷和风险。运动的强度应该在最大心率的60%~80%,即为(220-年龄×60%~80%),运动的时间应该在20~60 min,运动的频率应该在每周3~5次。

2.代谢性疾病的运动康复　代谢性疾病的运动康复主要选择有氧运动和抗阻训练,如游泳、快走、举重、俯卧撑等,以提高代谢功能和能量消耗,降低血糖和血脂,控制体重和体脂。运动的强度应该在最大心率的50%~75%,即220减去年龄的50%~75%,运动的时间应该在30~60 min,运动的频率应该在每周3~5次。

3.恶性肿瘤的运动康复　恶性肿瘤的运动康复主要选择有氧运动和抗阻训练,如步行、慢跑、骑行、游泳、举重、俯卧撑等,以提高免疫功能和抗肿瘤能力,降低肿瘤的复发和转移,改善肿瘤的症状和副作用,提高生存质量和生存期。运动的强度应该根据患者的体能和耐受性,一般在轻度到中度之间,运动的时间应该在15~60 min,运动的频率应该在每周2~5次。

4.慢性呼吸系统疾病的运动康复　慢性呼吸系统疾病的运动康复主要选择有氧运动和呼吸肌训练,如步行、慢跑、骑行、游泳、吹气球、吹口琴等,以提高呼吸功能和氧输送能力,降低呼吸困难和呼吸功,改善呼吸的质量和效率。运动的强度应该根据患者的体能和耐受性,一般在轻度到中度之间,运动的时间应该在10~30 min,运动的频率应该在每周2~5次。

(三)运动康复的注意事项

运动康复的注意事项是指老年慢性病患者在进行运动康复时应该遵循的一些基本原则和注意事项,以保证运动的安全性和有效性,达到康复的目的,主要包括以下几个方面。

1.运动前的准备　老年慢性病患者在开始运动前,应该咨询医生或专业人员,了解自己的身体状况和适合的运动方式、强度、时间和频率,避免运动对自身的健康造成不利影响。特别是患有心脏病、高血压、糖尿病、骨关节病等慢性病的老年人,更应该在医生的指导下进行运动。老年慢性病患者还应该选择适合自己的运动服装、鞋帽、手套等,以保证运动的舒适度和安全性。老年慢性病患者还应该做好热身活动,包括关节活动、肌肉拉伸、轻度有氧运动等,以提高身体的温度、血流、心率、呼吸等,增加关节的灵活性和肌肉的弹性,预防运动损伤和疲劳。

2.运动中的注意事项　老年慢性病患者在运动中应该注意以下几点。

(1)选择合适的运动方式:老年慢性病患者应该根据自己的病情和体能,选择适合自己的运动方式,避免过于剧烈、危险、单调、枯燥的运动方式,以免造成身体的过度负荷或损伤,或者影响运动的持续性和积极性。一般来说,老年慢性病患者可以选择一些强度较低、节奏较慢、动作较简单、安全性较高的运动方式,如步行、慢跑、骑行、游泳、太极拳、八段锦、健身操等。

(2)监测运动效果:老年慢性病患者在运动中应该监测运动的效果,包括心率、血压、血糖、血脂、体重、心率、呼吸、体温、出汗等指标,以及身体的感觉、舒适度、疲劳度等,以判断运动的强度是否适宜,运动的时间是否足够,运动的效果是否达到预期,运动是否有不良反应或并发症等。一般来说,老年慢性病患者运动时的心率应该在最大心率的

60%～80%,即220减去年龄的60%～80%,运动时的血压应该在正常范围内,不宜过高或过低,运动时的血糖应该在正常范围内,不宜过高或过低,运动时的血脂应该在正常范围内,不宜过高或过低,运动时的体重应该在正常范围内,不宜过重或过轻,运动时的呼吸应该平稳、有节奏,不宜过快或过慢,运动时的体温应该适度升高,不宜过高或过低,运动时的出汗量应该适度,不宜过多或过少,运动时的身体感觉应该舒适、愉悦,不宜疼痛、不适、难受,运动时的舒适度应该在中等或稍高于中等的水平,不宜过低或过高,运动时的疲劳度应该在中等或稍高于中等的水平,不宜过低或过高。运动时和运动后应该注意观察有无心慌、气喘、胸闷、胸痛、头晕、恶心、呕吐、出血、肌肉酸痛、关节肿胀、皮肤损伤等不良反应或并发症,如有,应该及时停止运动,采取相应的措施,必要时就医。

(3)适当补充水分和营养:老年慢性病患者在运动中应该适当补充水分和营养,以补充运动时的水分和能量的消耗,维持身体的水、电解质平衡和酸碱平衡,防止脱水、低血糖、低钾血症等情况的发生。一般来说,老年慢性病患者运动前应该喝一些温开水或淡盐水,运动中每15～20 min喝一些温开水或运动饮料,运动后应该根据出汗量和体重变化喝一些温开水或运动饮料,每千克体重补充1.2～1.5 mL的水分。老年慢性病患者运动前应该吃一些易消化、富含碳水化合物的食物,如面包、饼干、水果等,运动中可以吃一些含糖的食物,如巧克力、葡萄干、香蕉等,运动后应该吃一些富含蛋白质和维生素的食物,如牛奶、鸡蛋、鱼肉、豆制品等,以补充肌肉的损耗和修复,促进身体的恢复和适应。

(4)运动后的恢复:老年慢性病患者在运动后应该做好恢复工作,包括以下几个方面。①做好放松活动:老年慢性病患者运动后应该做好放松活动,包括关节活动、肌肉拉伸、深呼吸、按摩等,以缓解肌肉的紧张和疼痛,促进血液的循环和代谢,消除乳酸和其他代谢废物,防止肌肉痉挛和僵硬,提高肌肉的柔韧性和弹性。②保持适当的休息:老年慢性病患者运动后应该保持适当的休息,避免过度劳累和疲劳,保证充足的睡眠和休息,以利于身体的恢复和适应,增强身体的免疫力和抵抗力,预防感冒、感染等疾病的发生。③定期检查身体:老年慢性病患者运动后应该定期检查身体,包括心率、血压、血糖、血脂、血氧、肌酸激酶等指标,以及身体的感觉、舒适度、疲劳度等,以评估运动的效果和影响,调整运动的方式、强度、时间和频率,保持运动的安全性和有效性,避免运动的不良反应或并发症。

# 第四节　老年慢性病健康教育

## 一、健康教育的目的和意义

老年慢性病是指在老年期发生或持续存在的,病程长、病因复杂、症状多变、治疗难度大的疾病,如高血压、糖尿病、冠心病、慢性阻塞性肺疾病、骨质疏松、关节炎、癌症等。老年慢性病不仅影响老年人的身体健康和生活质量,也给家庭和社会带来沉重的负担。

因此,预防和控制老年慢性病是促进老年人健康老龄化的重要内容。

健康教育是指通过各种途径和方法,向个人或群体传授健康知识,培养健康技能,提高健康意识,促进健康行为,改善健康状况的过程。健康教育是预防和控制老年慢性病的有效手段,对于提高老年人的健康素养,增强自我保健能力,降低发病风险,延缓病情进展,减少并发症,提高生活质量,都有重要的作用。

## 二、健康教育的原则和方法

### (一)老年慢性病患者健康教育应遵循的原则

1. 以人为本　尊重老年人的个性、意愿和需求,充分发挥老年人的主体作用,鼓励老年人参与健康教育的计划、实施和评价,增强老年人的自信和自尊。

2. 因人而异　根据老年人的年龄、性别、文化程度、生活环境、健康状况、慢性病类型、病情严重程度、认知能力、学习能力等因素,制定个性化、针对性、可行性的健康教育方案,避免一刀切、千篇一律的做法。

3. 循序渐进　根据老年人的接受能力和学习进度,分阶段、分层次、分步骤地进行健康教育,从简单到复杂,从易到难,从理论到实践,逐步提高老年人的健康知识、技能和行为水平。

4. 综合运用　根据老年人的特点和偏好,选择适合的健康教育方式和方法,如讲座、小组讨论、示范操作、互动游戏、案例分析、角色扮演、情景模拟、多媒体展示、网络平台等,使健康教育形式多样化、内容生动化、效果优化化。

### (二)健康教育的方法

1. 讲授法　是指通过口头讲解、图文展示、视频播放等方式,向老年人传授健康知识的方法。讲授法的优点是内容全面、系统、规范,适合传授基础性、理论性的健康知识,如老年慢性病的定义、分类、危险因素、发病机制、临床表现、诊断标准、治疗原则等。讲授法的缺点是形式单一、刻板,缺乏互动性和趣味性,容易引起老年人的注意力分散、兴趣下降、记忆衰退。因此,讲授法应注意把握讲授的时间、节奏、重点,使用通俗易懂、生动形象的语言,配合适当的幽默、故事、例子等,吸引老年人的注意力,激发老年人的兴趣,增强老年人的记忆。

2. 讨论法　是指通过组织老年人进行交流、分享、探讨、辩论等方式,培养老年人的健康技能和健康行为的方法。讨论法的优点是形式多样、灵活,有利于调动老年人的积极性和主动性,促进老年人之间的沟通和互动,增进老年人的友谊和团结,提高老年人的自信和自尊,适合培养老年人的实践性、操作性的健康技能和健康行为,如老年慢性病的自我监测、自我管理、自我康复、自我评估等。讨论法的缺点是内容难以控制、把握,可能出现偏离主题、信息不准确、观点不一致、争执不休等情况。因此,讨论法应注意明确讨论的主题、目标、要求,选择合适的讨论形式,如小组讨论、研讨会、座谈会、病例分析等,设置合理的讨论时间、人数、分组,指定或选举讨论的组长、记录员、发言人等,引导和监督讨论的过程,总结和评价讨论的结果。

3. 示范法　是指通过直接或间接地展示、演示、模仿、操作等方式,向老年人展示健康技能和健康行为的方法。示范法的优点是直观、形象、生动,有利于激发老年人的感官和情感,增强老年人的观察和模仿能力,适合展示老年人的日常生活、运动锻炼、康复训练、合理用药、急救处理等健康技能和健康行为。示范法的缺点是需要一定的场地、设备、材料、人员等条件,可能出现条件不足、示范不规范、操作不熟练等情况。因此,示范法应注意选择适合的示范方式,如现场示范、录像示范、图片示范等,准备充分的示范条件,如场地、设备、材料、人员等,按照规范的示范程序,如介绍、演示、操作、反馈等,进行有效的示范活动。

4. 游戏法　是指通过设计和组织一些有趣、有益、有挑战的游戏活动,向老年人传授健康知识,培养健康技能,提高健康意识,促进健康行为的方法。游戏法的优点是形式新颖、有趣,有利于调动老年人的积极性和创造性,增加老年人的乐趣和满足感,适合传授一些轻松、愉快、生活化的健康知识,如老年慢性病的预防、保健、饮食、运动、心理等。游戏法的缺点是需要一定的时间、空间、设备、人员等条件,可能出现条件不足、游戏不合适、游戏不公平等情况。因此,游戏法应注意选择适合的游戏方式,如问答游戏、拼图游戏、记忆游戏、竞赛游戏、角色扮演游戏等,准备充分的游戏条件,如时间、空间、设备、人员等,制定合理的游戏规则,如游戏的目的、内容、过程、评价等,进行有序的游戏活动。

# 第三章
# 高血压运动康复

高血压是世界性的慢性非传染性疾病,是脑卒中及冠心病的最重要危险因素,是全球疾病负担的首要病因,也是中国面临的重要公共卫生问题。我国高血压患病率呈逐年增长趋势,且老年人群高血压患病率更高。随着老龄化社会到来,高血压防治工作面临巨大的挑战。目前,有关高血压的康复治疗主要集中在药物、运动和饮食3个方面。其中,运动疗法因操作简单方便、容易接受、效果显著等优点被广大患者接受,成为非药物疗法的重要组成部分。大量研究表明,规律运动可以预防和降低高血压,降低心血管疾病风险和死亡率,提高生活质量。

## 第一节 认识高血压

### 一、定义

高血压是以体循环动脉压升高为主要临床表现的心血管综合征,可分为原发性高血压和继发性高血压。原发性高血压又称为高血压病,是心脑血管疾病最重要的危险因素,可损伤心、脑、肾等重要脏器的结构和功能,最终导致这些器官衰竭,约占95%。继发性高血压是由某些确定疾病或病因引起的高血压。正常成人的血压范围是:收缩压(SBP)90~139 mmHg;舒张压(DBP)60~89 mmHg。在未使用抗高血压药的情况下,非同日3次测量诊室血压,SBP≥140 mmHg 和(或)DBP≥90 mmHg;患者既往有高血压病史,目前正在服用抗高血压药,血压虽低于 140/90 mmHg,也诊断为高血压。SBP≥140 mmHg 和 DBP<90 mmHg 为单纯收缩期高血压。

我国人群高血压患病率仍呈增长趋势,男性高于女性,北方高于南方,城市高于农村,但城乡差距在逐渐缩小。2018 年发表的全国高血压调查结果显示:我国 18 岁及以上年龄人群高血压的患病粗率为 27.9%,估计中国成人高血压患病人数为 2.44 亿,约每4 个成人中就有 1 个是高血压患者。高血压患病率随年龄增长而升高,65 岁及以上人群中高血压患病率超过 50%。近年来,高血压的知晓率、治疗率和控制率虽有所提高,但仍处于较低水平。因此,高血压防治任务仍十分艰巨。

## 二、病因

高血压是遗传因素和行为因素共同作用导致的多因素疾病。目前,高血压危险因素包括遗传因素、年龄、超重与肥胖、腹围增加、过量饮酒、吸烟、钠盐摄入过多、缺乏体力活动等。随着高血压危险因素聚集的数目和严重程度增加,血压水平呈现升高趋势,高血压患病风险增加。

### (一)遗传因素

原发性高血压有明显的家族聚集性,双亲均患有高血压,其子女发病概率高达46%,约60%高血压患者有高血压家族史。

### (二)环境因素

1. 饮食　高钠低钾饮食是我国人群重要的高血压发病危险因素。钠盐摄入量与血压水平呈正相关,膳食钾摄入量与血压水平呈负相关。研究表明,膳食钠盐摄入量平均每天增加 2 g,SBP 和 DBP 分别增高 2.0 mmHg 和 1.2 mmHg。饮酒与血压水平线性相关,血压上升幅度随饮酒量增加而增大。叶酸缺乏导致血浆同型半胱氨酸水平增高,与高血压发病率呈正相关。

2. 精神紧张　长期过度精神紧张也是高血压发病的危险因素。精神紧张可激活交感神经,使血压升高。长期在噪声环境中工作者患高血压较多。

3. 吸烟　吸烟是高血压的危险因素之一,与不吸烟者相比较,吸烟者患高血压的危险增加 1~2 倍,其机制可能与吸烟具有促进血管内皮功能损伤、促进氧化应激及激活炎症反应、促进血管壁内膜增厚、血管弹性改变及小血管痉挛的作用有关。

### (三)其他因素

超重和肥胖是高血压患病的重要危险因素,其中腹型肥胖者容易发生高血压。50%的睡眠呼吸暂停综合征患者患有高血压。口服避孕药、麻黄碱、糖皮质激素、非甾体抗炎药等也可使血压升高。此外,糖尿病、血脂异常、大气污染、久坐或运动不足均是高血压的危险因素。

## 三、临床表现

大多数高血压患者起病隐匿,缺少典型的症状,仅在测血压或者发生心、脑、肾并发症时才被发现。

### (一)一般表现

常见症状有头晕、头痛、耳鸣、颈项板紧、心悸等,在紧张或者劳累后加重,但并不一定与血压水平呈正比。也可出现视力模糊、鼻出血等较重症状。

1. 头痛　头痛是高血压常见的症状之一,可表现为持续性钝痛或波动性胀痛。有时甚至会出现恶心、呕吐。

2. 头晕　头晕是高血压最常见的症状,长期的高血压会导致脑供血不足,继而产生头晕。

3. 耳鸣　高血压会使内耳部位的血管发生硬化,造成局部供血不足,听神经发生退化,从而导致耳鸣出现。另一方面,血压增高,血液黏稠度增高、血脂升高,直接损害内耳的毛细胞,也会引起耳鸣发生。

4. 失眠　持续升高的血压可能会使大脑皮质和自主神经出现功能失调,从而间接地引起入睡困难、易惊醒、多梦等。

(二)靶器官损害

高血压易损害的靶器官见图 3-1。

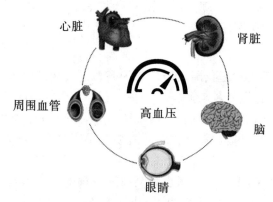

图 3-1　高血压易损害的靶器官

1. 脑血管病　包括脑出血、脑血栓形成、腔隙性脑梗死和短暂性脑缺血发作。长期的高血压使脑血管发生缺血与变性,容易形成微动脉瘤,从而出现脑出血。高血压使脑动脉粥样硬化,可并发脑血栓形成。

2. 心力衰竭和冠心病　可表现为左心室肥厚、左心室收缩和舒张功能异常、慢性心力衰竭、心绞痛、心肌梗死等。

3. 慢性肾衰竭　可出现蛋白尿、肾损害,晚期可有肾衰竭。

4. 视网膜病变　视网膜小动脉早期发生痉挛,随着病程进展出现硬化。当血压急剧升高时,可表现为视网膜渗出、出血或视盘水肿等。

5. 周围血管病变　长期严重的高血压不断地冲击血管内膜,造成血管内膜出现裂口,血液进入主动脉壁中层形成的夹层血肿。未经治疗的主动脉夹层 24 h 死亡率为50%。长期高血压会加速下肢动脉粥样硬化的形成,导致下肢肢体局部供血不足,出现肢体麻木、畏寒等,若病变继续加重,后期会出现间歇性跛行或静息痛。

(三)高血压急症

在某些因素诱导下,血压突然和迅速升高(一般超过 180/120 mmHg),同时伴有进行性心、脑、肾等靶器官损害,包括高血压脑病、颅内出血、脑梗死、急性心力衰竭、急性肾小球肾炎等。若血压不及时控制在合理范围内,会对脏器功能产生严重影响,甚至危及生命。

# 第二节　主要功能障碍

## 一、诊断原则

高血压的诊断评估包括:①确定血压水平;②了解心血管病危险因素;③判断高血压的病因,明确有无继发性高血压;④评估靶器官损害以及相关临床情况,判断可能影响预后的合并疾病。上述评估,有助于指导老年高血压患者的诊断与治疗。

## 二、诊断要点

### (一)老年高血压定义及分级

老年高血压定义为年龄≥65 岁,在未使用的情况下,非同日 3 次测量诊室血压,SBP≥140 mmHg 和(或)DBP≥90 mmHg。曾明确诊断为高血压的老年人,目前正在服用抗高血压药,血压虽低于 140/90 mmHg,也诊断为老年高血压。老年人高血压的分级方法与一般成年人相同,根据血压升高水平,将高血压分为 1~3 级,详见表 3-1。

表 3-1　老年人血压水平分类与定义

| 分类 | SBP/mmHg | DBP/mmHg |
|---|---|---|
| 正常血压 | <120 和 | <80 |
| 正常高值 | 120~139 和(或) | 80~89 |
| 高血压 | ≥140　和(或) | ≥90 |
| 1 级高血压(轻度) | 140~159 和(或) | 90~99 |
| 2 级高血压(中度) | 160~179 和(或) | 100~109 |
| 3 级高血压(重度) | ≥180 和(或) | ≥110 |
| 单纯收缩期高血压 | ≥140 和 | <90 |

注:SBP=收缩压,DBP=舒张压,当 SBP 和 DBP 分属于不同级别时,以较高的分级为准。

### (二)心血管危险分层

高血压患者的预后不仅与血压升高水平有关,而且与其他心血管疾病危险因素及靶器官损害程度有关。《中国高血压防治指南 2018》将高血压患者分为低危、中危、高危和很高危 4 个层次。因老年本身即是一种危险因素,故老年高血压患者至少属于心血管病的中危人群,详见表 3-2。

表3-2　老年高血压患者心血管危险分层

| 其他危险因素和病史 | 1级高血压 | 2级高血压 | 3级高血压 |
|---|---|---|---|
| 1~2 其他危险因素 | 中危 | 中危 | 很高危 |
| ≥3 个其他危险因素或靶器官损害 | 高危 | 高危 | 很高危 |
| 临床合并症或糖尿病 | 很高危 | 很高危 | 很高危 |

### 三、主要功能障碍特点

高血压患者常见不适多表现为头疼、头晕、耳鸣等,当出现脑卒中、颅内出血、冠心病、肾衰竭等并发症时会引起一系列继发性功能障碍和心理障碍。

#### (一)运动功能障碍

多由高血压并发脑血管病变引起,表现为一侧肢体的瘫痪和共济失调,导致日常活动能力下降,如:穿衣、吃饭、个人卫生、行走等。共济失调是指四肢协调动作和行走时平衡发生障碍。当高血压冠状动脉病变出现冠心病或者心力衰竭时,常表现为胸闷、气短、活动耐力下降。

#### (二)感觉功能障碍

当高血压患者发生脑血管意外时,可出现感觉功能障碍,表现为普通感觉(痛觉、温度觉、本体觉、触觉等)减退或者丧失,也可能表现为感觉过敏或异常感觉。当高血压患者周围血管病变时,运动后出现下肢疼痛或麻木,随病情进展,可出现间歇性跛行或静息痛。

#### (三)语言-言语障碍

当高血压患者发生脑血管意外时,可引起不同程度的失语。运动性失语患者能听懂别人的言语,但言语表达能力丧失或仅能说出个别字,复述和书写困难;感觉性失语患者无听觉障碍,但不能理解自己和他人的言语;传导性失语患者言语流畅,发音不准,但不能重复别人的言语;完全性失语患者听、说、读、写功能障碍,但对别人的表情和手势能够理解。

#### (四)心理障碍

高血压患者往往伴有紧张、暴躁、焦虑甚至抑郁等心理障碍,这也是影响高血压治疗效果的重要因素。

### 四、老年高血压功能障碍特点

老年高血压是指年龄≥65 岁的人群中,非同日 3 次测量血压,收缩压≥140 mmHg和/或舒张压≥90 mmHg。老年高血压与一般成年人高血压相比,具有以下几个功能障碍的特点。

#### (一)收缩压升高为主,脉压增大

这是由于老年人的动脉粥样硬化导致的血管弹性降低,血压调节能力下降,收缩期

的血压增高,而舒张期的血压正常或偏低。脉压增大是心脑血管事件的重要危险因素。

### (二)血压波动大,昼夜节律异常

这是由于老年人的压力感受器敏感性降低,自主神经系统功能减退,血压受到情绪、季节、体位等多种因素的影响。老年高血压患者常见夜间血压不降或反升,清晨血压激增,增加了心脑血管并发症的风险。

### (三)易发生直立性低血压

这是由于老年人的血管反射调节能力下降,尤其当合并糖尿病、低血容量或使用利尿剂、扩血管药物等时,更容易出现从卧位或坐位突然变为直立位时,血压下降超过20/10 mmHg,导致头晕、眼花、乏力等症状。

### (四)常伴有多种疾病和靶器官损害

老年高血压患者常合并冠心病、脑血管病、外周血管病、慢性肾脏病、糖尿病、高脂血症、认知功能障碍等疾病,加重了动脉硬化的进程,影响了心、脑、肾等器官的功能。

### (五)继发性高血压容易漏诊

老年高血压患者中,继发性高血压的比例虽不高,但也不可忽视,尤其是肾血管性高血压、肾性高血压、原发性醛固酮增多症、嗜铬细胞瘤等,需要注意排查和鉴别。

# 第三节　康复原则和目标

高血压在一定范围内可以无症状,但其造成的脏器损害可以潜在地发展,所以切忌到出现症状才治疗,以及症状一旦缓解之后便停止治疗。高血压一旦确诊,应积极采取康复治疗。高血压的康复目标是采取有效干预措施,降低患者血压水平;控制并减少危险因素,降低和防止靶器官损害;减少心脑血管急性事件的发生,降低致残率和死亡率,提高患者生活质量。

## 一、康复原则

康复治疗是原发性高血压治疗的必要组成部分,对于轻症患者可通过单纯的康复治疗使血压得到控制。高血压患者的康复治疗主要是强调非药物治疗,主要包括规律运动、行为治疗和危险因素控制等。因此,高血压的康复原则是早诊断、早治疗、早康复,根据患者血压升高水平和心血管病危险分层,采取个性化康复措施。

## 二、康复目标

高血压的康复治疗不仅要降低血压,控制血压水平,还要改善或逆转靶器官的损害。主要的康复治疗目标是对不同类型的高血压患者进行分级管理和健康教育,有效控制高血压,降低心脑血管疾病的发病风险,提高活动耐力和生活质量。

# 第四节　运动康复指导

运动疗法简单易行,不受场地、时间的限制,操作方便,但它不能像使用抗高血压药一样使血压在短时间内快速降低,因此运动疗法在诊断出高血压时就应该抓紧加入高血压治疗中。高血压运动康复指导是针对高血压患者制定的运动方案,包括运动形式、运动频率、运动强度、运动周期等。高血压患者应积极学习高血压病基础知识,明确适应自己的个体化运动处方,通过有效、规律、适当强度的运动降低血压水平,改善心肺功能,进而降低心脑血管事件的发生率和死亡率,提高生活质量。

## 一、运动康复作用机制

运动干预作为一种积极主动的治疗方法,在科学运动的前提下,几乎没有副作用,提倡作为1级、2级高血压首选的非药物降压方法,尤其非常适合老年高血压患者。运动可以降低交感神经兴奋性,运动时,活动肌群的血管扩张,毛细血管的密度或数量增多,总外周阻力降低,从而有助于降低血压,尤其是舒张压。运动可提高尿钠的排泄,相对降低血容量,从而降低过高的血压。运动可以通过促进体内脂质的消耗,而有利于血管硬化过程的控制和延缓,从而降低外周血管阻力。运动有助于改善患者的情绪,从而有利于减轻血管应激水平,以降低血压。

## 二、运动康复适应证

高血压运动康复适用于低、中、高危的1级、2级高血压患者。根据患者的血压水平,选择不同强度的运动,血压水平低者,可适当增加运动量,血压水平高者,运动量不宜过大。任何临床情况不稳均应属于禁忌证,包括急进性高血压、病情不稳定的3级原发性高血压合并其他严重并发症,如严重心律失常、心力衰竭、脑血管病变等;运动中血压过度增高(>220/110 mmHg)。继发性高血压应针对其原发病因治疗,一般不作为康复治疗的对象。运动前应坚持测量血压,血压正常、身体状况良好才可进行运动治疗,否则运动过程中收缩压会进一步升高,会增加心血管风险。运动治疗的前后应做好充分准备活动和整理活动。

## 三、运动康复评估

高血压患者的运动要坚持有恒、有序、有度的原则,做到长期规律的、循序渐进的、因人而异的适度运动,才能获得满意效果。运动量太小起不到锻炼作用,过度运动不但难以达到锻炼的目的,还会引发不适,甚至造成心脑血管意外事件。因此,选择正确适宜运动的康复措施成为治疗老年高血压患者的关键。老年高血压患者多为共病患者,应根据其血压水平、其他危险因素、靶器官损害及主要功能障碍进行评估,选择最优运动方案。

高血压患者运动以有氧运动为主,运动方式可以采用快走、慢跑、打太极拳、跳舞等,也可以进行力量练习。老年高血压患者可根据自己的病情、年龄、体力、运动喜好及可用的基础设施等选择适宜的运动方式。

高血压患者的运动不同于正常人的身体锻炼,要达到一定的运动量才会有效,而一旦过量会有风险。在制定运动处方时,要因人而异。最新研究认为,运动处方的制定是以个人健康基本状况、心肺功能为基础,结合个人特点,以强身健体或康复治疗为目的,以处方的形式确定的具有明显锻炼效果的一种参考标准。而运动处方内容主要包括运动方式、运动强度、运动时间、运动频率以及运动持续时间。个体化的运动处方,需要首先理解不同运动频率、运动强度、运动持续时间对血压的影响。

无论是正常人还是高血压患者,在进行一次急性运动后血压均会出现暂时性的下降,称为运动性低血压现象,而运动性低血压现象只能保持 18~24 h,因此只有运动频率>2 次/周才能产生良好的降压效应,且运动频率越高,血压的降低程度越大。研究表明,每周运动 3~5 次可获得良好的降压效果,因此推荐老年人在可耐受的基础上增加运动频率,逐渐过渡到每日运动。

运动时间与降压效果并不呈正相关,运动时间为 40~50 min 时收缩压降幅最大,舒张压降幅也显著,因此,推荐老年高血压患者运动时间 40~50 min,每次运动包括 5~10 min 准备活动、20~30 min 的运动训练和 5 min 整理运动,循序渐进,根据自身实际情况增加运动时长。

运动强度与降压效果具有密切关联,同时它还决定运动处方的安全性与有效性。评价运动强度的指标主要有最大运动心率(HRmax)、最大吸氧量(VO₂ max)、代谢当量(MET)等。其中,最大心率在日常运动强度监测中应用最广泛,最大心率的计算公式为 220−年龄。目前,国内外关于高血压患者适宜的运动强度主要集中在 50%~80% HRmax。国内外的研究表明,中、小强度有氧运动可以对治疗高血压起到良好的作用,同时最大程度地降低不良影响,大强度的运动对高血压的治疗效果反而会降低。美国疾控中心制定的标准,<3 MET 是低强度活动,3~6 MET 是中等强度活动,>6 MET 是大强度活动。用最大心率表示,中等强度为 60%~80% HRmax,低等强度为<60% HRmax 的强度。我国老年高血压患者最适宜的运动强度为 60%~80% HRmax。

老年高血压患者在居家锻炼的过程中应学会自我评估:①运动频率、运动强度、运动持续时间是否适宜? ②哪些老年高血压运动形式适合自己? ③不同形式运动训练的注意事项是什么? ④出现哪种情况应该及时中止运动?

### 四、运动康复训练技术

高血压运动康复通常包括有氧运动、阻力运动、柔韧性练习、联合运动和日常生活体力活动等。有氧运动是高血压患者最基本的康复运动,阻力运动是有氧运动的重要补充方式。

#### (一)有氧运动

有氧运动是指运动强度相对较低、持续时间较长、以有氧代谢为主要代谢形式的运动形式。建议老年人每周至少3次、每次30 min以上中等强度的有氧运动。常用方式有散步、慢跑、骑自行车、有氧健身操、太极拳、登山、游泳等。康复训练过程中,老年人可以从以下几个方面判断运动强度是否需达到中等强度,详见表3-3。

表3-3　老年高血压患者中等强度有氧运动指导

| 项目 | 内容 |
|---|---|
| 主观感受 | 运动过程中心跳加快,微微出汗,自我感觉有点累 |
| 客观表现 | 运动中呼吸频率加快,微喘,可以与人交谈,但不能唱歌 |
| 各项指标 | $40\% \sim 60\%$ HRmax,$3 \sim 6$ MET,$40\% \sim 60\%$ $VO_2$max |
| 步行速度 | 每分钟120步左右 |
| 呼吸频率恢复 | 在休息10 min内,锻炼引起的呼吸加快逐渐消失,心率恢复到正常或接近正常 |
| 运动频率 | 每周$3 \sim 5$次 |
| 运动时间 | 每次30 min以上 |
| 运动形式 | 散步、慢跑、骑自行车、有氧健身操、太极拳、登山、游泳等 |

1. 太极拳　太极拳是目前国际上最热门的运动健身方式之一,也是我国传统运动医学中最具有民族特色的治疗方法之一。太极拳操作方法简单易行,其动作柔和,寓牵拉、力量、有氧为一体,并结合意念和呼吸,能够改善、下调血压和脂代谢指标,消除高血压患者的紧张、焦虑情绪,调整心理平衡,是干预原发性高血压的一种有效运动方式。下面介绍太极拳招式中的几式,供老年高血压患者参考、练习。

(1)起势:①身体自然并步直立,左脚轻轻提起,向左开步,与肩同宽,脚尖向前,两臂自然下垂,两手放在大腿外侧,眼平视前方。②两臂慢慢向前平举,两手高与肩平,与肩同宽,手心向下。③上体保持正直,两腿屈膝下蹲同时两掌轻轻下按,两肘下垂与两膝相对,眼平视前方。

(2)白鹤亮翅:①身体微向左转,重心在左腿,右脚提起向前跟半步,前脚掌踏地;左手翻转掌心向下,掌指向右平屈于胸前,右手向左划弧于左腹前,掌心向上,掌指向左,眼视左手方向。②身体向右转,重心移于右腿,右脚全脚掌着地踏实,身体重心后移;随身体转动,双手保持抱球状;眼随体转向前平视。③身体向左转,重心在右腿;左脚提起稍做调整后,前脚掌踏地,成左虚步;右手向上划弧停于右额前,掌心侧向后,掌指向上,左手向下按至左腿外,掌心向下,掌指向前;眼向前平视。

(3)海底捞针:①上体稍直,微向左转,右手收抱腹前,手心向上,左手外摆,手心向下,眼瞧左手。②右脚稍向前移,左脚继之前移成左高虚步,同时左右手分别向左下右上分开,右手摆至头的右上方,手心向左后方,左手摆至髋侧,手心向下,眼向前平视。

(4)转身搬拦捶:①身体向右转,左脚尖内扣,重心移至右腿;右手向右划弧于体前,掌心向外,掌指向上与鼻平;左手向上提于右额前上方,掌心向外,掌指斜向右;眼视右手方向。②身体微向左转,重心移至左腿,左腿屈膝,成坐步;右手向下、向左划弧于左肋前,屈臂握拳,拳心向下;左手举于左额前上方,掌心向外,掌指向右;眼视左前方。③身体向右转,重心在左腿,右脚提起向前迈出,脚跟先着地,右拳向体前翻压,拳心向上,拳与胸平;左手经右臂外落按于左髋旁,掌心向下,掌指向前;眼视右拳方向。④身体向右转,右脚尖外展,全脚掌踏实。右腿屈膝,重心移至右腿,左脚跟提起;左手向左再向前划弧拦掌,掌心斜向右下方,掌指向上;右臂内旋,右拳向右转动拳心向下、向右平展,右臂屈于胸前;眼视右前方。⑤重心在右腿,左脚提收于右脚内侧,前脚掌落地;同时,左手继续向体前拦掌于身体中线,腕与肩平,掌心侧向前,掌指向上;右拳翻转向下屈臂收于右腰侧,拳心向上;眼视左手方向。⑥身体微向左转,重心在右腿,左脚迈出,脚跟落地,身体重心左移,左腿屈膝向前弓出,成左弓步;随体转,右臂内旋,右拳由腰侧向前打出,拳面朝前,拳眼向上;左手收于右前臂内侧,掌心向右,掌指向上;眼看右拳方向。

(5)收势:①身体直立,双手前撑向前翻掌分开,双掌心向下与肩平,眼向前平视。②身体直立,两臂慢慢下落于两髋侧,上体正直,成开立步,眼向前平视。③重心在右腿,左脚提收于右脚内侧,双脚尖向前,成并立步;双手掌心向内,轻贴于腿两侧;眼向前平视。

2.慢跑　慢跑可以促进血液循环,增强心肺功能,能扩张血管,降低血压,降低高血压心、脑、肾并发症的发生率。慢跑还可以提高人体新陈代谢功能,调节大脑皮质功能,使人精神振奋、心情愉快,改善或者消除高血压患者的头晕、头痛、失眠等症状。慢跑的方式,可根据病情的轻重、血压的高低、体质的好坏、耐力的大小采用快慢不同速度,也可采取慢跑与步行交替的方法,以不喘粗气、不觉难受、不感头昏来掌握慢跑速度和慢跑距离。慢跑的正确姿势是两手微微握拳,上臂和前臂弯曲成90°左右,上身略向前倾,全身肌肉放松,两臂自然前后摆动,两脚落地应轻,一般应前脚掌先落地,并用前脚掌向后蹬地,以产生向上、向前的反作用,有节奏地向前奔跑。慢跑时最好用鼻呼吸,如果鼻呼吸不能满足需要时,也可口鼻并用,但嘴巴不宜张得过大。慢跑结束前,应逐渐减慢速度,或改为步行,使生理活动逐渐缓和下来,切忌突然停止,静止不动,以免慢跑时集中在四肢的血液难以很快循环到大脑和心脏,导致心、脑暂时性缺氧而出现头晕、眼花、恶心、呕吐等现象。

3.散步　散步可促进血液循环,缓解血管痉挛,几乎对所有的高血压患者适用。慢速散步,每分钟60~70步;中速散步,每分钟80~90步;快速散步,每分钟90步以上。合并心、脑、肾病变的高血压患者不宜选择快速散步。散步时,肩要平,背要直,抬头挺胸,目视前方,手臂自然摆动,宜选择在清晨、黄昏或睡前进行,每次30 min以上,每周运动5次以上。

4.健身操　健身操是一种以操为主,操舞结合的娱乐性的锻炼项目,运动量可随意调节,锻炼时简单易行,被广大老年人所喜爱。健身操有难有易,有简有繁,速度有快有慢,老年高血压患者进行锻炼时,要从自己的年龄和身体特点出发,选择适合自己特点的套路进行锻炼。

(二)阻力运动

阻力运动也称为抗阻运动或力量训练,通常指身体克服阻力以达到肌肉增长和力量增加的过程。这里所指的阻力是重力、专用器材、弹力带、弹簧等来自他人或自己的力。

有氧运动主要以加强耐力为主,而抗阻运动则以扩大对运动强度的承受量为主。研究表明,有氧运动联合阻力运动的降压效果比单纯的有氧运动更显著。老年人进行阻力训练前应进行充分的热身和有氧运动,从低强度训练开始,初始强度必须个体化。建议老年人每周进行2~3次的阻力运动,每次间隔时间48 h以上,每个肌群进行2~3组,每组重复8~10次动作,运动强度以中等强度为宜,详见表3-4。

表3-4 老年高血压患者中等强度阻力运动指导

| 项目 | 内容 |
|---|---|
| 主观感受 | 运动过程中心跳加快,微微出汗,自我感觉有点累 |
| 客观表现 | 运动中呼吸频率增加,可以与人交谈,但不能唱歌 |
| 各项指标 | 40%~60%的HRmax,3~6 MET,40%~60% VO$_2$max |
| 运动频率 | 每周2~3次,每次间隔时间48 h以上 |
| 运动时间 | 每个肌群进行2~3组,每组重复8~10次动作 |
| 运动形式 | 弹力带训练操、爬楼梯、箭步蹲、下蹲、举哑铃等 |

1. **爬楼梯运动** 目标肌群为股四头肌。爬楼梯运动也叫爬楼梯疗法,不仅加速全身血液循环,改善心肺功能,降低血压,还能提高下肢关节的运动功能和肌肉的收缩能力。爬楼梯时应以慢速为宜,循序渐进,切忌急于求成,运动量一般以中等强度,不感到劳累和吃力为宜,每爬1~2层楼梯,应当在楼梯转弯的平台上稍休息片刻。一般每次锻炼的时间应当控制在10~15 min,每日1~2次,以感觉全身发热、微微出汗即可。在爬楼梯前,先要活动一下踝、膝关节,避免发生扭伤。同时,应当穿有防滑作用的软底鞋,爬梯过程眼、脚、身密切配合,以免发生意外事故。

2. **箭步蹲** 目标肌群为大腿肌群、臀部肌群。①站立,双脚并拢,肩胛骨收紧,腹部收紧,以稳定脊椎(图3-2A)。②慢慢地抬起一只脚,另一条腿保持平衡,不要晃动(图3-2B)。③保持这个姿势向前跨出一步,脚跟先落地,重心慢慢前移,上半身直立,膝盖不要超过脚尖,继续降低到你认为舒适的位置,用力蹬小腿前侧,激活你的大腿和臀部肌肉,返回到起始位置(图3-2)。

3. **弹力带训练操** 弹力带抗阻运动是指机体随着弹性体形状的改变,克服不同弹性阻力完成肌肉收缩,从而达到增强肌肉、关节和韧带运动功能的作用。弹力带抗阻运动不受年龄、场所及季节的限制,携带方便、价格低廉,是一种柔性抗阻运动方式,不容易发生危险,能涉及全身大部分肌群,训练效果较好,是抗阻运动的常见方式,非常适合老年高血压患者使用。下面介绍弹力带训练操中的几式,供老年高血压患者参考、练习。

(1)肩外旋:目标肌群为肩袖肌群。①肩膀向下向后,腹部收紧。②双手掌心向上,肘关节贴近身体两侧。③呼气,前臂向外展开;吸气,缓慢回到原位,详见图3-3。

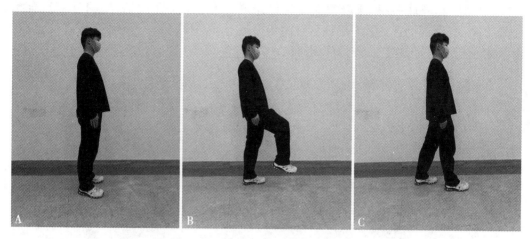

图 3-2 箭步蹲

（2）肩部上举：目标肌群为三角肌、肱三头肌。①肩膀向下向后，腹部收紧。②双手掌心向前，手臂向上伸直，保持双臂比肩稍宽。③呼气，双手向上伸直；吸气，缓慢回到原位，详见图 3-4。

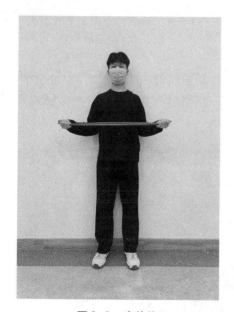

图 3-3 肩外旋

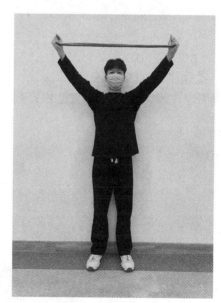

图 3-4 肩部上举

（3）直臂外展推举：目标肌群为肩袖肌群、背部肌群。①肩膀向下向后，腹部收紧。②双手掌心相对，双臂向外展。③呼气，双手臂向身体两侧抬起打开；吸气，缓慢回到原位，详见图 3-5。

（4）站姿腿外展：目标肌群为大腿外侧肌群。①肩膀向下向后，双腿分开与肩同宽，腹部收紧，背部挺直。②一手握紧弹力带贴近身体两侧，另一手掐腰。③呼气，身体起立时向体侧腿外展；吸气，缓慢回到原位，详见图3-6。

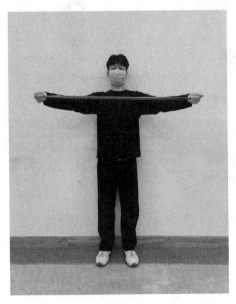
图3-5 直臂外展推举

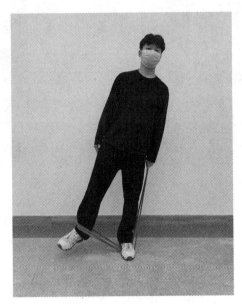
图3-6 站姿腿外展

（5）膝踝伸展：目标肌群为大腿肌群、小腿腓肠肌肌群。①坐位，弹力带一端手部固定，一端固定在脚掌。②缓慢匀速做跖屈动作，即用脚掌踩弹力带，再缓慢放松，详见图3-7。

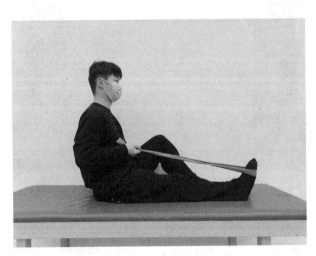
图3-7 膝踝伸展

（6）坐姿脚蹬划船：目标肌群为股四头肌、臀大肌。①坐位，双手握紧弹力带末端固定置于胸前。②肩膀向下向后，腹部收紧。③呼气，双脚向前蹬弹力带；吸气，缓慢回到原位,详见图3-8。

(7)臀桥:目标肌群为腹部核心肌群、臀部肌群。①平躺在垫子上,屈膝,双脚间距略大于肩宽。②弹力带放置于腹部上方,两手紧握弹力带两端。③臀部向上发力,以肩和上背为一个支点,双脚为另一个支点,将臀部向上顶起,直到整个躯干从肩部到膝盖基本处在一条直线上,详见图3-9。

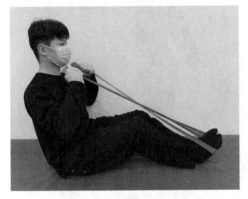

图3-8　坐姿脚蹬划船

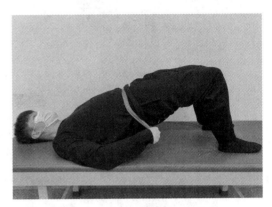

图3-9　臀桥

### (三)柔韧性运动

柔韧性运动,是指一系列关节运动,它改善关节活动度,增加身体协调性和平衡能力,降低肌肉紧张度,减轻肌肉疲劳,使老年人受益,常见形式有瑜伽、压腕、压肩、压腰、压腿、压踝等。每周进行2~3次柔韧性练习。每次拉伸达到拉紧或轻微不适状态时应保持10~30 s,每个部位拉伸重复2~4次,累计60 s。循序渐进,被牵拉肌肉韧带有轻微不适感即可。伸展时不要屏住呼吸,动作缓慢。详见表3-5。

表3-5　老年人高血压柔韧性运动指导

| 项目 | 内容 |
| --- | --- |
| 主观感受 | 被牵拉肌肉韧带有轻微不适感即可 |
| 运动频率 | 每周2~3次, |
| 运动时间 | 每个部位拉伸重复2~4次,累计60 s |
| 运动形式 | 瑜伽、压腕、压肩、压腰、压腿、压踝等 |

1. 颈部　①站直或者坐直。②将一只手耳朵向肩膀靠近。③从头的另一侧轻轻往下拉。保持拉伸10~30 s时间。在另一侧重复上述动作。见图3-10。

2. 肩部　①双脚分开,站直,于肩同宽。②在腰背部位置将双手紧扣,并向上举双臂。保持拉伸10~30 s时间。见图3-11。

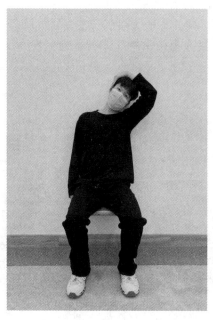

图 3-10 颈部

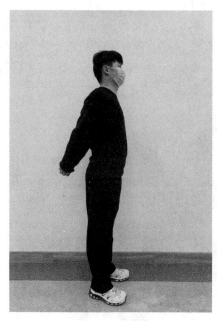

图 3-11 肩部

3. 双臂 ①自然站直,将一只手臂抬至肩膀高度。②将手背靠在静止物体上,如墙或门。③保持手背贴紧,同时身体上部缓慢旋向远离静止物体的方向。保持 15~30 s 后还原,对侧相反。见图 3-12。

4. 双手 ①站直或者坐直,双臂向前伸出,与肩同高,掌心相对(图 3-13A)。②弯曲腕部,使掌心朝向身体(图 3-13B)。③伸展腕部,使掌心远离身体(图 3-13C)。重复动作 10~12 次。

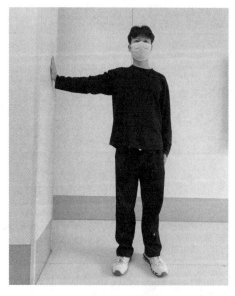

图 3-12 双臂

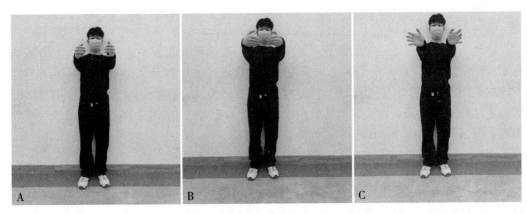

图 3-13　双手

5. 腹部　①胸部向下趴于瑜伽垫或床上,双手置于身体前面(图 3-14A)。②将胸部从瑜伽垫或床面抬起(图 3-14B)。③恢复至起始姿势。根据个人情况,重复动作 10 ~ 12 次。

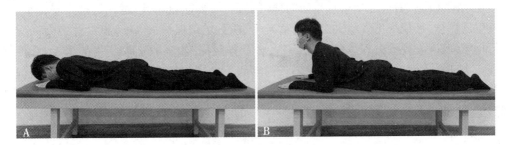

图 3-14　腹部

6. 双腿　①自然站直,面部朝向椅背或静止台面。②抬高一条腿将其靠在椅背顶部或静止台面。③站直,将膝盖伸直。保持 15 ~ 30 s 后换腿。见图 3-15。

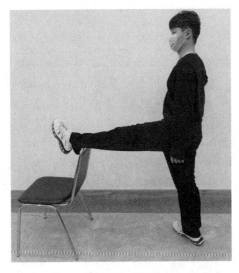

图 3-15　双腿

### (四)联合运动

运动与高血压存在一定的联系。研究表明,运动干预对我国高血压患者血压控制具有积极作用,不同运动方式干预达2个月对降低我国高血压有意义。不同类型运动产生不同的效果,有氧运动、阻力运动、柔韧性联系等多种运动相结合,全面锻炼多组肌群,以产生更多的降压效果。建议老年高血压患者每周做3~5次中等强度有氧运动、2~3次阻力训练,每次持续30 min,心率加年龄约等于170。

### (五)日常生活体力活动

生命在于运动,合理运动可以让身体保持在健康状态。运动降压不是一蹴而就的,需要长期坚持才能产生效果。要将运动的理念融入日常生活中,适当做家务、步行购物、在家做些简单的拉伸动作等增强降压的效果。

## 五、运动康复训练的注意事项

老年高血压患者应尽量避免需暂时屏气的运动,如搬重物等;运动时携带些糖果,避免发生低血糖;糖尿病患者运动时穿舒适鞋子,注意足部保护;运动训练时需有专人看护进行指导,及时发现并处理危急情况;服用β受体阻滞剂、利尿剂等药物的患者,在保持常规药物剂量的情况下,适当限制炎热天气时的运动量和强度,及时补充液体量;安静状态下血压控制不佳或超过180/110 mmHg时推迟运动;运动时间选择下午或傍晚;不推荐剧烈运动;不推荐有氧高强度间歇训练。

# 第五节　自我康复健康指导

## 一、自我监测血压

高血压患者要学会自行测量血压并做好记录,不但能掌握自己的血压情况,还能成为医生诊断时的辅助资料。对于目前暂不需要调整抗高血压药的高血压患者,一般每周测量2次血压即可,2次的时间一般可根据患者的情况而定。服用长效抗高血压药的患者,可以在清晨或上午选择测量1次,下午或晚上选择测量1次即可。对于需要重新调整抗高血压药的高血压患者,往往需要每天多测量几次,以观察新调整的抗高血压药是否能够达到降压的目的。一般白天血压有2个高峰期,即上午6~10时及下午4~8时,在这2个时段血压可以了解一天中血压的最高点。

## 二、药物治疗

药物治疗是控制血压的有效手段。抗高血压药种类很多,各有特点和不同的不良反应,且高血压患者也存在着明显的个体差异,所以整个药物治疗过程,必须在医生的指导下,选择不同类型的抗高血压药进行个体化治疗。在药物治疗的过程中,患者和家属对一些常用降压药的作用、不良反应应有所了解,还要主动与医生沟通,定期到医院复查,有助于医生根据患者病情的变化动态调整用药或治疗方案,从而达到最好的治疗效果。

### (一)没有症状也要坚持服药

有些高血压患者虽然血压高,却无任何自觉症状,便以为不用服药。其实,即使是无症状高血压,如果长期不服药,也会使病情加重,还会诱发心脑血管疾病。所以,高血压患者即使无任何自觉症状也需服药。

### (二)吃药不可跟着感觉走

许多高血压患者仅凭自我感觉服药,感觉舒适的时候不测量血压就减量或不服抗高血压药。一旦出现头晕、头痛等就加大药量。不监测血压而盲目服药,不仅不能控制血压,还有可能诱发其他心血管疾病。

### (三)不可照搬别人的经验服药

高血压患者在选药时要注意因人而异,决不可照搬别人的经验,用别人的药方服药,遵照医嘱服用降压药是最安全有效的方法。

### (四)间断服药不可取

有的患者在用抗高血压药治疗一段时间后,血压降至正常,便自行停药,结果没过多久血压便再次升高。这样不仅会加重病情,还容易产生耐药性,甚至引起高血压危象。

### (五)睡前服药不可取

人在入睡后,血压约下降20%。如果睡前服药,2 h后血药浓度到达峰值,导致血压大幅度下降,心、脑、肾等重要脏器供血不足,使血液中的血小板等凝血物质在血管内积聚成块,阻塞脑血管,极易引发缺血性脑卒中。

## 三、健康生活方式

改善生活方式是高血压治疗的基础,应贯穿整个治疗过程。健康生活方式包括健康膳食、规律运动、戒烟限酒、保持理想体重、改善睡眠和注意保暖等。

### (一)健康膳食

减少钠盐摄入,增加富钾食物摄入有助于降低血压。WHO建议摄盐量应<6 g/d,老年高血压患者应适度限盐。首先,要改变烹饪方法,减少用盐量,利用酸、甜、辣、麻等其他佐料来调味;其次,少用含盐高的佐料,如酱油、黄酱、辣酱、豆瓣酱、咸菜等;最后鼓励老年人尽量少吃或不吃含盐多的食品,如腊肉、香肠、咸菜、罐头等。

鼓励老年人摄入多种新鲜蔬菜、水果、鱼类、豆制品、粗粮、脱脂奶及其他富含钾、钙、膳食纤维、不饱和脂肪酸的食物。

### (二)规律运动

老年高血压及高血压前期患者进行合理的有氧锻炼可有效降低血压。建议老年人进行适当规律运动,如步行、慢跑和游泳等。不推荐老年人剧烈运动。

（三）戒烟限酒

戒烟可降低心血管疾病和肺部疾病风险。老年人应限制酒精摄入,饮用酒精量应<25 g/d(男性)、<15 g/d(女性)。白酒、葡萄酒(或米酒)或啤酒饮用量应分别<50 mL/d、100 mL/d 和 300 mL/d。

（四）保持理想体重

超重或肥胖的老年高血压患者可适当控制能量摄入和增加体力活动。维持理想体重(体重指数 20.0～23.9 kg/m$^2$)、纠正腹型肥胖[腹围≥90(男性)、≥85 cm(女性)]有利于控制血压,减少心血管病发病风险,但老年人应注意避免过快、过度减重。

（五）改善睡眠

睡眠的时程、质量与血压的升高和心血管病发生风险有关。保证充足睡眠并改善睡眠质量对提高生活质量、控制血压和减少心脑血管病并发症有重要意义。

（六）注意保暖

血压往往随着季节的变化而变化。老年人对寒冷的适应能力和对血压的调控能力差,常出现季节性血压波动现象。应保持室内温暖,经常通风换气;骤冷和大风低温时减少外出;适量增添衣物,避免血压大幅波动。

# 第四章
# 冠心病运动康复

冠心病是最常见的一种心血管疾病，但其本质是生活方式病，单纯的医疗技术手段不能从根本上遏制冠心病的发展及改善远期预后。以运动锻炼为核心的心脏康复作为冠心病二级预防的关键组成部分，是近年来发展起来的物理治疗手段，包括运动训练、呼吸训练、心理干预以及生活方式指导等，运动锻炼主要是加强心脏摄氧功能，通过心肺耐力锻炼，有效提升心肌的供氧量，这对疾病预防、症状改善和预后康复具有重要意义。

## 第一节　认识冠心病

### 一、定义

心血管疾病是全球死亡的主要原因，其中最常见的是冠心病（coronary heart disease，CHD），全球冠心病发病人群约为 2.4 亿。冠心病是指因冠状动脉粥样硬化或因冠状动脉功能性改变导致血管狭窄、阻塞、供血不足而引起的心肌缺血、缺氧或坏死的心脏病，故又称缺血性心脏病（ischemic heart disease，IHD）。症状表现为胸腔中央发生一种压榨性的疼痛，并可迁延至颈、颌、手臂、后背及胃部。常伴有眩晕、气促、出汗、寒颤、恶心及昏厥。严重患者可能因为心力衰竭而死亡。我国心血管病中心发布的《中国心血管健康与疾病报告 2021》指出，我国冠心病患者高达 1100 万，死亡率在 5 年内呈现连续上升的趋势。根据世界卫生组织最新统计，近年我国城乡心血管病总病死率高于日本、英国和美国。冠心病的高复发率、高死亡率给个人和医疗卫生系统带来沉重的负担，已成为威胁中国公众健康的重要疾病。

### 二、病因

冠状动脉是供给心脏血液的动脉，起于主动脉根部主动脉窦内，分左右两支，行于心脏表面。冠状动脉粥样硬化引起动脉血管狭窄从而导致管腔血流灌注减少。冠心病有五大危险因素，分别是年龄、吸烟、高血压、高血糖、高脂血症。除年龄这个危险因素不可控制以外，其他各项都是可控因素。同时，内在冠状动脉粥样硬化发生的危险因素包括氧化、应激、炎症反应、糖代谢异常等。

（一）血压

正常人血压在一定范围内会随内、外环境变化而变化。人的血压随年龄的增加逐渐升高,通常状态下以收缩压升高更明显。随着人们对心血管病多重危险因素的作用不断深入了解及认识的逐渐普及,高血压的诊断标准也在动态调整。研究认为同一血压水平的患者发生心血管病的风险程度不同,因此出现对血压分层的概念,即患者危险程度不同,其血压水平的适应水平也不同。高血压是冠心病发生发展的重要危险因素之一,因血压升高导致血管内粥样斑块破裂,进而导致斑块的破裂产物释放入血,引发急性动脉血栓,最终发生心肌梗死。尽管高血压是冠状动脉粥样硬化发生的独立危险因素之一,但高血压致冠心病的机制仍在研究之中。

（二）血糖

2 型糖尿病在肥胖患者中较为常见,尽管其潜在机制尚不清楚,但与冠心病的发生发展密切相关。糖尿病患者通常表现为代谢综合征,包括胰岛素抵抗、肥胖、高血压和低密度脂蛋白水平升高,所有这些都能独立导致冠状动脉粥样硬化。糖尿病患者的血糖失调可能通过一系列机制加剧冠状动脉粥样硬化,包括低密度脂蛋白修饰、晚期糖基化终末产物的形成、氧化应激等,高血糖促进巨噬细胞的促炎基因表达,可导致冠状动脉粥样硬化增加。

（三）血脂

血浆脂蛋白水平是冠状动脉粥样硬化的主要危险因素。低密度脂蛋白长期以来一直被认为可导致冠状动脉粥样硬化。高脂蛋白水平与冠心病的发生和瓣膜钙化的增加相关,且比低密度脂蛋白更容易致冠状动脉粥样硬化。

## 三、临床表现

冠心病临床表现有轻有重,临床中常常分为稳定性冠心病和急性冠脉综合征,急性冠脉综合征是指在冠状动脉粥样硬化基础上,斑块破裂、出血或痉挛,导致血栓形成,完全或不完全堵塞冠状动脉的急性病变为病理基础的一组临床综合征。WHO 将冠心病分为 5 型。

（一）无症状心肌缺血

无症状心肌缺血又称隐匿性冠心病,这类患者无任何不舒服感觉,即无症状,只是医生通过检查而发现有心肌缺血,静息、动态时或负荷试验心电图示 ST 段压低、T 波减低、变平或倒置等心肌缺血的客观证据;或心肌灌注不足的核素心肌显像表现。这是冠心病中最轻的一种类型,但危害却不小。有许多患者属于这一类型,心肌梗死患者中约有半数在发病前就属于无症状心肌缺血。

（二）心绞痛

典型心绞痛发作一般较突然,为一过性心肌供血不足引起,心绞痛部位在胸骨体上段或中段之后的压榨性、闷胀性或窒息性疼痛,亦可能波及大部分心前区,可放射至左肩、左上肢前内侧,达环指和小指,偶可伴有濒死的恐惧感觉,往往迫使患者立即停止活动,重者还出汗。公认的不稳定型心绞痛主要有初发型心绞痛、恶化型心绞痛、自发型心绞痛、梗死后心绞痛、中间综合征、变异型心绞痛。典型心绞痛的部位在胸骨后面或前胸部,范围约为自己的拳头或手掌大小,但并非十分局限,可波及心脏前面整个区域,可累及左侧肩部、左手臂内侧达环指、小指,也可放射到颈部、咽部、下颌骨、牙齿及齿龈、面颊、头部、上腹部、背部,甚至双腿及脚趾;但最痛处一般仍在胸的中央。心绞痛的性质为压榨性或紧缩样疼痛,就像胸部压了一块重重的石头,十分难受,常常有一种快要死的感觉,患者极度恐惧。只有极少数人会感觉到像针刺或刀割样疼痛。心绞痛发作时,患者往往不自觉地停止原来的活动,直至症状缓解。疼痛开始时可能较轻,逐渐加剧,然后逐渐地消失,包括由心肌缺血所引起的诸多其他不适症状,如极度疲乏、胸闷不适和呼吸困难等,这些也被视为心绞痛的同等症状。典型心绞发作仅数秒钟到几分钟,一般 3 ~ 5 min,很少超过 15 min。发作可几天或几周一次,也可一天数次甚至几十次,但发作间歇期,疼痛完全消失。除了疼痛以外,心绞痛发作时还可以出现心悸、气急、出大汗冷汗,有的甚至短暂晕厥(即昏倒)。心绞痛发作过后,这些伴发的症状也随之消失。心绞痛发作前常有某些因素诱发,如体力劳动、体育活动、脑力劳动、情绪激动、吃饭后、用力大便、寒冷、吸烟饮酒等,而劳累和情绪激动是两个最重要的因素。大多数心绞痛在去除诱因或休息后能立即缓解,如仍不缓解则在舌下含服硝酸甘油、硝酸异山梨酯(消心痛)或速效救心丸、麝香保心丸、丹参滴丸,一般在 3 min 内也能缓解。若是在熟睡中发生的心绞痛(称为卧位型心绞痛),需立即坐起或站立才能逐渐缓解。

(三)心肌梗死

心肌梗死是冠心病中的严重类型,绝大部分心肌梗死发生的基础是冠状动脉粥样硬化,只有极少部分由其他原因引起。在冠状动脉粥样硬化的基础上并发粥样斑块破裂、出血、血管腔内出现血栓,冠状动脉内膜下出血或者冠状动脉持续性挛缩,使管腔完全闭塞,或者由于休克、脱水、应用利尿剂、大出血、外科手术、重体力劳动、情绪激动等使冠状动脉血流量突然减少。只要冠状动脉的血液供应中断达 1 h 以上,心肌梗死也就在所难免。急性心肌梗死最早也是最突出的不舒服就是像心绞痛样的疼痛,只是这种疼痛较心绞痛更严重,持续时间更长(一般在半小时甚至几小时以上),休息或服用硝酸甘油也难以缓解。

(四)缺血性心肌病

缺血性心肌病表现为心脏增大、心力衰竭和心律失常,为长期心肌缺血或坏死导致心肌纤维化而引起,临床表现与扩张型心肌病类似。冠心病患者任何心律失常都会发生,临床上比较集中在两个导致心律失常的病理改变,冠状动脉缺血使得由冠状动脉供血的心脏传导系统产生异常;心肌长期缺血形成的缺血性心肌病变产生的心律失常,心肌长期缺血形成的缺血性心肌病变产生的心律失常,如心房纤颤、期前收缩、传导阻滞等。72%~96% 心律失常出现在心肌梗死早期,特别是 24 h 以内。在心律失常中,以严重室性心律失常危险性最大,如不及时抢救会很快危及生命。

(五)猝死

因原发性心脏骤停而猝然死亡,多为缺血心肌局部发生电生理紊乱,引起严重的室性心律失常所致。老年人特别是患有糖尿病、高脂血症的冠心病患者,由于神经反应迟钝,对痛觉不敏感,心绞痛甚至在出现急性心肌梗死时也不一定出现胸痛,而是仅仅感到"心难受",或者睡觉不踏实,入睡比较困难等,这时千万不要大意,要引起警惕。但也有1/4～1/3的患者可以毫无疼痛不适,临床上常称其为"寂静型心肌梗死"。除了胸痛外,急性心肌梗死的患者还会出现发热、心悸、出冷汗、四肢冰冷、恶心呕吐等症状,严重者甚至血压测不出(休克)、呼吸困难或脚肿(心力衰竭),以至于突然死亡。急性心肌梗死多发生于中老年患者,50.0%～81.2%的患者在发病前的几天或几周出现一些先兆症状,一般在患者出现以上症状时,一定要引起足够的重视,立即就医。实际上,对各种类型的不稳定型心绞痛都可视作心肌梗死的先兆症状,医学上称为梗死前状态。上述先兆症状的出现,如同时有高血压、糖尿病或已诊为冠心病患者,则近期内发生急性心肌梗死的可能性极大,应要求患者严格卧床休息,避免紧张情绪,积极进行药物治疗,或可使许多患者避免发生心肌梗死。

# 第二节　主要功能障碍

## 一、诊断原则

临床上广泛采用多层螺旋 CT 血管成像(CTA)进行冠状动脉二维或三维重建,来判断冠状动脉管腔狭窄程度和管壁钙化情况,对判断管壁内斑块分布范围和性质也有一定的意义。冠状动脉 CTA 有较高阴性预测价值,若未见狭窄病变,一般可不进行有创检查,但其对狭窄程度的判断仍有一定限度,特别当钙化存在时会显著影响判断。冠状动脉造影为有创性检查手段,目前仍然是诊断冠心病较准确的方法。选择性冠状动脉造影是用特殊形状的心导管经股动脉、桡动脉或肱动脉送到主动脉根部,分别插入左、右冠状动脉口,注入少量含碘对比剂,在不同的投射方位下摄影可使左、右冠状动脉及其主要分支得到清楚的显影。可发现狭窄性病变的部位并估计其程度。一般认为,管腔直径减少70%～75%以上会严重影响血供,部分50%～70%也有缺血意义。

## 二、诊断要点

冠心病的诊断主要分为六步,简称六步诊断法。第一步是评估症状和体征,确定是否存在不稳定型心绞痛或其他形式的急性冠脉综合征(acute coronary syndromes,ACS)。关于症状,指南重申典型、非典型心绞痛和非心绞痛胸痛的分类。最近一项研究结果显示,典型心绞痛是一种不常见的胸痛表现。大部分不稳定型心绞痛应按照 ACS 治疗,除非是不复发的低风险心绞痛,其特征是无心力衰竭、心电图改变或肌钙蛋白升高,可通过非介入的干预策略加以控制。第二步是评估患者的合并症和生活质量。评估可能影响治疗决策的合并症,并考虑是否存在引起症状的其他可能原因。指南强调了在进行辅助检查之前评估患者的合并症和影响生活质量的因素如非心脏血管疾病、心律失常、心脏瓣膜病、肥厚性心脏病、体重指数、贫血、甲状腺功能障碍、糖尿病和肾脏病等的重要性。静息心电图的作用得到进一步强调：所有疑似冠状动脉疾病(coronary artery disease, CAD)患者都应行静息心电图检查。第三步是完善静息心电图、血生化、胸部X线检查、心脏超声等辅助检查。疑似CAD患者的基础(一线)检查包括标准实验室生化检查、静息心电图、可能的动态心电图监测、静息超声心动图、以及在部分患者中进行胸部X线检查。以上检查可在门诊完成。第四步是评估冠状动脉疾病的验前概率和临床事件的可能性。指南提供了推算CAD的临床验前概率(PTP)。诊断阻塞性CAD的可用方法的性能(即如果检查异常，患者有病的概率；以及如果检查正常，患者无病的概率)，取决于人群中疾病的患病率研究，因此，取决于一位给定患者实际患CAD的概率。当概率介于中间时，诊断检查最有用。当概率很高时，需要检查大量患者才能检出少数没有疾病的患者，并且阴性结果很难排除CAD的存在(即阴性预测值低)。当概率低时，阴性检查可以排除疾病，但是概率越低，则假阳性检查(即没有阻塞性CAD情况下阳性结果)的概率越高。因此，对于处于概率范围末端的患者，应避免进行诊断检查，并仅根据临床评估就可以假定患者有或没有阻塞性CAD。这种方法可能会减少诊断检查的数量，包括非侵入性和侵入性；此外，呼吸困难也是需要考虑的症状之一。由于梗死的预诊断概率<1%，因此验前概率<15%的患者可以不进行任何诊断性检查而出院。第五步：采用影像和功能学的诊断性检查。指南的主要变化包括将计算机断层扫描(CT)冠状动脉造影作为诊断阻塞性CAD首选检查的Ⅰ级推荐，以及其他压力成像测试(超声心动图、心脏磁共振成像、正电子发射断层扫描和单光子发射计算机断层扫描)也作为Ⅰ类推荐；运动心电图现在调整为Ⅱb级水平，只有在没有影像学技术的情况下才推荐。所选择的成像技术将取决于诊断中心的设备可及性和诊断经验以及患者的临床特征。比如，新指南明确指出，不推荐在冠状动脉严重钙化、心律失常、重度肥胖、无法配合屏气的患者中或其他影响图像质量的情况下使用冠状动脉CTA作为冠心病的筛查手段(Ⅲ类推荐)。而近年来开展广泛的颈动脉内膜中层厚度(IMT)超声也被新指南摒弃(Ⅲ类推荐)。然而，一些成像技术(如SPECT等)固有的辐射特性并没有被指南考虑在内，也没有因为辐射性而优先推荐运动超声心动图。第六步：心血管事件风险评估。与之前一样，所有疑似CAD或新诊断的患者都应评估事件风险。然而，指南一个新的改变是建议在有创冠状动脉造影术之前使用超声心动图评估射血分数，因为它对治疗决定有重大影响。此外，有创冠状动脉造影和使用冠状动脉血流储备分数(fractional flow reserve, FFR)的附加评估被认为对某些特定患者的风险分层具有巨大的价值。

### 三、主要功能障碍特点

冠心病患者主要功能障碍是由冠状动脉狭窄导致的心肌缺血缺氧直接引起的，且还有一系列继发性躯体和心理等功能障碍。

（一）循环功能障碍

冠心病患者往往因减少或缺乏体力活动而导致心血管系统适应性降低，因此改善心血管功能,患者需要进行适当的运动训练。

### (二)呼吸功能障碍

冠心病患者长期的心血管功能障碍可导致肺循环功能障碍,影响肺血管和肺泡气体的交换,致使其吸氧能力下降,诱发或加重缺氧症状。需重视和加强患者呼吸功能训练。

### (三)全身运动耐力减退

冠心病和缺乏体力可导致机体吸氧能力减退、肌肉萎缩和氧代谢能力下降,从而限制了全身运动耐力。改变和提高运动训练的适应性是提高运动功能和耐力的重要环节。

### (四)代谢功能障碍

缺乏运动可导致血糖及血脂代谢的障碍。临床检查可出现血胆固醇和甘油三酯增高,高密度脂蛋白胆固醇降低。

### (五)行为障碍

影响冠心病患者日常生活和治疗的重要因素,往往是其不良生活习惯和心理、情绪等方面的障碍。

### (六)老年冠心病功能障碍特点

老年冠心病功能障碍的发生率和严重程度高于青年患者,这是因为老年患者的冠状动脉病变多发、广泛、重度,心肌缺血或坏死的范围大,心肌保护机制减弱,心脏的代偿能力下降。老年患者病变多发、广泛、重度是因为老年患者的冠状动脉壁老化、弹性降低、钙化增加,同时老年患者的冠心病危险因素如高血压、高脂血症、糖尿病、吸烟等更多更严重,促进了冠状动脉粥样硬化的发展和加重;老年患者的心肌缺血或坏死的范围大是因为老年患者的冠状动脉病变多发、广泛、重度,使得心肌的缺血区域更广,同时老年患者的心肌保护机制减弱,如心肌缺血预适应、心肌代偿性肥大、心肌侧支循环等,使得心肌对缺血的耐受性降低;老年患者的心脏代偿能力下降是因为老年患者的心肌收缩力、舒张力、顺应性等均降低,心脏的神经内分泌调节功能也受损,使得心脏对缺血、负荷、应激等的适应性减弱。老年冠心病功能障碍的表现多样是因为老年患者的合并症多,如高血压、糖尿病、慢性阻塞性肺疾病等,影响功能障碍的发展和临床表现,如心力衰竭、心律失常、心肌炎等;老年患者合并症多是是因为老年患者的器官功能衰退,易发生多种慢性病,同时老年患者的用药不规范、不依从,使得合并症的控制不佳;老年人合并症影响功能障碍的发展和临床表现是因为合并症会加重心脏的负担,增加心肌的缺血程度,促进心肌的损伤和纤维化,降低心功能,同时合并症也会干扰功能障碍的诊断和治疗,使得功能障碍的症状更复杂、更难以识别和控制。

## 第三节　康复原则和目标

冠心病康复目标不仅是促进患者恢复正常生活,而且是大幅度提高患者生活质量,根据患者个人疾病状况、活动能力制订个性化的科学锻炼计划使患者在低风险的条件下锻炼而获得最大的收益。

## 一、康复原则

老年冠心病康复通过对危险因素进行积极干预,改变患者不良生活方式,保持稳定情绪,阻止或延缓疾病发展进程;进行主动、积极的身体和社会适应能力训练,改善心血管功能,增强身体耐力,提高生活质量,其运动康复的基本原则包括安全性、科学性、有效性和个体化。

### (一)安全性

运动康复应在康复医生指导下进行,避免过度运动或不适合的运动方式,防止引起心肌缺血、心律失常或其他并发症。运动康复前应进行心肺功能评估,制定符合身体状况的运动处方,根据运动耐量、心率、血压、心电图等指标调整运动强度和时间。运动康复时应注意环境温度、湿度、风速等因素,避免在大量进餐、喝浓茶、咖啡等后 2 h 内锻炼,也不应在运动后 1 h 内进餐。运动前不喝酒、不吸烟,运动前后避免情绪激动。运动后,避免马上洗热水澡或用热水沐浴,应休息至少 15 min 后进行,并控制水温在40 ℃以下。

### (二)科学性

运动康复应遵循运动生理学和心血管病学基本规律,选择适宜运动方式、强度、频率、持续时间和恢复时间,达到改善心肌供血、增强心肌收缩力、降低心脏负荷、提高心肺功能、改善血脂代谢、降低血压、减轻体重、缓解心理压力等目的。运动康复的方式应以有氧运动为主,如步行、慢跑、骑自行车、游泳等,也可结合一些无氧运动,如肌力训练、柔韧性训练、平衡训练等,以增加肌肉质量、改善关节活动度、提高协调性。运动康复的强度应根据运动耐量、最大摄氧量、心率储备等指标确定,一般以中等强度为宜,即运动时心率达到最大心率的60%~80%或最大摄氧量的50%~70%。运动康复的频率应根据个体情况和运动方式而定,一般建议每周进行3~5次,每次持续20~60 min,中间可适当休息。运动康复的恢复时间应根据运动强度和个体反应而定,一般应在运动结束后10~15 min 内使心率恢复到静息水平。

### (三)有效性

运动康复应根据患者的病情、危险因素、并发症、心理状态等进行综合评估,制订个性化的康复目标和计划,定期监测和评价运动康复的效果,及时调整运动康复的内容和方法,以达到预期的康复效果。运动康复的效果应从多个方面进行评价,包括心血管病发生率和死亡率、心肌缺血和心绞痛的发生和程度、心肺功能的改善、血压和血脂的控制、体重和体脂的减少、生活质量和心理状态的改善等。

### (四)个体化

运动康复应根据患者的年龄、性别、身体状况、病情特点、运动能力、运动喜好、运动目的等因素进行个体化设计,充分考虑患者的需求和期望,尊重患者的意愿和选择,鼓励患者参与运动康复的决策和实施,提高患者运动康复的依从性和满意度。运动康复应根据患者的运动反应和康复效果进行动态调整,适时增加或减少运动的方式、强度、频率、持续时间和恢复时间,使运动康复既安全又有效,既有挑战又有乐趣。

## 二、康复目标

康复目标分为短期目标和长期目标。短期目标是能运用缓解心前区疼痛的方法并控制疼痛;能运用正确的康复护理措施预防心绞痛的发作;在确保患者安全的情况下,进行运动能力 2~3 METs 的日常生活活动并逐步恢复一般日常生活活动能力;创造良好的生活和训练环境,稳定患者的情绪,促进患者身心的全面发展,提高康复疗效。长期目标是通过综合康复护理,使患者自觉改变不良的生活习惯;控制危险因素,改善或提高体力活动能力和心血管功能,恢复发病前的生活和工作。

# 第四节 运动康复指导

## 一、运动康复作用机制

老年冠心病运动康复的作用机制主要包括以下几个方面:运动康复可以增加冠状动脉血流量,改善心肌缺血,促进新生血管形成,降低心肌耗氧,提高心肌能量利用效率,减少心肌损伤;运动康复可以增加心肌细胞的钙离子敏感性,增加心肌收缩素的合成,改善心肌收缩功能,同时也可以降低心室壁应力,减少心肌纤维化,改善心肌舒张功能;运动康复可以降低静息心率和运动心率,降低心脏前后负荷,降低心肌氧耗,提高心肌功率和心脏功率指数,改善心脏效率;运动康复可以增加肺泡通气量,改善肺换气效率,增加动脉血氧饱和度,降低动脉血二氧化碳分压,提高最大摄氧量和运动耐量,增强心肺功能和全身适应能力;运动康复可以降低血液黏度,改善血液流变性,降低血小板聚集和血栓形成的倾向,增加纤维蛋白溶解活性,改善血液抗凝能力;运动康复可以降低血清总胆固醇、低密度脂蛋白胆固醇和甘油三酯水平,提高血清高密度脂蛋白胆固醇水平,改善血脂代谢,同时也可以抑制动脉粥样硬化的发生和发展,减少动脉狭窄和阻塞;运动康复可以降低血糖和糖化血红蛋白水平,改善糖代谢,同时也可以增加胰岛素受体的数量和亲和力,增加胰岛素敏感性,预防或控制糖尿病和其并发症;运动康复可以增加能量消耗,减少脂肪组织的储存,降低体重和体脂率,改善体型和体质,预防或控制肥胖和其相关疾病;运动康复可以增加免疫细胞的数量和活性,增强免疫功能,同时也可以增加抗氧化酶的活性和抗氧化物质的水平,增强抗氧化能力,抑制炎症反应和氧化应激;运动康复可以降低血浆肾素、血管紧张素Ⅱ和去甲肾上腺素等神经内分泌因子水平,抑制交感神经活性和肾素-血管紧张素-醛固酮系统,改善神经内分泌调节,降低心血管事件的发生风险;运动康复可以降低抑郁、焦虑、恐惧和紧张等负性情绪,提高自信、乐观、积极和愉悦等正性情绪,增强心理适应能力和应对压力的能力,改善心理状态和情绪调节。

## 二、运动康复适应证

老年冠心病运动康复的适应证主要包括以下几种情况:稳定性冠心病包括慢性稳定性劳力性心绞痛、急性冠脉综合征(ACS)后稳定期、无症状缺血性心脏病,以及痉挛性心绞痛和微血管病性心绞痛;冠状动脉血运重建术后包括冠状动脉旁路移植术(CABG)和经皮冠状动脉介入治疗术(PCI);心脏瓣膜置换或修复术后,包括机械瓣膜置换术和生物瓣膜置换术,以及经皮瓣膜介入治疗术(TAVI);心脏移植术后,包括原位心脏移植术和异位心脏移植;心力衰竭,包括慢性心力衰竭和急性心力衰竭后稳定期,以及心脏再同步化治疗术后;其他心脏病,包括先天性心脏病、心肌病、心包病、心律失常、高血压性心脏病等,以及其他心脏手术或介入治疗术后。

## 三、运动康复评定

在了解患者的心血管疾病状态、危险因素、生活方式、运动能力、运动风险和运动目标,保证运动康复的安全性和有效性基础上,通过定期的检测和评价,了解患者的运动康复效果和进展,为运动康复的调整和优化提供依据,为运动康复的终止和出院提供标准。

(一)一般检查

一般检查内容包括通过问诊、体格检查、生化检验、超声心动图、心电图、X线胸片等,收集患者的临床资料,了解患者的病史、症状、药物、并发症、心功能、心结构等情况,评估患者的心血管疾病严重程度和预后风险;通过问诊、测量、检验等,评估患者的心血管疾病危险因素,包括高血压、高脂血症、高血糖、吸烟、肥胖、饮酒等,了解患者的危险因素控制情况和改善意愿,为运动康复的危险因素管理提供依据;通过问诊、问卷等,评估患者的日常生活方式,包括饮食、睡眠、情绪、压力、社会支持等,了解患者的生活质量和心理状态,为运动康复的生活方式干预提供依据;通过运动试验、功能性评估等,评估患者的运动能力,包括心肺功能、肌肉力量、平衡协调、日常活动能力等,了解患者的运动耐量、运动限制因素、运动目标等,为运动康复的运动处方制定提供依据;通过运动试验、心电监测等,评估患者的运动风险,包括运动相关的心律失常、心肌缺血、血压异常、跌倒等,了解患者的运动安全性和适宜性,为运动康复的运动监测和风险控制提供依据。

(二)特殊检查

1. 心肺运动试验 心肺运动试验是一种通过测量患者在逐渐增加的运动负荷下的心肺功能参数,评价患者的心肺功能和运动耐量的方法。心肺运动试验可以提供患者的最大耗氧量、无氧阈、运动终点等指标,以及运动过程中的心电图、血压、心率、呼吸频率、呼吸商、氧饱和度等参数,从而判断患者的运动能力和运动限制因素,评估患者的运动风险和预后,制定个性化的运动处方和监测方案。心肺运动试验是运动康复评估的金标准,但需要专业的设备和人员,操作复杂,成本较高,不适合基层医院应用。

2. 亚极量运动试验 亚极量运动试验是一种通过测量患者在达到预定的亚最大运动负荷时的心肺功能参数,估算患者的最大耗氧量和运动耐量的方法。亚极量运动试验可以使用不同的运动模式,如步行、跑步、骑自行车等,常用的亚极量运动试验有6分钟步行试验、布鲁斯试验、改良布鲁斯试验、纳尔通试验、拉普波特试验等。亚极量运动试验相对于心肺运动试验,操作简单,成本低,适合在基层医院应用,但精确度较低,受多种因素的影响,需要结合其他临床指标综合评估。

3.功能性运动评定　功能性运动评定是一种通过测量患者在完成一些与日常生活活动相关的运动任务时的心肺功能参数,评价患者的功能性运动能力和生活质量的方法。功能性运动评定可以使用不同的运动任务,如上下楼梯、坐立、行走等,常用的功能性运动评定有楼梯爬行试验、坐立试验、定时行走试验等。功能性运动评定相对于心肺运动试验和亚极量运动试验,更贴近患者的日常生活需求,更能反映患者的功能性运动能力和生活质量,但缺乏统一的标准和评价方法,需要结合其他临床指标综合评估。

（三）肌肉力量评定

通过肌力计、肌力测试等,评定患者的肌肉力量和肌肉质量,包括上肢、下肢、躯干等部位的肌肉力量,以及肌肉密度、肌内脂肪含量等指标,从而判断患者的肌肉功能和肌肉代谢,评估患者发生肌肉减少症和骨质疏松的风险,调整肌力训练的强度和频率。肌肉力量评定可以使用不同的方式,如徒手肌力测试、肌力分级、肌力评分等。

（四）日常活动能力评定

通过日常活动能力量表、功能性评估等,评定患者的日常活动能力和生活质量,包括基本日常生活活动、工具性日常生活活动、社会参与活动等方面,以及生活满意度、生活幸福感、生活自主性等方面,从而判断患者的生活功能和生活状态,评估患者的生活需求和生活目标,调整生活方式干预和社会支持措施。

（五）心理状态评定

通过心理问卷、心理测试等,评定患者的心理状态和心理健康,包括情绪、压力、焦虑、抑郁、自尊、自我效能、应对方式等方面,以及睡眠质量、睡眠效率、睡眠障碍等方面,从而判断患者的心理适应和心理调节,评估患者的心理风险和心理预后,调整心理干预和心理咨询方案。常用的心理问卷有汉密尔顿焦虑量表、汉密尔顿抑郁量表、自尊量表、自我效能量表、应对方式问卷等。

## 四、运动康复训练技术

冠心病运动康复技术通常包括有氧耐力、抗阻和等长运动训练等几方面。运动训练过程中应以有氧运动和抗阻运动等多种运动方式相结合进行,以自身感觉有轻微疲劳感为度,短暂休息后即可恢复活力。

（一）有氧耐力运动

通常所说的耐力训练,一般是指有氧运动或有氧耐力运动。有氧耐力运动旨在提高机体心肺功能,调节代谢,改善运动时有氧供能能力,是以身体大肌群参与、强度较低、持续时间较长、以规律的运动形式为主的训练方法。锻炼一般为中等强度,即50%～70%最大运动能力(最大摄氧量)或60%～80%最大心率,每次运动20～60 min,每周训练

3次以上,运动方式多为四肢肌群(上、下肢大肌群)、周期性(即肢体往返式运动,如走、跑等)的动力性运动。参与运动的肌群越多越大,训练效应就越明显。非周期性动力性运动(如各种球类运动)如果达到一定的强度和持续时间,也属于耐力运动。这类运动包括步行、慢跑、踏车、跳跃、上下楼梯及登山、游泳、滑雪、划船、网球、排球、篮球和有氧运动操等。有氧耐力训练是心肺功能训练的最主要方法,其运动训练应按照运动处方进行。

1. 适应证  有氧耐力运动主要用于增强心肺功能;减少心血管病风险因素和心血管疾病发作;消除制动或不运动所导致的不利影响等。具体适应证为:不同程度的心肺疾患;各种代谢性疾病;其他影响心肺功能的情况,如手术或重病后恢复期等;维持健康,增强体能,延缓衰老。

2. 运动处方

(1)运动形式:大肌群参与的活动如步行、慢跑、游泳、骑自行车、越野、滑雪、滑冰、园艺、家务劳动等,都是可选择的有氧耐力训练的运动形式,但对年老体衰者,或有残疾妨碍从事上述活动者,力所能及的日常生活活动同样可产生有益的作用,如整理床铺、收拾房间、打扫卫生等。

(2)运动强度:有氧耐力训练要根据患者的病情、年龄、心肺功能状况、过去运动习惯及要达到的康复目标,确定适合患者情况的个体化运动强度。最常用表示有氧训练运动强度的指标有以下几种。

1)最大摄氧量的百分比:是国际公认的通用指标。最大摄氧量(maximal oxygen uptake,$VO_2max$)是指单位时间内最大耗氧量,用 L/min 或 mL/(kg·min)表示,可由最大心输出量与最大动静脉氧差相乘计算出来;但通过症状限制性运动试验时收集的代谢气体直接测得更准确。$VO_2max$ 受年龄、性别、有氧运动水平、遗传和疾病的影响。为了提高有氧耐力,目前推荐以 50%~85% $VO_2max$ 强度为有氧耐力训练强度,但低于 50% $VO_2max$ 强度的运动更适合于心脏病患者及老年人。

2)最高心率的百分比:最高心率(maximal heart rate,HRmax)指机体运动至力竭时每分钟的心跳次数。可在极量运动试验中直接测得,也可根据公式计算。年龄相关的最大心率=220-年龄。目前推荐 60%~90% HRmax 的强度为有氧训练强度。此外也可利用公式计算运动中允许达到的靶心率,具体公式为180-年龄或(年龄预计最大心率-安静心率)×60%~80%+安静心率。两种计算结果类似,对心脏病及老年人靶心率应适当降低。

3)代谢当量:代谢当量(metabolic equivalent,MET)是指单位时间内单位体重的耗氧量,以 mL/(kg·min)表示,1 MET=3.5 mL/(kg·min)。因此它与最大摄氧量有同等含义,是康复医学中常用的运动强度指标。一般认为2~7 MET 的运动强度适宜有氧耐力训练。WHO 已正式公布了日常生活活动及各项体育运动对应的 MET 值(表4-1),可据此选择适合患者情况的活动进行训练。

表 4-1　各种日常活动的能量消耗

| 活动 | | MET | 活动 | | MET | 活动 | | MET |
|---|---|---|---|---|---|---|---|---|
| 生活活动 | 修面 | 1.0 | 自我护理 | 坐位自己吃饭 | 1.5 | 娱乐活动 | 织毛衣 | 1.5~2.0 |
| | 自己进食 | 1.4 | | 上下床 | 1.65 | | 打牌 | 1.5~2.0 |
| | 床上用便盆 | 4.0 | | 穿衣脱衣 | 2.5~3.5 | | 缝纫（坐） | 1.6 |
| | 坐厕 | 3.6 | | 站立热水浴 | 3.5 | | 写作（坐） | 2.0 |
| | 穿衣 | 2.0 | | 挂衣 | 2.4 | | 交谊舞（慢） | 2.9 |
| | 站立 | 1.0 | | 园艺工作 | 5.6 | | 交谊舞（快） | 5.5 |
| | 洗手 | 2.0 | | 劈柴 | 6.7 | | 桌球 | 2.3 |
| | 淋浴 | 3.5 | | 备饭 | 3.0 | | 弹钢琴 | 2.5 |
| | 坐床 | 1.2 | | 铺床 | 3.9 | | 长笛 | 2.0 |
| | 坐椅 | 1.2 | | 扫地 | 4.5 | | 击鼓 | 3.8 |
| | 坐床边 | 2.0 | | 擦地（跪姿） | 5.3 | | 手风琴 | 2.3 |
| | 步行 1.6 km/h | 1.5~2.0 | | 扫床 | 3.4 | | 小提琴 | 2.6 |
| | 步行 2.4 km/h | 2.0~2.5 | | 拖地 | 7.7 | | 玩排球 | 2.9 |
| | 步行 4.0 km/h | 3.0 | 职业活动 | 秘书（坐） | 1.6 | | 打羽毛球 | 5.5 |
| | 步行 5.0 km/h | 3.4 | | 机器组装 | 3.4 | | 游泳（慢） | 4.5 |
| | 步行 6.5 km/h | 5.6 | | 砖瓦工 | 3.4 | | 游泳（快） | 7.0 |
| | 步行 8.0 km/h | 6.7 | | 挖土坑 | 7.8 | | 有氧舞蹈 | 6.0 |
| | 下楼 | 5.2 | | 焊接工 | 3.4 | | 跳绳 | 12.0 |
| | 上楼 | 9.0 | | 轻的木工活 | 4.5 | | 打网球 | 6.0 |
| | 骑车（慢） | 3.5 | | 油漆工 | 4.5 | | 打乒乓球 | 4.5 |
| | 骑车（中） | 5.7 | | 开车 | 2.8 | | | |
| | 慢跑 1.6 km/10 min | 10.2 | | | | | | |

4）自我感知运动强度分级：Borg 建立的自我感知运动强度分级量表（rating of perceived exertions，RPE）是由受试者主观报告疲劳程度，与前述客观检查和计算的各项指标有良好的相关关系，可用来表示有氧耐力训练的运动强度。RPE 分级量表中有点累（11）和累（15）级分别相当于 60%~90% HRmax 范围的运动。因此 RPE 量表中 11~15 级为推荐运动强度。RPE 见表 4-2。

表 4-2　RPE 分级量表

| 分级 | 6 | 7 | 8 | 9 | 10 | 11 | 12 | 13 | 14 | 15 | 16 | 17 | 18 | 19 | 20 |
|---|---|---|---|---|---|---|---|---|---|---|---|---|---|---|---|
| RPE | | 非常轻 | | 很轻 | | 有点累 | | 稍累 | | 累 | | 很累 | | 非常累 | |

5)无氧阈:是指机体运动过程中清除无氧代谢产物乳酸的能力不能满足机体运动的需要,使乳酸在血液中累积超过某一程度,达到酸中毒水平时的功率水平或需氧量(分别有乳酸无氧阈和通气无氧阈)。超过无氧阈,说明机体无氧代谢供能逐渐占优势,运动强度较大,所以有氧耐力训练要以低于无氧阈的水平进行。可通过测定呼吸商和血乳酸水平来确定无氧阈。

(3)运动持续时间:应结合运动强度、患者健康状况及体力适应情况而定。运动强度与运动持续时间的乘积为运动量。如果运动强度较高,运动可持续较短时间,反之运动强度低,可进行稍长时间的运动,这样才能产生运动效果。患者健康状况好,体力适应佳,可采用较长时间的活动;而体力衰弱、高龄、有病的患者可采用短时间,一日多次,累积运动时间的方式活动。一般认为基本训练部分,即达到靶强度的运动,需要持续 10 ~ 20 min。美国疾病控制和预防中心及美国运动医学院向每个美国成年人推荐中等运动强度的运动,少量、多次、每天累计 30 min。所谓中等强度的活动相当于每天消耗 200 kcal (1 cal = 4.1868 J)热量的活动。基本训练的安排可分为间断性和连续性两种。

1)间断性运动:在基本训练期有若干次高峰靶强度,高峰强度之间强度降低。例如对于心电运动试验中最高强度为 10 MET 的患者,可以在训练中采用若干次 8 MET 的强度,持续时间一般为 2 ~ 3 min,间隔 2 ~ 3 min。优点是可以获得较高的运动刺激强度,获得较好的训练效应。缺点是需要不断调节运动强度,操作比较麻烦。

2)连续性运动:指基本训练期的靶强度(一般取中等偏低强度)持续不变,优点是简便,患者相对容易适应。缺点是训练效应不及前者。

训练强度与时间呈反比关系,在额定运动量的前提下,训练强度越高,所需时间越少,训练强度越低,所需时间越长。根据此点可具体安排训练:如训练时监护条件较差或患者自己运动时,选择低强度、长时间;而监护条件好时,可选择高强度、短时间的训练。在运动前应做 5 ~ 10 min 准备活动,运动结束后做 5 ~ 15 min 整理活动。在开始运动训练的 4 ~ 8 周内运动持续时间可适当短些,之后逐渐增量至目标时间。

(4)运动频率:取决于运动量大小。运动量若大,运动使机体产生的变化持续时间长,可达运动后 24 ~ 48 h,每周训练 3 次即可达到理想效果。若运动量小,应增加每周运动次数,最好每天都活动,才能产生最佳训练效应。因此,目前一般推荐运动频度为每周 3 ~ 7 次。少于每周 2 次的训练不能提高机体有氧耐力,每周超过 5 次的训练,不一定能增加训练效果。训练效果一般在 8 周以后出现,坚持训练 8 个月才能达到最佳效果。如果中断锻炼,有氧耐力会在 1 ~ 2 周内逐渐退化。因此,要保持机体良好的有氧做功能力,需坚持不懈地锻炼。

(5)运动量的调整:训练后患者无持续的疲劳感和其他不适,不加重原有疾病的症状,是运动量合适的指标。在训练过程中需要适时调整训练量,以适合患者的需要。调整内容包括运动负荷和心脏负荷。经 1 ~ 2 周训练后,原来的负荷可能达不到训练需要,于是可增加负荷量。增加运动负荷的方式可以是延长训练时间,不增加强度;也可既增加强度,又延长时间。心脏负荷的增加方式是适当增加靶强度,如原来采用 70% 最大心率作为靶强度,经过训练后,可调整为 80% ~ 85% 最大心率的靶强度。

(6)运动注意事项:运动前应做好准备工作,如穿着舒适的运动服和鞋,避免饥饿或饱食,避免酒精和咖啡因的摄入,避免过冷或过热的环境,检查运动设备是否安全,携带必要的药物和急救用品等;运动时应监测心率、血压和RPE等指标,根据运动反应和感觉调节运动强度,避免过度运动。运动时应保持适当的呼吸节律,不要屏气或用力呼气,避免Valsalva动作。运动时应多饮水,防止脱水。运动时应注意身体平衡,避免摔倒和损伤;运动后应及时休息,观察身体反应,记录运动情况,评估运动效果,调整运动计划。运动后应适当补充水分和营养,避免暴饮暴食。运动后如出现胸痛、心悸、气促、头晕、恶心、呕吐等症状,应立即停止运动,采取相应的急救措施,并及时就医。

**(二)抗阻和等长运动训练**

抗阻运动不是禁忌,可以编入心肺康复运动训练方案中。等长运动占的比例不宜大,适于临床稳定的患者。对要恢复较强工作和体育活动的人,康复运动训练除要改善心血管功能外,增强肌力和局部肌肉耐力也是重要的。一般人群和大部分冠心病患者,需要上肢进行日常职业活动和业余娱乐活动,因此也应进行上肢运动。力量训练虽然对提高$VO_2 max$价值较小,但可增加肌力、提高运动能力,只要指导得当,对增强体质有重要意义。尽管动力性有氧训练是改善心血管耐力的重要步骤,但抗阻训练已逐渐成为动态运动程序的辅助手段。心血管功能训练中的抗阻训练特点为对抗阻力较小(多为轻-中度),运动次数较多。

1. **训练原则** 抗阻或力量运动训练应是低水平的抗阻训练,急性发作至少7周后才能进行这种训练。通过症状限制性运动试验,排除参加抗阻或力量运动训练的禁忌证。靶心率是力量运动训练强度的限制指标。宜用心率、血压乘积(RPP)监测力量训练中的心肌摄氧量。力量训练处方包括3组运动,每组重复12~15次,每组以30 s运动和30 s休息的形式进行。患者应保持正确呼吸节奏,避免用力屏气。

2. **训练方法** 目前最常用的抗阻训练方法为循环抗阻训练,其运动处方如下。

(1)运动方式:握拳、上举、屈肘、伸肘、抬膝、侧举、提举、下按等,抗重负荷常采用弹力带、哑铃、沙袋、弹簧、多功能肌力训练器等。

(2)运动量:强度一般为一次最大抗阻重量的40%~50%;在10 s内重复8~10次收缩为1组,5组左右为1个循环,每组运动之间休息30 s,1次训练重复2个循环。每周训练3次。

(3)进度:训练开始时的运动强度应偏低,适应后,重量每次可增加5%。

(4)注意事项:抗阻运动前应做好热身活动,如进行5~10 min的低强度有氧运动,以提高肌肉温度和血流,减少运动损伤的风险。抗阻运动后应做好放松活动,如进行5~10 min的低强度有氧运动和肌肉伸展,以促进肌肉恢复和代谢废物的排出,缓解运动后的肌肉酸痛;抗阻运动时应选择合适的阻力、姿势和技巧,避免过重、过快和过猛的运动,防止肌肉拉伤、关节扭伤和其他运动损伤。抗阻运动时应保持正确的呼吸方式,不要屏气或用力呼气,避免Valsalva动作。抗阻运动时应注意身体平衡,避免摔倒和损伤;抗阻运动时应监测心率、血压和RPE等指标,根据运动反应和感觉调节运动强度,避免过度运动。抗阻运动时应多饮水,防止脱水。抗阻运动时应注意身体反应,如出现胸痛、心悸、气促、头晕、恶心、呕吐等症状,应立即停止运动,采取相应的急救措施,并及时就医。

### 五、微运动康复操

微运动康复操是指在办公桌前或床上进行的简单、轻松、舒适的运动,以改善血液循环、缓解肌肉紧张、预防久坐危害为目的。微运动康复操可以增加关节活动度,提高肌肉力量和柔韧性,改善心肺功能,降低血压,减少血栓形成,预防肥胖和糖尿病,缓解心理压力,提高工作效率和生活质量等。

微运动康复操的形式有多种,如头部、颈部、肩部、背部、腰部、臀部、腿部、脚部等部位的运动,或者全身的运动。老年冠心病患者应选择适合自己的微运动康复操项目,避免过度、过快和过猛的运动。一般推荐使用头部、颈部、肩部、背部、腰部、臀部、腿部、脚部等部位的运动,因为这些运动可以调节运动强度,减少运动风险,增加运动安全性,有利于长期坚持。

微运动康复操的强度是指运动时的运动幅度和速度,一般以舒适、轻松、无痛为宜,从小幅度、慢速度开始,逐渐增加运动幅度和速度,但不要超过正常活动范围和速度。

微运动康复操的时间是指每个运动项目的运动持续时间,一般以秒或次数表示。微运动康复操的时间应根据患者的耐受能力和运动目的,适当调整。一般推荐每个运动项目进行 $5 \sim 10$ s 或 $5 \sim 10$ 次,每个运动项目之间休息 $5 \sim 10$ s 或 $5 \sim 10$ 次。

微运动康复操的频率是指每天运动的次数,一般为每天 $1 \sim 3$ 次,最好每隔 $1 \sim 2$ h 进行 1 次,每次运动之间应间隔 $1 \sim 2$ h 以上,以利于身体恢复。微运动康复操的频率确定应根据患者的病情、运动强度和运动目的,适当调整。

### 六、运动康复训练的注意事项

老年冠心病患者运动康复训练时,应注意以下几点:①运动康复训练前,应进行全面的评估和危险分层,包括心电图、心肺功能、血压、血脂、血糖、肌力、平衡、营养、认知、情绪等方面,以确定运动康复的适应证、禁忌证、目标、计划和监测方式;②运动康复训练时,应遵循个性化、循序渐进、安全有效的原则,根据患者的病情、耐受能力、反应和目的,制定合理的运动处方,包括运动形式、强度、时间、频率、注意事项等,定期评估和调整;③运动康复训练时,应选择合适的运动环境、设备、服装和鞋袜,避免过热、过冷、过湿、过干、过暗、过亮、过嘈杂等不利因素,保持舒适、轻松、愉悦的心情;④运动康复训练时,应保持正确的呼吸方式,不要屏气或用力呼气,避免 Valsalva 动作,防止血压升高、心律失常和脑血流减少;⑤运动康复训练时,应监测心率、血压、RPE 等指标,根据运动反应和感觉调节运动强度,避免过度运动;⑥运动康复训练时,应多饮水,防止脱水;⑦运动康复训练时,应注意身体反应,如出现胸痛、心悸、气促、头晕、恶心、呕吐等症状,应立即停止运动,采取相应的急救措施,并及时就医;⑧运动康复训练时,应与医生、康复师、家属和同伴保持良好的沟通,及时反馈运动效果和问题,寻求必要的指导和帮助,增强自信和信心;⑨运动康复训练时,应注意运动的持续性和规律性,养成良好的运动习惯,将运动康复作为一种生活方式,长期坚持,不间断。

# 第五节　自我康复健康指导

## 一、戒烟

戒烟是降低心血管事件发生率的有效措施之一,患者应坚决戒除吸烟,避免二手烟的接触。戒烟的好处有:降低血压、心率、血液黏稠度,改善血液循环,减少心肌耗氧,缓解心肌缺血;降低血清胆固醇、甘油三酯、低密度脂蛋白水平,增加高密度脂蛋白水平,改善血脂代谢,抑制动脉粥样硬化的发展;降低一氧化碳、尼古丁等有害物质的摄入,减少氧自由基的产生,增强机体的抗氧化能力,保护内皮细胞功能,减少血管炎症和血栓形成;降低肺癌、喉癌、食管癌等多种癌症的发病率,改善呼吸道的清洁功能,减少呼吸道感染和慢性阻塞性肺疾病的发生。

戒烟的方法有:立即戒烟,不要逐渐减少吸烟量或使用替代品,这样会增加复吸的可能性;制订戒烟计划,确定戒烟的原因、目标、时间和方法,写下来并随时查看,增强戒烟的动机和信心;避免诱发吸烟的因素,如酒精、咖啡、茶、甜食等,改变与吸烟相关的生活习惯,如饭后、睡前、接电话等,寻找其他的放松方式,如运动、听音乐、阅读等;寻求家人、朋友、医生等的支持和帮助,告诉他们自己的戒烟计划和进展,避免与吸烟者交往,加入戒烟团体或参加戒烟课程,增加戒烟的社会压力和正向反馈;采用药物辅助戒烟,如尼古丁替代疗法、巴氯芬、维瑞尼克林等,根据个人情况和医嘱选择合适的药物和剂量,缓解戒烟引起的戒断症状,提高戒烟的成功率。

## 二、合理饮食

合理饮食是控制血脂、血糖、血压等危险因素的重要手段,患者应多吃新鲜蔬菜、水果、黑木耳、豆制品,可适当吃一些瘦肉、鱼类,拒绝高热量、高脂肪、高糖食物,戒酒或限酒,多喝绿豆汤、莲子汤、百合汤、菊花茶、荷叶茶等饮料。合理饮食的好处有:降低血清胆固醇、甘油三酯、低密度脂蛋白水平,增加高密度脂蛋白水平,改善血脂代谢,减少动脉粥样硬化的发展;降低血糖水平,改善胰岛素敏感性,预防或控制糖尿病及其并发症,减少心血管事件的发生;降低血压水平,改善血管功能,预防或控制高血压及其并发症,减少心肌缺血和心力衰竭的发生;降低体重,减少腹型肥胖,改善身体形态,减轻心脏负担,提高运动能力和生活质量;提供足够的营养素,如蛋白质、维生素、矿物质、膳食纤维等,增强机体的抵抗力和适应力,保护心脏和其他器官的功能。

合理饮食的方法有:按照"平衡膳食宝塔"或"健康饮食盘"的原则,合理搭配食物的种类和数量,保证每日摄入的热量和营养素的平衡,避免过量或不足;选择低脂肪、低糖、低盐的食物,如全谷物、低脂奶制品、瘦肉、鱼类、蛋类、豆制品、蔬菜、水果等,限制动物内脏、肥肉、奶油、奶酪、糕点、甜饮料、腌制品、咸菜等的摄入;采用清蒸、煮、炖、烤等低油低热量的烹调方式,避免油炸、煎、炒等高油高热量的烹调方式,减少油、糖、盐的用量,使用植物油,如花生油、玉米油、菜籽油等,少用动物油,如猪油、牛油、羊油等;每日至少吃400 g的蔬菜和水果,其中蔬菜占300 g,水果占100 g,选择不同颜色、不同种类的蔬菜和水果,以增加膳食纤维和抗氧化物质的摄入,促进肠道蠕动,降低血脂和血糖,预防便秘和癌症;每日饮水量在1500~2000 mL,根据个人情况和气候变化适当调整,多喝白开水,少喝含糖、含咖啡因、含酒精的饮料,如碳酸饮料、咖啡、茶、啤酒、白酒等。

### 三、自我健康管理

及时了解疾病基础知识,如心脏结构、功能、冠状动脉病变,药物治疗的作用及运动的重要性,避免竞技性运动。及时掌握疾病危险因素、生活行为与冠心病的影响关系。患者需要理解个人能力的限制,应定期检查和修正运动处方,避免过度训练。估测每天热量摄入,给予低脂、易消化饮食,避免摄入酸、辣、刺激性食物;勿食或少食脂肪、胆固醇含量高的食物;戒烟酒,多吃水果蔬菜。测定体重指数,防治高血压、糖尿病、高脂血症和肥胖。及时关注自身心理健康,分析自我心理障碍程度,如抑郁、焦虑、孤独、生气、情绪易激动等。通过个人或小组形式进行咨询和教育,逐步改变不正确的生活方式和树立健康行为的自信心,学会处理应激的技巧和放松方法等。

注意周围环境因素对运动反应的影响,这包括寒冷和炎热气候要相对降低运动量和运动强度,避免在阳光下和炎热气温时剧烈运动(理想环境:温度4~28 ℃,风速<7 m/s);穿戴宽松、舒适、透气的衣服和鞋子;上坡时要减慢速度;饭后不作剧烈运动;感冒或发热症状和体征消失2 d以上再恢复运动。训练必须持之以恒,如间隔4~7 d以上,再开始运动时宜稍降低强度。

此外,注意病情加重征兆,识别心绞痛、心肌梗死临床表现,知道硝酸甘油的使用注意事项;随身携带,保证药物有效,避光保存;如发生心绞痛,立即舌下含服,如无效可连服3次;服用后应取坐位或卧位;若服用3次仍无效,则高度怀疑心肌梗死,应立即送医院诊治;硝酸甘油不要与酒精、咖啡、浓茶同时服用;应定期到医院做身体检查;了解冠心病患者有关性生活方面的常识。

# 第五章
# 糖尿病运动康复

随着社会经济的发展,人民生活水平的提高,全球糖尿病发病率呈现快速增长的趋势,糖尿病已成为继心脑血管疾病、恶性肿瘤之后第三位严重危害人民健康的重要慢性非传染性疾病。糖尿病防治形势严峻,但是,糖尿病又是一种可防可控之病。我们必须行动起来,与糖尿病及其并发症做斗争,遏制糖尿病患病率剧增的势头,延缓糖尿病并发症的发生或发展,科学认识糖尿病,将糖尿病造成的危害降低到最小限度。

## 第一节　认识糖尿病

### 一、定义

#### (一)基本概念

糖尿病是一组以血浆葡萄糖(简称血糖)水平升高为特征的代谢性疾病群。引起血糖升高的病理生理机制是胰岛素分泌缺陷及(或)胰岛素作用缺陷。临床上早期无症状,血糖明显升高时可出现多尿、多饮、体重减轻,有时尚可伴多食及视物模糊。糖尿病可危及生命的急性并发症为酮症酸中毒及非酮症性高渗综合征。糖尿病患者长期血糖升高可致器官组织损害,引起脏器功能障碍以致功能衰竭。在这些慢性并发症中,视网膜病变可导致视力丧失;肾病变可导致肾衰竭;周围神经病变可导致下肢溃疡、坏疽、截肢和关节病变;自主神经病变可引起胃肠道、泌尿生殖系统及心血管系统等症状与功能障碍;周围血管及心脑血管并发症明显增加,且常合并高血压、脂代谢异常。如不进行积极防治,将降低糖尿病患者的生活质量,缩短寿命,增高病死率。

#### (二)流行病学

近年来,随着世界各国社会经济的发展和居民生活水平的提高,糖尿病的发病率及患病率逐年升高。《2000~2019年全球代谢病负担报告》显示,全球2型糖尿病的患病率每年增长超过1.5%。《2023世界卫生统计报告》指出,仅2019年糖尿病就造成全球200万人死亡。同样,我国糖尿病总体患病率也显著增加。最新数据显示,根据WHO标准,我国糖尿病患病率,尤其是已确诊的患病率显著增加。

我国糖尿病的流行病学具有以下特点：①患病率逐年升高，每年增长速度加快，且半数以上为糖耐量异常，占糖尿病总发病率的 59.7%；②总患病率低，而患者绝对数高，拥有仅次于美国的世界第二大糖尿病患者群；③患者多，但发现率低，约 60% 患者未被发现；④患病率随年龄增加而上升，且发病年龄趋于年轻化；⑤不同层次的糖尿病及糖耐量低下患病率有所差异；⑥我国糖尿病的流行具有民族特点，某些民族特异遗传素质和环境及生活习惯可能与糖尿病的发生有关，各民族患病率有所不同，如宁夏回族的糖尿病患病率高于汉族，新疆维吾尔族患病率高于其他民族。

## 二、病因

目前认为，糖尿病是一种多基因、多因素疾病，是遗传因素和环境因素共同作用的结果，其确切病因尚未明确。糖尿病的发病机制可归纳为不同病因导致胰岛 β 细胞分泌缺陷及（或）周围组织胰岛素作用不足。1 型及 2 型糖尿病的危险因素见表 5-1。

表 5-1　糖尿病的危险因素

| 糖尿病分型 | 危险因素 |
| --- | --- |
| 1 型糖尿病 | 遗传易感性 |
| | 自身免疫 |
| | 病毒感染 |
| | 牛乳喂养 |
| | 药物及化学物 |
| 2 型糖尿病 | 遗传易感性 |
| | 体力活动减少及（或）热量摄入增多 |
| | 肥胖病（总体脂增多或腹内体脂相对或者绝对增多） |
| | 胎儿及新生儿期营养不良 |
| | 中老年 |
| | 吸烟、药物及应激（可能） |

## 三、临床表现

糖尿病的临床表现可归纳为糖、脂肪及蛋白质代谢紊乱症候群和不同器官并发症及伴发病的功能障碍两方面表现。初诊时糖尿病患者可呈现以下一种或几种表现。

1. 慢性物质代谢紊乱　患者可因血糖升高后尿糖排出增多致渗透性利尿而引起多尿、烦饮及多饮。组织糖利用障碍致脂肪及蛋白质分解增加而出现乏力、体重减轻，儿童尚可见生长发育受阻。组织能量供应不足可出现易饥及多食。此外高血糖致眼晶状体渗透压改变，影响屈光度而出现视物模糊。

2. 急性物质代谢紊乱　可因严重物质代谢紊乱而呈现酮症酸中毒或非酮症性高渗综合征。

3.器官功能障碍　患者可因眼、肾、神经、心血管疾病等并发症或伴发病导致器官功能不全等表现就诊而发现糖尿病。

4.感染　患者可因并发皮肤、外阴、泌尿系统感染或肺结核就诊而发现糖尿病。

5.无糖尿病症状　患者并无任何糖尿病症状,仅在常规健康检查、手术前或妊娠常规化验中被发现。必须指出,糖尿病流行病学调查表明至少约半数糖尿病患者无任何症状,仅在检查血糖后方始确诊。

# 第二节　主要功能障碍

糖尿病患者的功能障碍主要包括心功能障碍、神经功能障碍、泌尿生殖功能障碍、运动功能障碍、感觉功能障碍等,这些功能障碍会通过急慢性并发症给患者造成严重的经济负担和社会负担。

## 一、心功能障碍

持续的高血糖状态可损害心脏,导致心肌组织出现相应的病理改变,在心肌代谢紊乱和心脏微血管病变的基础上引起心肌广泛局灶性坏死,可诱发心力衰竭、心律失常、心源性休克和猝死。糖尿病大中动脉粥样病变,可引起冠心病,胸闷、胸痛、心悸等表现,甚至发生心肌梗死危及生命。

## 二、神经功能障碍

糖尿病微血管病变可引起糖尿病性神经病变,它包括自主神经系统、中枢神经系统、周围神经系统等,主要由神经组织缺血、缺氧和营养不良所造成。其中糖尿病性周围神经病变是糖尿病最常见合并症。周围神经病变又分为多发神经病变和末梢神经病变。病变可单侧,可双侧,可对称,可不对称。突出表现为双下肢麻木、胀痛、伴有针刺样、烧灼样异常感,很难忍受。有的患者可出现自发性疼痛闪电样痛或刀割样痛。糖尿病大中动脉粥样硬化可侵犯大脑动脉,引起缺血性或出血性脑血管病。除此之外,还有黑矇、失语、偏盲、相应的运动和感觉障碍、意识障碍等表现,甚至危及生命。

## 三、泌尿生殖功能

糖尿病微血管病变和大中动脉粥样硬化均可累及肾脏,引起毛细血管间肾小球动脉硬化和肾动脉硬化。病变可累及肾血管、肾小球、肾小管和间质。常见的肾脏损害是糖尿病性肾小球硬化症、小动脉性肾硬化、肾盂肾炎、肾乳头坏死、尿蛋白等。其中糖尿病性肾小球硬化症是糖尿病特有的肾脏并发症,临床上通常称其为糖尿病肾病。临床表现为肾功能减退,伴有高血压、水肿,最终发生氮质血症、肾衰竭。糖尿病也可引起月经失调和性功能障碍。

### 四、运动功能障碍

糖尿病皮肤改变多种多样,常见的有糖尿病性水疱病、糖尿病性皮肤病、糖尿病脂性渐进性坏死等。如果出现踝关节以下部位皮肤溃疡、肢端坏疽或感染,是致残、截肢的主要原因。晚期由于皮肤破损和感染,形成经久不愈的溃疡,深及肌腱,导致骨破坏,引起步行功能障碍。糖尿病可加速骨关节炎发生,根据临床表现分为 4 类,即神经病变、有软组织溃疡的皮肤病变、关节脱位、关节肿胀和畸形,影响患者的运动功能。

### 五、感觉功能障碍

糖尿病大中动脉粥样硬化可引起肢体动脉硬化,以下肢病变常见,常常表现为下肢疼痛、感觉异常和间歇性跛行,严重时可导致肢端坏疽。糖尿病神经病变以周围神经病变最常见,通常呈对称性,由远至近开展,下肢病变较上肢严重,感觉功能较易受累,病情进展缓慢。

### 六、视觉功能障碍

糖尿病微血管病变可以引起的疾病常见的有 7 种:糖尿病性视网膜病变、糖尿病性色素膜病变、糖尿病性白内障、糖尿病性视神经改变、糖尿病性视网膜脂血症、糖尿病性青光眼、糖尿病性屈光改变。其中最常见的是糖尿病性视网膜病变,它是糖尿病致盲的重要原因,其次是糖尿病性白内障,也是糖尿病破坏视力最常见的合并症。病程超过10 年,大部分患者合并不同程度的视网膜病变,轻者出现视力模糊,严重时可致失明。此外,糖尿病还可引起白内障、青光眼、黄斑病变等,导致视力障碍乃至失明。

### 七、心理功能障碍

糖尿病是一种慢性代谢性疾病,患者需终身治疗且须严格控制饮食,给患者生活带来了极大不便,加重了医疗经济负担,使患者产生悲观情绪,失去生活乐趣,感到孤独无助。而对失明、脑梗死、截肢等严重并发症的担心,更给患者带来了极大精神心理负担,患者有抑郁、焦虑、消极情绪,缺乏自信,不能坚持治疗。因糖尿病可引起躯体痛苦甚至残疾威胁,患者产生沮丧、恐惧心理。

### 八、参与能力障碍

糖尿病生理功能障碍或严重的心理障碍,不同程度地影响了患者的生活质量、劳动、就业和社会交往等能力。

# 第三节　康复原则和目标

糖尿病的康复目标是改善糖尿病患者胰岛素敏感性,降低血糖水平、提高血糖控制能力。由于糖尿病是并发症发生率极高的慢性渐进性疾病,且极易致残,因此,糖尿病的康复原则是早诊断、早治疗、早康复,尽可能减缓并发症的发生。选择的康复措施应符合糖尿病患者的体质特点和生物力学基础,做到精准个性化。

## 一、康复原则

运动治疗在糖尿病患者综合管理中占有重要地位,规律运动肯定有助于控制血糖,减少心血管的危险因素,减轻体重。为使糖尿病患者运动康复更有效地进行和实施,应遵循以下原则。

### (一)因人而异原则

根据糖尿病患者的病程、严重程度、合并症等糖尿病本身的特征,并综合考虑患者的年龄、个人条件、社会家庭情况、运动环境等多种因素,制定运动方案。每个人的生活方式和运动习惯各有差异,经济文化背景、居住环境,以及病情特点如并发症情况也不相同,运动处方必须体现个性化的原则。

### (二)量力而行原则

运动中把握适宜运动量,应量力而行。避免过度劳累以引起酮症酸中毒,使病情加重;特别避免短时间较剧烈活动(打篮球等),以免刺激交感神经兴奋,而使血糖升高。

### (三)循序渐进原则

从小运动量开始逐渐增加,同时密切观察血糖、尿糖及症状变化,及时调整运动康复方案。要持之以恒,运动间歇超过 3 d,锻炼效果及蓄积作用将减少,间歇超过 2 周完全消失,长期坚持才能达到理想效果。

### (四)防患未然原则

为有效避免运动低血糖反应,保证运动康复安全。在时间上避险:避免降糖药物作用最强时进行运动锻炼,若必须在药物作用高峰进行锻炼应适当补充饮食,以维持血糖平衡。在措施上防范:对将进行运动的肢体避免注射胰岛素,以免胰岛素吸收过快而出现低血糖。如进行腿部运动时,注射部位可选择在臀部或腹部。运动中易发生低血糖患者,可将运动前胰岛素剂量减小,同时可在运动前、运动后适当补充糖类或在运动时随身携带饼干、糖果及含糖饮料以备应急。在意识上增强:若运动中出现气短、头晕、胸闷等不适症状,首先要意识到可能是低血糖反应,立即停止运动,联系医生进行检查。

### (五)三者兼顾原则

在糖尿病综合治疗中,起直接作用的是饮食控制、运动锻炼和药物治疗。运动康复应与饮食控制及药物治疗相结合,妥善安排三者之间关系。不能顾此失彼,兼顾而用之,最终达到有效控制血糖、缓解症状的目的,以期获得最佳疗效。

(六)专业人员指导原则

专业人员包括内分泌科医师、康复医师、运动治疗师,依并发症不同可有选择性,如神经科、肾科、眼科、心理科医师等。糖尿病患者进行运动治疗首先应由运动医学或康复医学专业人员进行效益/风险评估,了解现病史、家族史及现有主要并发症情况,调查患者的个人生活习惯、饮食营养状态、日常生活热量消耗分析,据此判断是否适合进行运动治疗。

## 二、康复目标

糖尿病康复总体目标是在保证安全前提下,维持良好的血糖水平,延缓或阻止慢性并发症的发生,并让患者有较高的生活质量,能达到与常人无异的预期寿命。

针对不同类型的糖尿病患者,其康复目标也不同。1 型糖尿病患者以儿童和青少年居多,而儿童和青少年处于生长发育期,通过降糖治疗使患儿的血糖保持在相对合理范围内,不影响患儿的生长发育,并保持生活能力和学习能力。2 型糖尿病患者以成年人居多,如果中年人没有明显的糖尿病慢性并发症,或者预期寿命比较长,通过饮食和运动治疗使血糖尽可能控制在正常范围,明显延缓慢性并发症的发生和发展,保证生活能力和工作能力,延长寿命,提高生活质量。对于老年人,尤其是合并严重慢性并发症或者合并其他基础病的老年人,预期寿命比较短,如果过度降糖,可能会导致低血糖,对老年人损害更大。所以对于老年人,康复目标是使患者的血糖控制在偏高的水平,不至于出现糖尿病的急性并发症。

想要完成总体康复目标,首先患者要努力实现短期目标,能够在较短时间内通过有效的运动康复,血糖能得到控制以维持在理想水平,尽可能减轻焦虑情绪,增加心理的舒适感,能够独立或部分独立进行躯体训练活动,提高生活质量。其次患者需要持续努力实现长期目标,激发主动参与动机和技能,提升自我运动康复的技术技能,加强运动康复锻炼,增强肌力,加强躯体姿势调整,减轻或控制不舒适症状,同时,尽可能纠正生活中的不良影响因素,形成健康生活方式,降低并发症的发生。

# 第四节　运动康复指导

运动疗法已经被证明能改善糖尿病患者胰岛素敏感性,降低血糖水平、提高血糖控制能力,同时运动疗法还能提高代谢水平,改善胰岛素抵抗、心肺功能和健康状况,提升生活的幸福感。但是在应用和实践方面仍存在很多问题导致多数糖尿病患者通过运动处方调控血糖效果不理想,最终只是单纯地通过药物和胰岛素注射治疗,然而长期注射胰岛素对机体副作用大,因此运动康复治疗是一个非常好的切入点。

## 一、运动康复作用机制

大量研究表明下丘脑-垂体-肾上腺轴(HPA)功能状态与糖尿病的发生及发展关系密切。研究发现长期、规律的运动能够维持正常甚至降低 HPA 的活动水平。这可能与慢性规律运动诱导的在脑和肾上腺水平上的适应相关。

运动除了能够影响 HPA 的活动水平之外,尚可能通过其他中枢机制来影响糖尿病个体糖、脂肪代谢,其中涉及的生物因子可能有瘦素、食欲调节肽等。

运动作为糖尿病并发症的治疗方法,主要能通过以下机制发挥作用:首先,运动能够通过增加血流介导的剪切力来上调血管内皮型一氧化氮合酶(eNOS)活性,增加一氧化氮(NO)的合成,从而使外周血管扩张和阻力下降,改善外周组织的血流灌注。其次,长期慢性规律运动尚能通过减少 NAD(P)H 氧化酶的表达,刺激自由基清除系统的抗氧化能力,来降低糖尿病个体血管壁内的活性氧簇聚集,最终延缓糖尿病血管病变的发展。另外,尚有研究显示运动能够降低主动脉的血管僵硬度。

## 二、运动康复适应证及禁忌证

### (一)适应证

从原则上来讲,糖尿病康复的适用范围非常广泛,几乎涵盖所有糖尿病及相关危险因素,凡是生命体征相对稳定的糖尿病患者都可以积极参与到糖尿病康复中来。所以下面列出了糖尿病康复的适应证,但是需要强调,糖尿病患者的适应证并非绝对,每个患者的情况会非常个体化,同时也会有进展和好转。因此,需要根据具体情况具体分析,不能一概而论。

(1)病情控制稳定的 2 型糖尿病患者,血糖平稳,无低血糖,无严重并发症。

(2)体重超重的 2 型糖尿病通过运动可以降低体重。

(3)有动脉硬化、高血压、冠心病等糖尿病合并症,但病情较轻。

(4)1 型糖尿病患者在血糖平稳、无低血糖、无严重并发症、病情平稳的情况下可以进行运动。

(5)稳定期的妊娠糖尿病,在血糖平稳、胎儿稳定的情况下,可以进行运动。

### (二)禁忌证

由于糖尿病康复存在着一定的风险,因此列出以下禁忌证供参考。

(1)血糖>14~16 mmol/L 或血糖波动较大。

(2)有明显的低血糖症状。

(3)糖尿病酮症酸中毒。

(4)合并糖尿病急性并发症。

(5)严重糖尿病肾病(血肌酐>1.768 mmol/L)。

(6)严重糖尿病足。

(7)严重眼底病变。

(8)伴有心功能不全、心律失常,且活动后加重。

（9）新近发生的血栓。

（10）高血压未被控制。

（11）经常出现脑供血不足症状。

### 三、运动康复评估

对老年糖尿病患者进行详尽的康复评估是制订个体化运动治疗方案,保证运动的有效性和安全性的前提。评估应包括以下内容:病史(包括合并症或并发症史、既往史、个人史、吸烟情况),症状、体征(尤其是足部的皮肤、血管和感觉情况),营养史及营养状况(有无肥胖、超重,尤其是腹型肥胖),目前的进食情况,血糖控制情况(包括空腹血糖、餐后血糖及糖化血红蛋白水平),用药情况(尤其是胰岛素的使用,包括类型、剂量、注射时间和注射部位),各种并发症情况及运动功能评估等。

#### （一）血糖控制情况

对于 1 型糖尿病患者、曾经在运动后发生过低血糖症的患者、曾患高渗性昏迷和酮症酸中毒的患者、服用磺脲类降血糖药和注射胰岛素控制血糖的患者,运动可诱发低血糖,因此有必要在运动前、运动结束时和结束后 6~15 h 监测血糖变化。

运动也会诱发高血糖,通常发生在血糖控制欠佳的患者,但只要运动前血糖水平不高于 11.1 mmol/L,一般不会导致运动诱发的高血糖。

#### （二）并发症情况

糖尿病患者存在大血管病变的可能性较高,并且潜在存在的冠状动脉病变将影响运动治疗的安全性,因此很有必要在开始运动训练前进行运动心电图检查,以评估冠状动脉病变存在的风险和严重程度。

糖尿病微血管病变主要累及视网膜、肾、神经和心肌组织,以糖尿病肾病及视网膜病变最常见,对运动训练的影响也较大,需进行详尽的评估。糖尿病视网膜病变影响患者的视力,是运动训练的障碍之一,也是运动意外摔倒的危险因素。剧烈运动训练还增加视网膜剥离的危险,因此糖尿病患者在进行较剧烈的运动前,需进行眼底检查以了解视网膜的病变情况。

糖尿病的神经病变并发症主要是糖尿病周围神经病变,临床表现为双下肢麻木、胀痛,伴有针刺样、烧灼样异常感,难以忍受,可出现自发性疼痛或刀割样痛,可单侧,可双侧,可对称,可不对称。这些症状严重影响运动训练的实施。应在运动训练前详尽评估感觉、运动和自主神经功能。可根据体格检查和神经电生理检查,观察患者四肢活动的灵活性、协调性、步态,有无肌肉萎缩、膝反射、跟腱反射。

糖尿病患者的足部情况评估非常重要且必要。糖尿病足部病变严重影响以下肢为主的运动训练方案的实施。运动可增加下肢皮肤损伤的危险。糖尿病患者足部的评估包括:皮肤的完整性,有无伤口、红肿、胼胝,趾甲有无嵌甲、甲沟炎,有无真菌感染表现,足部皮肤感觉有无减退和异常,足背动脉搏动情况等。

#### （三）运动功能评估

坚持运动康复训练,能够提高代谢水平,改善胰岛素抵抗和心肺功能,但在居家康复锻炼过程中,老年糖尿病患者能够进行有效自我评定,选择适合针对性的运动康复技术显得尤为重要。

1. 老年糖尿病患者评定运动康复技术是否合适需要从 3 个方面进行评定:①血糖和尿糖是否能维持在一个稳定的水平?②胰岛功能是否在运动康复中得到改善?③运动康复中锻炼动作是否感觉不舒服?

2. 除此之外,根据个人信息制定运动试验方案,选择测评设备,对心肺耐力、肌肉力量和肌肉耐力、柔韧性、体成分、骨密度、国民体质监测项目、人体能量、血管功能等健康体适能及相关指标的测评得到个性化的评价。再根据个人健康体适能评价,结合个人运动饮食习惯等客观信息综合制订个性化和科学化的运动处方和健身计划,并在执行过程中根据具体情况调整。最后定期对患者健康体适能和相关指标进行测评,分析运动效果,调整运动处方和健身计划。

## 四、运动康复训练技术

运动处方是针对糖尿病患者及其身体状况制定的包括运动形式、运动频率、运动强度、运动周期在内具体的运动康复方案。1 型和 2 型糖尿病患者参加运动的目的有所不同。1 型糖尿病患者参加运动的主要目标是促进心血管健康、提高体适能,而 2 型糖尿病患者的主要目标是健康地控制体重和改善血糖清除速率。

糖尿病患者的康复运动,时间选择尤为重要,尤其是用降血糖药物者应注意防止低血糖,一般尽可能选择在饭后 1~2 h 参加运动,早餐后是运动的最佳时间,因为这时可能是一天中血糖最高的时候,选择在这一时间运动可以帮助降低血糖。一般来说,不提倡糖尿病患者空腹时进行锻炼。糖尿病患者的运动训练以中等强度、较长时间的有氧运动为主,辅以肌肉抗阻力量练习和肌肉牵伸练习,以达到消耗血糖、提高胰岛素受体敏感性的目的。

### (一)有氧运动

有氧运动是指人体在氧气充分供应的情况下进行的体育锻炼。简单来说,有氧运动是指任何富韵律性的运动,其运动时间较长(包括准备运动和整理运动在内每次 30~60 min),运动强度在中等或中上的程度,为最大负荷的 50%~60%。

有氧运动适用于各种类型的糖尿病患者,尤其对 2 型糖尿病治疗作用明显。合并各种急性感染、伴有心力衰竭、严重糖尿病肾病、严重眼底病变、新近有发生血栓病史、血糖较高、有明显酮血症、酸中毒等,不适合进行有氧运动。糖尿病足患者可选用上肢运动。

1. 健身走　颈部肌肉放松,两臂自然地前后摆动,采用腹式呼吸的方法,长出气,吸气。加大步伐,比平时的自然步幅多 10~20 cm,速度为每分钟 120~140 步,让更多的肌肉参与进来,才能起到锻炼的作用。坚持每天走 30~60 min,3~6 km 距离或 4000~8000 步。身体较好的患者争取达到每天 1 h 1 万步。

2. 健身跑(慢跑)　用脚跟或脚外侧柔和着地并很快滚动到全脚掌,步长控制在 15~25 cm,脚落地没有明显(扒地)动作,落地瞬间身体重心不要过多下降。后蹬向前性要好,摆动腿前摆时不要抬得过高,髋部没有明显前送动作。身体重心腾空不要过高,放松蹬地腿的肌肉,迅速省力地将大腿向前摆出,大小腿应顺惯性自然折叠。呼吸时两步一呼、两步一吸,或三步一呼、三步一吸。速度为每小时 4 ~ 5 km。每周 3 次,每次 15 ~ 20 min,距离为 1500 m 左右。

### (二)肌力训练

肌力训练作为有氧运动的辅助手段,被纳入糖尿病运动康复的有效处方。研究发现,力量练习除了能提高糖耐量和胰岛素受体的敏感性外,还可增加肌力、减少脂肪、改善体型等。

1.桥式运动　桥式运动分为双桥和单桥两种形式。双桥运动:仰卧位,双腿屈膝,伸髋,抬臀(图 5-1A)。单桥运动:一侧腿屈曲,另一侧腿伸直,然后伸髋、抬臀。训练时,两腿之间可夹持枕头或其他物品(图 5-1B)。体力较好者尽量维持身体姿势直到力乏,体力较差者可维持动作 5 ~ 10 s。重复 5 ~ 6 次。

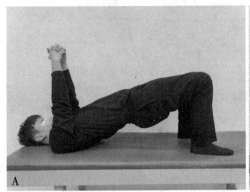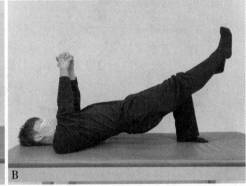

图 5-1　桥式运动

2.蹲站练习　患者站立位,靠墙。髋微屈,双足分开与肩同宽,逐渐下蹲,站立时吸气,蹲坐时呼气。体力较好的患者可每次蹲到无法保持动作 1 次,休息 1 ~ 2 min 后重复进行,每天重复 3 ~ 6 次。体力较差者可每次下蹲保持 5 ~ 10 s,20 次为 1 组,每天重复 5 ~ 6 组。如图 5-2 所示。

3.侧卧踢腿练习　患者躺床上取侧卧位,需锻炼侧位于上方(图 5-3A)。大腿侧方抬起,与地面成 30° ~ 45°,保持肌肉紧绷,维持 3 s 后,交换另一侧腿练习(图 5-3B)。根据人体体力情况选择每组个数,建议中等强度为 20 次 1 组,组间休息 30 s,重复 5 ~ 6 组。

### (三)牵伸训练

肌肉的牵伸可有效缓解运动后肌肉由于乳酸堆积而带来的酸楚感,并且在预防运动损伤中发挥着积极作用,通常将其作为一套运动训练的热身运动和整理运动,伴有氧运动和肌力练习前后。每次牵伸保持 5 ~ 10 s,重复 3 ~ 5 次,以感到轻度疼痛、牵拉肌肉有微热感为度。

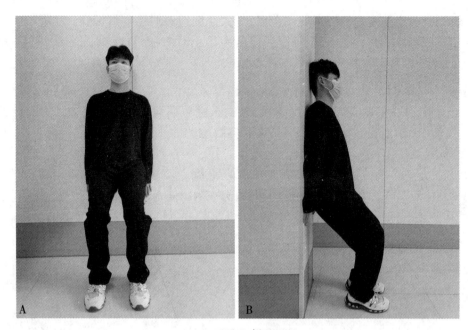

A. 正面, B. 侧面

图 5-2　蹲站练习

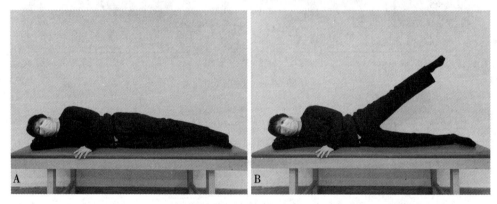

图 5-3　侧卧踢腿练习

1. 扩胸运动　患者站立位, 双手平举于胸前(图 5-4A), 双肘屈曲靠近胸部, 用力向后伸打开胸廓, 并保持 5~10 s(图 5-4B)。

2. 躯干牵伸　躯干牵伸分为 3 种:①患者直立, 身体左侧对着墙的方向, 距墙一个手臂的距离。左手掌放在与肩同高的墙上, 右手掌根部放在髋关节上, 两腿伸直收臀, 将臀部向墙的方向微微旋转, 右手同时向墙的方向推髋部, 牵伸左侧躯干侧屈肌(图 5-5A)。②患者站立位, 两脚分开稍宽于肩部, 双手放在左髋部, 慢慢下腰, 收臀推髋, 顺时针旋转身体, 双手滑过左髋至左腿(图 5-5B)。③下躯干牵伸:患者站立位, 两脚分开稍宽于肩部, 双手放在髋部, 慢慢下腰, 向前收臀, 推向髋, 向后仰头, 双手从髋部慢慢下滑至大腿(图 5-5C)。

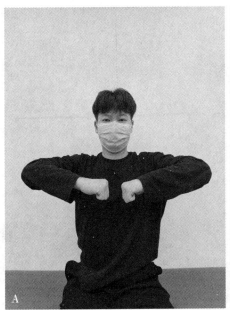
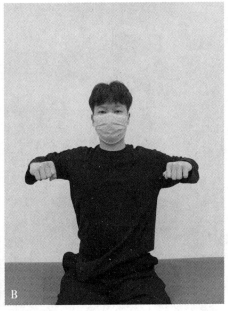

图 5-4　扩胸运动

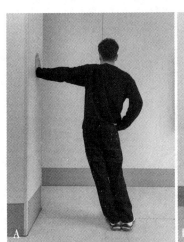
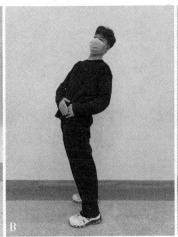
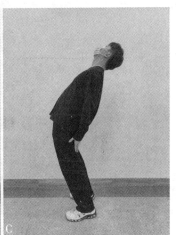

图 5-5　躯干牵伸

3. 侧弓步压腿　患者站立位,两脚分开与肩同宽(图 5-6A)。一侧腿迈向侧方,屈髋屈膝,双手交叉置于膝关节上方,下压膝关节使对侧大腿侧面肌肉得到牵伸(图 5-6B)。

4. 弓步压腿　患者站立位,两脚分开与肩同宽(图 5-7A)。一侧腿迈向前方,屈髋屈膝,双手交叉置于膝关节上方,下压膝关节使对侧大腿后面肌肉得到牵伸(图 5-7B)。

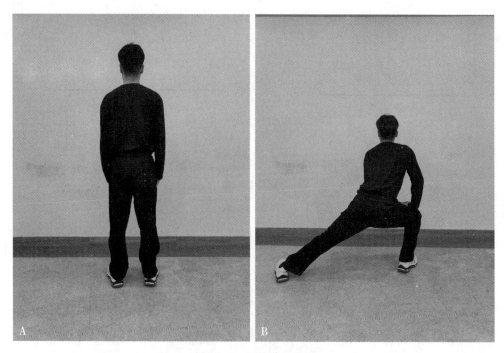

图 5-6　侧弓步压腿

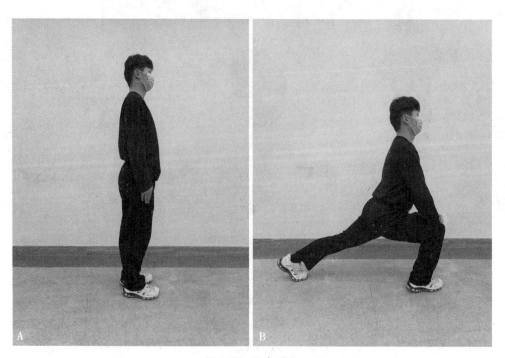

图 5-7　弓步压腿

（四）平衡协调训练

1. 上肢交替屈髋 患者坐在椅子上，伸手去触摸放置于正前方、侧前方、正上方、侧上方、正下方、侧下方等不同的方向的物件。每次交替屈髋 10～20 下，每次运动 2～3 组，时间约为 15 min，每周 3～4 次。

2. 抛接球 患者自然站立，伸手去接从不同的角度抛来的球，并逐渐增加抛球的力度和距离。每次抛接球 10～20 下，每次运动 2～3 组，时间约为 15 min，每周 3～4 次。

3. 肩部环绕 患者由直立双臂上举开始。一臂直臂向前、向下、向后、向上画圆摆动，同时另一臂向后、向下、向前、向上画圆摆动，均以肩关节为轴依次进行。每次肩部环绕 10～20 下，每次运动 2～3 组，时间约为 15 min，每周 3～4 次。

4. 腿部交替屈髋 患者仰卧于床上，膝关节伸直，左右侧交替屈髋至 90°，逐渐加快速度。每次交替屈髋 10～20 下，每次运动 2～3 组，时间约为 15 min，每周 3～4 次。如图 5-8 所示。

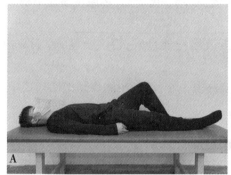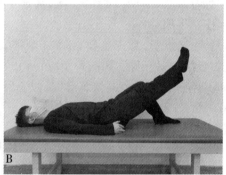

图 5-8 腿部交替屈髋

## 五、导引养生操

导引养生操是一种中医养生锻炼，针对糖尿病的导引养生操包含吞津咽液、神龙昂首、百步穿杨、金锤滋肾等，下面就对这几种养生操进行详细的介绍。

（一）吞津咽液

正身端坐，两脚分开与肩同宽，脚尖朝前；两手置于大腿上；眼平视前方。

1. 动作指南 随着吸气，提肛收腹，脚趾上跷；同时，两掌心轻贴小腹，从气穴和水道向上摩运至腹通谷和承满（注：气穴属足少阴肾经穴，脐下 3 寸左右旁开 0.5 寸。水道属足阳明胃经穴，脐下 3 寸左右旁开 2 寸。腹通谷属足少阴肾经穴，脐上 5 寸左右旁开 0.5 寸。承满属足阳明胃经穴，脐上 5 寸左右旁开 2 寸，如图 5-9 所示），掌指朝下；随即，两掌分别以掌根为力点，旋转摩运至体侧。在吸气过程中赤龙（舌）轻抵上颚，呈婴儿喔食母乳状，吮吸 4 次；眼平视前方。

随着呼气，松腹松肛，脚趾抓地；同时，两掌从两侧向里挤压腹部，沿任脉两侧，向下推按到气穴和水道；同时，将口中唾液咽下；眼平视前方。

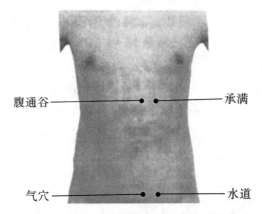

图5-9 气穴、水道穴、腹通谷穴和承满穴

2. 练习次数 一吸一呼为1次,共做8次或16次。做完后,还原正身端坐势。

3. 注意事项

(1) 精神集中,意守金津、玉液(金津、玉液属经外奇穴,舌尖上卷,舌下两边静脉上,左为金津,右为玉液,如图5-10所示)

(2) 吸气时,百会(注:属督脉穴,位于后发际上7寸,约当两侧耳廓尖连线之中点,如图5-11所示)上顶;呼气时,松腰敛臀。

(3) 肢体动作与吞津呔吸协调配合。

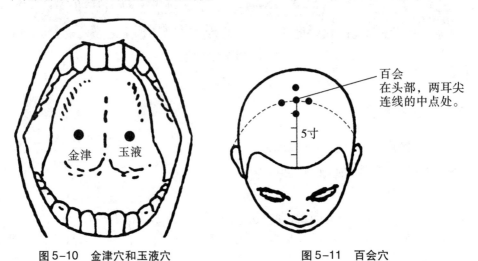

图5-10 金津穴和玉液穴          图5-11 百会穴

4. 主要作用

(1) 从古人造"活"字来看,舌旁之水等于活,表明唾液对人健康是非常重要的。

(2) 两掌相挤和向下推按可对脾、胃、胰腺产生良性刺激,促使胰腺功能改善,分泌胰岛素,从而助疗糖尿病。

（3）该式呈婴儿嗫食母乳样,产生大量唾液有助于清热润肺、生津止渴,从而对糖尿病起到防治作用。

（4）现代医学研究证明,唾液有助于改善糖代谢,维持血糖稳定。

## （二）神龙昂首

开步站立,两脚距离稍宽于肩,脚尖朝前;两手握拳收于腰侧;眼平视前方。

1.动作指南 随着吸气,提肛收腹,脚趾上跷;同时,两拳变掌随两臂外旋向上伸出,经面前时变内旋上伸,手背相靠,两臂尽量伸直。在吸气过程中赤龙(舌)轻抵上腭,呈婴儿嗫食母乳状,吮吸 4 次;眼看双掌。

随着呼气,松腹松肛,脚趾抓地;同时,两掌分别向两侧下落握拳收于腰侧,拳心向上;并将口中唾液顺势咽下;眼平视前方。

2.练习次数 一吸一呼为 1 次,共做 8 次或 16 次。做完后,还原开步站立势。

3.注意事项

（1）集中精神,意守云门(注:云门属手太阴肺经,锁骨外端下缘,前中正线旁开 6 寸,如图 5-12 所示)。

（2）身体中正,百会上顶,仰头不仰体。

（3）两臂的外旋和内旋幅度宜大,尽量伸展。

4.主要作用

（1）云门穴在肺上部,该式两掌随两臂外旋和内旋上伸,可作用于云门穴,促使云门穴开放,起到清肺热之作用,从而防治糖尿病。

（2）该式呈婴儿嗫食母乳样,产生的唾液有助于清热润肺、改善烦热、多渴等糖尿病症状。

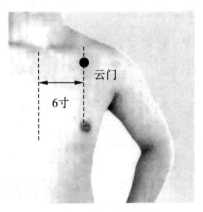

图 5-12 云门穴

## （三）百步穿杨

正身端坐,两脚分开与肩同宽,脚尖朝前;两手握拳收于腰侧;眼平视前方。

1.动作指南 随着吸气,提肛收腹,脚趾上跷;两拳变前推,手腕高与肩平,臂尽量伸直。在吸气过程中赤龙(舌)轻抵上腭,呈婴儿嗫食母乳状,吮吸 4 次;眼看双掌。

随着呼气,松腹松肛,脚趾抓地,身体左转,同时两手轻握拳,拳心相对,随身体左转,左拳摆至身后;左臂伸直,右拳回拉至右胸前,两拳握紧,拳眼向上,形似拉弓射箭,眼看左拳。

随着吸气,提肛收腹,脚趾上跷;身体向右转正;同时两拳变正,随两臂内旋摆至身前。两臂伸直与肩同高,掌心朝下;眼平视前方。

随着呼气,松腹松肛,脚趾抓地;同时,两掌变拳收于腰侧;眼平视前方。

2.练习次数 一左一右为 1 次,共做 2 次或 4 次。做完后,还原正身端坐势。

3.注意事项

(1)精神集中,意守命门(注:命门属督脉穴,在第二腰椎棘突下,如图 5-13 所示)。

(2)左旋右转时,身体宜中正,勿前俯后仰。

(3)转体幅度根据个人具体情况而定,动作宜稍大,宜舒展。

**4. 主要作用**

（1）该式的左旋右转有助于畅通贯脊属肾的督脉及命门、肾俞（注：肾俞属足太阳膀胱经穴，在腰部，当第二腰椎棘突下，旁开 1.5 寸，如图 5-13 所示）等穴，起到清热生津、滋阴补肾的作用。

（2）转体时捻动涌泉，有助于激发足少阴肾经，促使其气血周流，有滋阴补肾、防治糖尿病的效果。

**（四）金锤滋肾**

开步站立，两脚距离稍宽于肩，脚尖朝前；两掌垂于体侧；眼平视前方。

**1. 动作指南**　随着吸气，提肛收腹，脚趾上跷，两腿伸直；同时，两掌随两臂外旋，从身后上摆至身前；仰面观天。

随着呼气，松腹松肛，脚趾抓地，屈膝蹲腿；同时两手握拳从身前摆至身后，捶叩肾俞穴 2 次；眼平视前方。

**2. 练习次数**　一吸一呼为 1 次，共做 8 次或 16 次。做完后，还原开步站立势。

**3. 注意事项**

（1）精神集中，意守肾俞。

（2）仰面观天幅度宜大，但年老体弱者，可将难度降低。

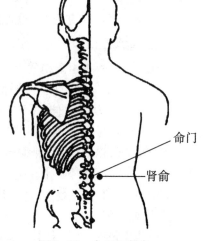

命门

肾俞

**图 5-13　命门和肾俞**

## 六、运动康复训练的注意事项

糖尿病康复的核心内容之一是运动锻炼，由于大多数糖尿病患者为中老年人，同时可能并发很多其他方面的退行性疾病，如慢性阻塞性肺疾病、肌肉骨骼系统退变，再加上老年人是跌倒的高危人群，因此糖尿病患者在进行运动锻炼时除了要重视血糖问题以外，其他的运动损伤问题也必须引起重视。如果患者在康复过程中，经常发生运动不适或损伤，不仅影响康复的效果，也会造成不良的心理影响。因此，在糖尿病康复过程中，患者对运动损伤的预防比治疗更重要，要预防运动损伤的发生，运动时的主动与被动保护具有非常重要的意义。

糖尿病患者应该首先选择适合自己的运动项目和健身方式。每项训练都有自己的技术特点。每位患者的身体条件也各不相同。要根据自身的年龄、性别、肌肉力量、关节灵活程度及伤病情况选择正确的活动方式。

（1）糖尿病患者在运动前应进行充分的准备活动：在每次运动前，要充分活动各个关节、肌肉，使各个关节最大限度地得到充分活动，以增加关节的柔韧程度和灵活度，天气越冷，热身需要的时间越长。只有经过充分的准备活动，才能使肌肉和关节达到最佳的状态并投入运动中，以此减少运动伤害。

（2）在进行运动康复时需遵循科学的运动原则：①在运动康复时，应循序渐进，先易后难，运动量应先小后大，逐渐加量。②在运动康复时要注重身体基本素质锻炼。要适当进行肌肉力量练习,以加强肌肉力量,增加肌肉感受性,这样可以更好地保持关节稳定性,延长运动时间。③加强运动安全教育,克服麻痹思想,提高预防意识。

(3)糖尿病康复的运动过程中应该防止过度疲劳和劳损:身体某一部分组织,进行长期的、单调的练习,而不注意调整,则容易损伤。这种损伤多见于关节、肌腱的附着部和负重的骨组织。防止积累性损伤,单纯地依靠医学治疗往往难以收到理想的效果。

(4)糖尿病康复的运动过程中注意运动细节:如穿轻便、舒适的运动鞋和透气、快干的运动服,以避免关节因过度运动而引起肌肉损伤。

(5)糖尿病康复过程中应加强保护与帮助,特别要提高自我保护能力:如摔倒时,立即屈肘低头,团身滚动,切不可直臂或肘部撑地。由高处跳下时,要用前脚掌着地,注意屈膝,弯腰,两臂自然张开,以利于缓冲和保持身体平衡。

(6)同时伴有高血压或视网膜病变的糖尿病老人,应控制运动强度,使运动中收缩压不超过 180 mmHg。

(7)患有周围性血管病变者如有间歇性跛行,可选择"走路—休息—走路"的运动模式,即行走 3 min,休息 1 min,再走 3 min。行走距离和时间以不发生疼痛为前提。

(8)糖尿病肾病患者不宜进行高强度运动,因高强度运动可减少肾血流量,加重蛋白尿。

# 第五节　自我康复健康指导

糖尿病的康复教育是贯穿糖尿病治疗始终的一条极其重要的措施。只有通过糖尿病教育,把疾病的防治知识教给患者,充分发挥患者的主观能动性,积极配合医护人员,进行自我管理,自觉地执行康复治疗方案,改变不健康的生活习惯(如吸烟、酗酒、摄盐过多、过于肥胖、体力活动太少等),控制危险因素和疾病的进一步发展。糖尿病康复教育的内容包括疾病知识、饮食指导、运动指导、药物指导、胰岛素使用方法、血糖的自我监测、糖尿病日记、并发症的预防、应急情况的处理等。

生活方式干预是预防和控制糖尿病的基本治疗策略,有针对性地对糖尿病患者进行健康生活方式的教育和综合管理,才能达到康复治疗的目标,使血糖达到或接近正常水平,纠正代谢紊乱,消除糖尿病症状,防止或延缓并发症,减少心脑血管事件,降低死亡率和致残率,提高生存质量。

# 第六章
# 脑卒中运动康复

进入冬季,各医院门诊脑卒中患者明显增多。冬季是脑卒中高发季节,由于其发病急、来势猛,难以预测,病死率和病残率较高,近年来脑卒中有年轻化趋势。目前,我国约有脑血管病患者700万名,其中70%为缺血性脑卒中患者,大多数患者伴有高血压、糖尿病等多种危险因素。目前,脑卒中已成为世界第二大死因。资料显示,我国有近3亿高血压患者,每12 s有1人发生脑卒中,且脑卒中复发比例达30%。高血压患者发生脑血管病的机会是血压正常人群的5倍以上,约3/4会丧失劳动能力,给家庭带来沉重的心理和经济负担。

## 第一节　认识脑卒中

### 一、概念

脑卒中(stroke)也称脑血管意外(cerebrovascular accident,CVA),中医叫作"中风",是一种急性脑血管疾病,是指突然发生的、由脑血管病变所引起的局限性脑功能障碍,并持续超过24 h或引起死亡的临床综合征。其临床表现为头痛、头晕、意识障碍等脑部症状和偏瘫、失语、认知障碍等功能障碍。根据脑卒中的病理机制和过程将其分为两类:缺血性脑卒中(脑血栓形成、脑栓塞、腔隙性脑梗死统称脑梗死)和出血性脑卒中(脑实质内出血、蛛网膜下腔出血)。缺血性脑卒中的发病率高于出血性脑卒中,占脑卒中总数的60%~70%。

### 二、病因

依据解剖结构与发病机制,脑卒中的病因包括以下几类:血管壁病变(高血压性动脉硬化和动脉粥样硬化,风湿、结核或梅毒所致动脉炎,先天性动脉瘤或动、静脉畸形,血管损伤等);血液流变学及血液成分异常[高脂血症、高糖血症、高蛋白血症、白血病或红细胞增多症等所致血液黏滞度增高,血小板减少性紫癜、血友病、弥散性血管内凝血(DIC)等所致凝血机制异常];心脏病(各种心脏相关疾病引起的栓子脱落是心源性脑梗死的主要病因);血流动力学因素(高血压或低血压,血容量改变);其他(颈椎病、肿瘤压迫邻近血管,颅外空气、脂肪、癌细胞、细菌等栓子脱落进入颅内)。WHO 指出脑卒中的危险因素包括:可调控的因素(高血压、心脏病、糖尿病、高脂血症等);可改变的因素(不良饮食习惯、大量饮酒、吸烟等);不可改变的因素(年龄、性别、种族和家族史等)。

### 三、诊断

#### (一)脑出血

既往有高血压病史者,情绪激动或体力活动时突然发病,迅速出现不同程度的意识障碍及颅内压增高症状,伴偏瘫、失语等体征,应考虑为本病,CT 等检查可明确诊断。

#### (二)蛛网膜下腔出血

在活动或情绪激动时突然出现头痛、呕吐、脑膜刺激征阳性,CT 检查显示蛛网膜下腔内高密度影,脑脊液检查为均匀一致血性,可明确诊断;若能行 DSA 检查,可明确病因(先天性动脉瘤或脑动静脉畸形)。

#### (三)缺血性脑卒中

中老年患者,有高血压、高脂血症、糖尿病等病史,发病前有短暂性脑缺血发作史,在安静休息时发病为主;症状逐渐加重;发病时意识清醒,而偏瘫、失语等神经系统局灶体征明显等,结合头部 CT 及 MRI 检查,可明确诊断。

### 四、流行病学

脑血管疾病的发病率、死亡率及致残率均高,其与心脏病、恶性肿瘤构成了人类的三大死因,我国脑血管疾病在人口死因顺序中居第1、2 位。我国城市脑卒中的年发病率、年死亡率和时间点患病率分别为 219/10 万、116/10 万和 719/10 万;农村地区分别为185/10 万、142/10 万和 394/10 万,据此推算每年新发病例超过 200 万,平均每12 s 就有1 个脑卒中新发病例;每年死于脑卒中人数约 150 万,平均每21 s 就有1 人死于脑卒中,存活的脑卒中患者为 600 万~700 万,3/4 留有不同程度的残疾,由此造成的经济损失高达 400 亿元。而且脑卒中大部分会引起运动、言语、感觉、吞咽、认知及其他障碍,这些严重影响患者的身心健康,从而使其生活质量明显下降。大量循证和临床实践证明,积极、早期、科学、合理的康复训练能改善患者的功能障碍程度,从而改善其生活质量。

### 五、临床表现

1.脑血栓形成　好发于中老年人,常在安静状态下或睡眠中发病,部分患者在发病前有头痛、头昏、肢麻木无力等前驱症状,多数发病后意识清楚或轻度障碍,数小时或数天内出现脑局灶性症状,如偏瘫、感觉障碍、言语障碍、吞咽障碍等。

2.脑栓塞　青壮年多见,多在活动中急骤发病,多数无前驱症状,一般意识清楚或有短暂性意识障碍,大脑中动脉栓塞,表现为失语、偏瘫、单瘫、局限性癫痫发作等,椎基底动脉系统栓塞表现为眩晕、复视、共济失调、交叉瘫、四肢瘫、发音及吞咽困难等,有心源性等栓子来源,可做出临床诊断。

3. 脑出血　中老年高血压患者在体力活动或情绪激动时突然发病,发作时常有反复呕吐、头痛和血压升高的症状,病情发展迅速,常出现意识障碍、偏瘫和其他脑局灶症状。

4. 蛛网膜下腔出血　发病急骤,多有用力或情绪激动等诱因,半数出现程度不同的意识障碍,突发呕吐、剧烈头痛,伴脑膜刺激征,偶有偏瘫。

# 第二节　主要功能障碍

脑卒中后由于损害部位、性质和程度的不同,所表现出的功能障碍较复杂,包括运动功能障碍、感觉功能障碍、言语功能障碍、认知功能障碍、心理障碍、吞咽障碍等。其中运动功能障碍最常见,造成一侧肢体瘫痪,即偏瘫。

## 一、运动功能障碍

运动功能障碍是脑卒中后最突出的问题,脑卒中发病部位不同,可出现不同的临床表现。如发病部位在大脑中动脉分布区常表现为偏瘫;在脑叶常表现为单肢瘫;在小脑常表现为共济失调;在脑干表现为交叉瘫、四肢瘫等;此外,还有平衡功能障碍、协调功能障碍、步态异常等。在各种运动障碍中最常见的表现是偏瘫,其恢复特点是随着脑功能的改变和病情发展,偏瘫部位出现肌张力和运动模式的不断改变,表现为肌张力由迟缓逐渐增强而后很快出现痉挛,表现为典型的痉挛模式(上肢表现为屈肌痉挛,下肢表现为伸肌痉挛),随后再逐渐减弱向正常肌张力恢复。进入痉挛期后,同时伴有运动模式异常("上肢挎篮、下肢划圈")和反射活动异常(脑卒中早期,偏瘫侧肢体肌张力低下,反射消失;恢复中期,深反射由消失转为亢进,病理反射阳性,痉挛和共同运动出现并逐渐达到高峰,原始反射重新出现、平衡运动反射缺失),这也是导致脑卒中患者致残的最主要原因。

## 二、感觉功能障碍

约65%的脑卒中患者有不同程度和不同类型的感觉障碍,脑卒中患者根据病变的性质、部位和范围,可伴有不同程度的感觉障碍,临床上以偏身感觉障碍最常见。包括浅感觉的痛觉、温觉、触觉,深感觉的关节位置觉、运动觉、振动觉,复合感觉的皮肤定位觉、两点辨别觉、实体觉、图形觉等,特殊感觉障碍最常见的是偏盲。

## 三、认知功能障碍

认知是大脑皮质复杂高级功能的反映,当脑血管病变累及大脑皮质相应的功能区时,患者将出现不同程度和类型的认知功能障碍。脑卒中患者认知功能障碍发生率较高,也是脑卒中患者日常生活活动能力下降,使工作和家庭生活严重受限的主要因素之一。脑卒中后认知功能障碍主要有注意障碍、记忆障碍、思维障碍、失用症、失认症等。严重的认知功能障碍表现为痴呆。

### 四、言语功能障碍

脑卒中病变累及优势半球颞叶、顶叶、枕叶皮质区语言中枢时,患者出现失语症,主要表现为听、说、读、写的功能障碍。若引起与言语产生有关的肌肉麻痹、肌力减弱和运动不协调,患者出现构音障碍。

### 五、心理障碍

脑卒中后,由于肢体运动障碍、认知障碍、言语障碍等症状的持久困扰,不少患者会出现心理问题,最常见的是抑郁症,有时伴有焦虑。

### 六、吞咽障碍

脑卒中后急性期近半数患者伴有吞咽障碍,主要表现为流口水、进食呛咳,易导致患者营养不良,还可因伴随误咽而发生吸入性肺炎、窒息等危及生命。临床工作中应重视其评定和处理。脑卒中的各种功能障碍,均可导致患者日常生活活动能力和功能独立性不同程度地下降,对社会交往、社区活动及休闲活动的参与及职业能力有不同程度的限制,严重影响其生活质量。

### 七、继发障碍

部分脑卒中患者会出现肩部问题、废用综合征、误用综合征等系列继发障碍,更加重了肢体运动功能障碍,应注意在发病早期即采取康复措施,预防其发生,对已发生的继发障碍应积极治疗。

（一）肩部问题

在弛缓性瘫痪期,肩周围肌肉、韧带、关节囊的张力降低,固定作用减弱或丧失,加上患肢本身重力的作用,如果忽略了对肩关节的保护,很容易发生肩关节半脱位。脑卒中恢复期的患者可因患肢长时间不活动、患肢处不良体位(过度掌屈位)、患肢输液、颈交感神经受刺激等导致肩-手综合征。

（二）废用综合征

患者因瘫痪长期卧床或肢体长期制动,未行积极康复治疗及局部环境因素等,常可出现废用性肌无力和肌萎缩、关节挛缩、废用性骨质疏松等。

（三）误用综合征

误用综合征多为不正确的治疗所造成的综合征。主要有韧带、肌腱、肌肉等损伤,疼痛,骨关节变形,痉挛状态加重,痉挛步态习惯化等。常在没有进行康复治疗或康复治疗不当的情况下发生。

# 第三节　康复原则和目标

## 一、康复治疗原则

### (一)早期康复介入

大量临床康复实践表明,早期实施康复治疗能改善脑卒中患者受损的功能,最大限度减轻残疾的程度,提高其生活质量。早期介入是在脑卒中发生后生命体征稳定、病情不再发展 48 h 后,即可开始进行康复治疗。脑出血患者一般在发病后 1~2 周,病情稳定后开始康复治疗。

### (二)康复评定贯穿于脑卒中治疗全过程

康复评定是制订康复治疗计划、衡量康复治疗效果、明确功能预后的依据,康复治疗前、中、后都要进行评定。

### (三)综合性康复治疗

脑卒中后的功能障碍是多方面的,并且相互影响和制约,如患者不能独立穿衣,可能与肌肉痉挛、坐位平衡受限、关节活动受限、认知障碍等有关,且脑卒中患者常多种功能障碍并存。康复治疗应采取综合措施,包括物理治疗、作业治疗、言语治疗、认知及心理治疗、传统康复和康复工程等实施全面康复治疗,并贯穿于脑卒中康复全过程。

### (四)循序渐进

神经功能的恢复是渐进性的,且有发展的自然规律,治疗需循序渐进,同时应根据患者具体情况,治疗时间、难易度、运动量也应循序渐进。

### (五)主动参与

康复训练要求患者主动参与治疗的各个环节,以及家属积极配合,并与日常生活和健康教育相结合。

### (六)康复治疗与临床治疗同步并进

脑卒中的特点是障碍与疾病共存,故康复治疗与临床治疗(常规的药物治疗和必要的手术治疗)同步进行。

## 二、康复目标

脑卒中患者的康复目标是采取一切有效的措施,预防脑卒中后可能发生的并发症(肩关节综合征、肩-手综合征、压疮、坠积性肺炎等)和继发性障碍(肌肉萎缩、骨质疏松、关节挛缩等),改善或提高受损的功能(运动、语言、感觉、认知心理等),提高患者的生活活动能力和适应社会生活的能力,全面提高病后的生存质量。

康复目标包括短期目标和长期目标。

（一）短期目标

患者能适应卧床或日常生活活动能力下降的状态，采取有效的沟通方式表达自己的需要和情感，提供舒适的环境，选取恰当的进食方法，维持正常的营养供给，生活需要得到满足，情绪稳定；积极配合进行语言和肢体功能等康复训练，保证受损的感觉、运动、语言和心理等功能的逐步恢复；有效预防发生压疮、肺炎、尿路感染、深静脉血栓形成等并发症。

（二）长期目标

通过实施体位摆放、体位转移、呼吸训练等综合康复技术，最大限度地促进脑卒中患者功能障碍的恢复，防止废用综合征和误用综合征，减轻后遗症；充分强化和发挥残余功能，通过代偿和使用辅助工具，争取患者早日恢复日常生活活动能力，回归社会。

# 第四节　运动康复指导

脑卒中运动障碍的现代康复治疗技术主要为物理治疗（physical therapy，PT），是通过功能训练、手法治疗和物理因子治疗，重点改善肢体功能。进行运动康复之前需进行准确的康复评估，明确患者所处的恢复时期，明确患者的功能障碍情况，然后根据评估结果，制定个体化的康复指导方案。

## 一、运动康复评定

运动康复评定主要内容包括肌力、关节活动度、肌张力、痉挛、步态分析、平衡功能等的评定，常用的有 Brunnstrom 6 阶段评估法、简化 Fugl-Meyer 法、Bobath 方法、上田敏法、改良 Ashworth 痉挛评定量表、运动评估量表等，它们各有侧重，可根据临床需要选用，以下就最常用的评估法进行介绍。

（一）Brunnstrom 6 阶段评估法

该方法是评价脑卒中偏瘫肢体运动功能常用方法之一，其是一种定性或半定量的评估方法。根据脑卒中恢复过程中的变化，将手、上肢及下肢运动功能分为 6 个阶段或等级。应用其能精细观察肢体完全瘫痪之后，先出现共同运动，以后又分解成单独运动的恢复过程（表6-1）。

（二）平衡功能评定法

1.三级平衡检测法　三级平衡检测法在临床上经常使用，Ⅰ级平衡是指在静态不借助外力的条件下，患者可以保持坐位或站立位平衡；Ⅱ级平衡是指在支撑面不动（坐位或站立位）条件下，患者的身体某个或几个部位运动时可以保持平衡；Ⅲ级平衡是指患者在有外力作用或外来干扰的条件下，仍可以保持坐位或站立位平衡。

表 6-1　Brunnstrom 6 阶段评估法

| 阶段 | 运动特点 | 上肢 | 手 | 下肢 |
|---|---|---|---|---|
| 1 | 无随意运动 | 无任何运动 | 无任何运动 | 无任何运动 |
| 2 | 引出联合反应 | 仅出现协同运动模式 | 仅有极细微的屈曲 | 仅有极少的随意运动、共同运动 |
| 3 | 随意出现的共同运动 | 可随意发起协同运动 | 可有钩状抓握,但不能伸指 | 在坐和站立位上,有髋、膝、踝的协同性屈曲 |
| 4 | 共同运动模式打破,开始出现分离运动 | 出现脱离协同运动的活动;肩0°(肩前屈0°)、肘屈90°的条件下,前臂可旋前、旋后;肘伸直的情况下,肩可前屈90°;手臂可触及腰配部(腰骶部) | 能侧捏及松开拇指,手指有半随意的小范围伸展 | 在座位上,可屈膝90°以上,足可向后滑动。在足跟不离地的情况下踝能背屈 |
| 5 | 肌张力逐渐恢复,有分离精细运动 | 出现相对独立于协同运动的活动;肩伸直时肩可外展90°;肘伸直,肩前屈30°~90°时,前臂可旋前旋后;肘伸直,前臂中立位(时),上肢可举过头 | 可做球状和圆柱状抓握,手指同时伸展,健腿站,患腿但不能单独伸展伸髋;伸膝下,(手指可做集团伸展但不能单独伸展) | 肌张力逐渐恢复,有分离精细运动(健腿站立,患腿可先屈膝后伸髋;在伸膝情况下可背屈踝,可将脚放在向前迈出一小步的位置上) |
| 6 | 运动接近正常水平 | 运动协调近于正常,手指指鼻无明显辨距不良,但速度比健侧慢(=5 s) | 所有抓握均能完成,在站立位可使髋外展,但速度和准确性比健侧骨盆所能达到健侧差,坐位下伸直膝可内合并足内外翻(但速度和准确性比健侧差) | 运动接近正常水平(站立的情况下可使髋外展到超出抬起该侧骨盆所能达到的范围;坐位伸直膝的情况下,可外旋下肢,合并足的内外翻) |

　　2. Berg 平衡量表　是脑卒中临床康复与研究中最常用的量表,共有 14 项检测内容,具体包括:坐-站;无支撑站立;足着地,无支撑坐;站-坐;床-椅转移;无支撑闭眼站立;双脚并拢,无支撑站立;上肢向前伸;从地面拾物;站立位转身向后看;转体360°;双脚交替踏台阶;双足前后位,无支撑站立;单脚站立。每项 0~4 分,满分 56 分,得分高表明平衡功能好,得分低表明平衡功能差。

　　(三)吞咽功能评估

　　1. 饮水试验　患者取坐位,先让他单次喝下 2~3 茶匙水,如无问题再让他像往常一样喝下 30 mL 温水,注意观察患者饮水过程有无呛咳并记录饮水所用时间。饮水状况的观察包括啜饮、含饮、水从嘴唇流出、边饮边呛、小心翼翼地喝等表现,饮后声音变化、患者反应、听诊情况等。

　　2. 评定标准　①Ⅰ级(优):5 s 之内,一饮而尽,无呛咳,诊断为正常。②Ⅱ级(良):

5 s以上分两次以上喝完,无呛咳,诊断为可疑。③Ⅲ级(中):一饮而尽,但有呛咳。④Ⅳ级(可):分两次以上喝完,且有呛咳。⑤Ⅴ级(差):呛咳多次发生,不能将水全喝完。分级为Ⅲ、Ⅳ、Ⅴ级诊断为异常。此试验可作为能否进行吞咽造影检查的筛查标准。

## 二、运动康复训练技术

脑卒中患者运动康复训练的目的是从生理、功能和日常生活活动能力等方面进行干预,改善躯体的运动能力,激发失能老人的自身潜力,使其在日常生活中达到最佳程度的功能独立。

方法包括:①改变脑卒中患者完成日常生活活动的方式或采用代偿、替代的方法;②进行环境改造,使环境对人的要求降低。提高脑卒中患者的日常生活活动自理能力,减轻或改善患者的功能障碍程度,预防并发症和继发障碍的发生,达到增进或改善身体功能,增强活动能力,减少参与受限,提高脑卒中患者参与家庭和社会生活的能力,全面提高病后的生存质量,享受社会生活。

内容包括:正确体位摆放、体位转换、桥式运动、转移(卧-坐-站)、行走、穿衣、进食、清洁、洗澡、如厕和肢体功能锻炼体操等。

### (一)正确体位摆放

偏瘫早期的康复治疗中,良肢位的摆放能预防和减轻偏瘫典型的上肢屈肌或下肢伸肌痉挛模式的出现和发展,是为了保护肩关节及早期诱发分离运动而设计的一种治疗性体位。早期注意偏瘫患者在床上保持正确体位,有助于预防和减轻痉挛模式的出现和发展。

1. **患侧卧位** 可以增加患侧感觉输入,有助于防止痉挛,健手可以自由活动。该体位有利于患肢整体伸展,可控制痉挛发生,既可增加患侧的感觉刺激,又不影响健侧的正常使用。是患侧在下、健侧在上的侧卧位,是最有利于病情恢复的体位。具体为头部自然舒适,置于软枕上,上颈段轻度屈曲,躯干轻度后旋,后背用枕头稳定支撑,患侧肩胛带向前伸、肩关节屈曲、肘关节伸展、前臂旋后、腕关节背伸、掌心向上、手指伸展。患侧下肢髋关节伸展、膝关节轻度屈曲。健侧上肢自然放在身上或身后枕上,避免前伸引起患侧肩胛骨相对后缩。健侧下肢呈迈步位,健侧髋、膝关节屈曲置于体前支撑良好,下方垫长软枕,踝背屈90°(图6-1)。

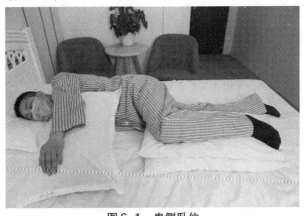

图6-1 患侧卧位

2. 健侧卧位　患者感觉最舒适的体位,具有抗偏瘫上肢屈肌痉挛和下肢伸肌痉挛模式的作用,同时便于治疗师对偏瘫肢体的治疗操作。该体位有利于患侧的血液循环,减轻患侧肢体的痉挛,预防患肢水肿,并便于康复操作。是健侧在下、患侧在上的侧卧位。具体为头置于软枕上,躯干前后方各置一软枕,保持躯干与床面成直角,患侧上肢向前方伸出,肩关节屈曲约90°,肘、腕、指各关节伸展放于胸前的枕垫上,健侧上肢可自由摆放,掌心向下。患侧下肢髋、膝关节屈曲,置于枕头上,足不要内翻,健侧下肢髋关节伸展,膝关节轻度屈曲,使躯干呈放松状态(图6-2)。

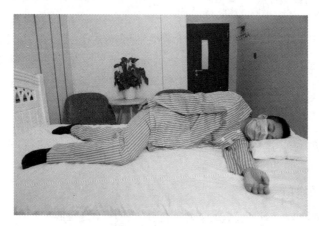

图6-2　健侧卧位

3. 仰卧位　由于受颈紧张反射和迷路反射的影响,仰卧位时患者的异常反射活动较强,同时,仰卧位也容易引起骶尾部、足跟外侧或外踝部发生压疮,因此,脑卒中患者应以侧卧为主。必须采取仰卧位时,头部放在软枕上,稍偏向健侧,面部朝向患侧,枕头高度适当,胸椎不得出现屈曲。患侧臀部下方垫一个薄枕使患侧骨盆前伸,防止髋关节屈曲、外旋。患侧肩胛骨下方垫一个薄枕使肩胛骨向前突。上肢肘关节伸展,置于枕头上,腕关节背伸,手指伸展。下肢大腿及小腿中部外侧各放一楔形垫,防止髋关节外展外旋,腘窝处垫一薄枕以防止膝关节过伸展,足底避免接触任何支撑物,以免足底感受器受刺激,通过阳性支撑反射加重足下垂,软瘫阶段足底可放支持物维持踝背屈90°(图6-3)。

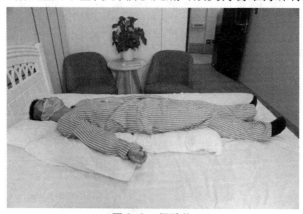

图6-3　仰卧位

4.床上坐位 床上坐位难以使患者的躯干保持端正,多数情况下都容易出现躯干后仰,呈半卧位姿势,而半卧位会助长躯干的屈曲,激化下肢的伸肌痉挛。因此原则上不主张采取半卧位,仅在卧床患者进食、排泄等不得已的情况下采取,其他时间应尽可能采取相对良好的姿势。首先要保持患者躯干的端正,为此可以用大枕垫于身后,使髋关节屈曲90°,将双上肢置于移动小桌板上,防止躯干后仰,肘及前臂下方垫枕,以防肘部受压(图6-4)。

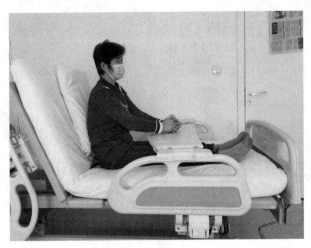

图6-4 床上坐位

(二)体位变换

为了防止关节挛缩和维持某一种体位时间过长而导致的压疮,应及时变换体位。定时翻身(每2h1次)是预防压疮的重要措施,开始以被动为主,待患者掌握翻身动作要领后,由其主动完成。

在学习翻身动作之前,应该先指导患者掌握双手掌心相对、十指交叉(患侧拇指位于上方)的动作,称为Bobath握手。在Bobath握手的状态下,上举双上肢。

1.向健侧翻身 首先在仰卧位下,用健侧足从患侧腘窝处插入(图6-5A),并沿患侧小腿伸展,将患足至于健足上方,上肢Bobath握手,伸展肘关节(图6-5B),上举至肩关节屈曲90°后向左右两侧摆动(图6-5C),利用躯干的旋转和上肢摆动的惯性向健侧翻身(图6-5D)。

2.向患侧翻身 双手Bobath握手,伸展肘关节,肩关节前屈90°,健侧下肢屈髋屈膝,脚踩在床面上,头转向偏瘫侧(图6-6A),健侧上肢带动患侧上肢向偏瘫侧转动(图6-6B),并带动躯干向偏瘫侧转动,同时健侧脚用力蹬床面,使骨盆和下肢转向偏瘫侧(图6-6C)。

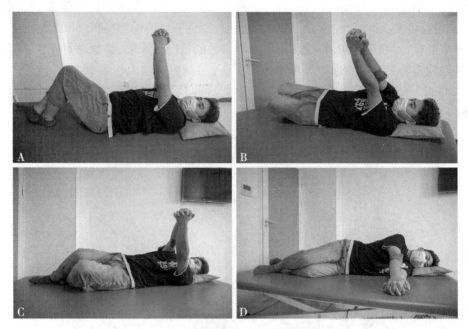

图6-5　向健侧翻身(以右侧偏瘫为例)

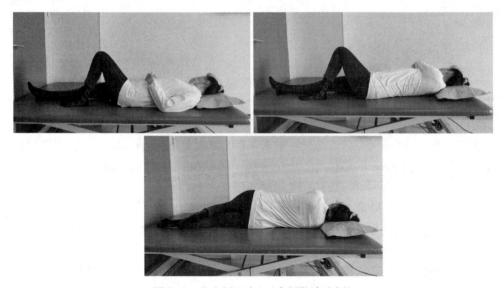

图6-6　向患侧翻身(以右侧偏瘫为例)

（三）桥式运动

桥式运动(仰卧位屈髋屈膝抬臀运动)不仅可以促进下肢的分离运动,还可以增强躯干肌肌力,尤其是腰背肌肌力,可防止躯干和下肢共同运动模式形成,促进分离运动产生,以利于后期的步行训练。桥式运动包括双桥运动、单桥运动和动态桥式运动。

1.双桥运动 患者仰卧位,上肢放体侧或双上肢 Bobath 握手并伸肘伸腕、肩前屈90°,双下肢屈髋屈膝,双足平踏于床面。患者双足跟用力踩床,伸髋并将臀部抬离床面,下肢保持稳定,维持该姿势并酌情持续5～10 s。如患髋外展外旋不能支持,可帮助将患膝稳定,协助患者向前向下拉和压膝关节,另一手放臂下辅助患者抬臂离开床面(图6-7)。

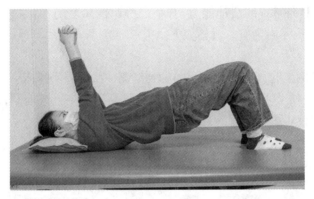

图6-7 双桥运动

2.单桥运动 当患者能够完成双桥动作后,可让患者伸展健侧腿,或将健腿置患膝上,患侧腿完成屈膝、伸髋、抬臂的动作。也可让患者患侧腿屈髋屈膝,健腿伸展悬空或搭于患侧股骨远端,患侧下肢支撑将臀部抬离床面(图6-8)。

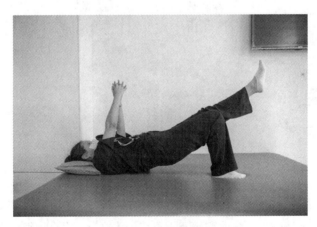

图6-8 单桥运动

3.动态桥式运动 为了获得下肢内收和外展控制能力,患者仰卧屈膝,双足踏在床面,双膝平行并拢,健腿保持不动,患腿做交替的幅度较小的内收和外展动作,并学会控制动作的幅度和速度。然后患腿保持中立位,健腿做内收外展练习,并与双桥运动结合起来。

注意事项：当患侧腰背肌收缩不充分，身体向偏瘫侧倾斜时，可用手拍打患侧腰背肌，使其收缩、上抬臀部。注意患者在抬起臀部时应避免通过弓背、头部用力完成。

（四）转移

转移包括由卧位到坐位的转换（卧-坐转换）和由坐位到站位的转换（坐-站转换）、床到轮椅的转移、轮椅到马桶间的转移等。患者应具备有满意的静态和动态坐位平衡和维持坐位的能力，具备基本的活动能力，有一定协调性和准确性，注意地面防滑，床和椅子的高度约为45 cm左右为宜。具体如下。

1. 卧-坐转换

（1）主动自健侧坐起：口诀为"扣手→翻到健侧→搬腿→手撑床→坐起"。

患者十指相扣，先翻身到健侧→健腿搬动患腿到床边→上身前倾，健侧肘撑床，上肢慢慢伸直撑床→坐起（图6-9）。

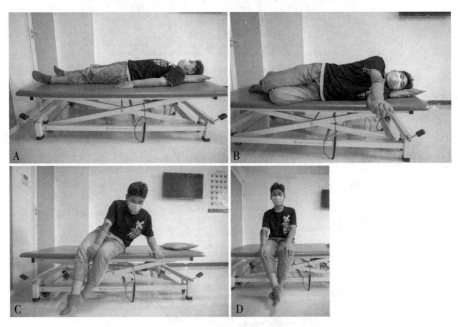

图6-9　主动自健侧坐起

（2）辅助自健侧坐起：照护者站在健侧，双手分别放在患侧肩部和髋部→帮助患者转动肩胛和骨盆→翻到健侧→搬动双腿到床边→照护者一手托健侧腋下，向前上方助力，一手放于患侧髂骨处向后下方助力→辅助坐起（图6-10）。

（3）自卧位躺下时按照相反顺序做即可。

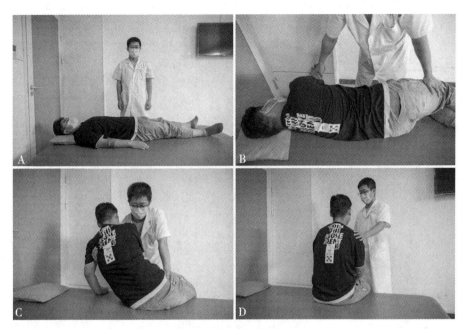

图 6-10　辅助自健侧坐起

2. 坐-站转换

(1)主动站起:口诀为"扣手→伸手向前够→弯腰→站"。

患者双手相扣→双上肢伸直向前→弯腰→站起(图 6-11)。

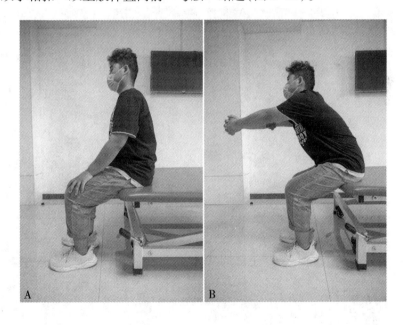

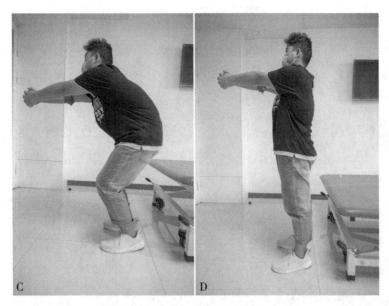

图6-11　主动站起

（2）主动坐下：口诀为"扣手→弯腰→弯腿→坐"。

患者双手相扣→先弯腰→再弯腿→慢慢坐下。

（3）辅助站起：患者动作同前，照护者坐于患侧，双腿膝盖夹住患侧膝关节（防止站起和坐下过程中膝关节弯曲摔倒），见图6-12。

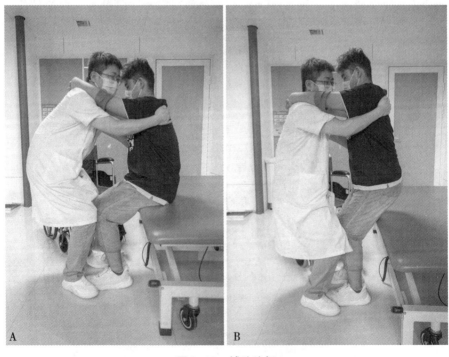

图6-12　辅助站起

3.床到轮椅的转移 床到轮椅的转移活动适用于从床到椅子之间的转移,也适合于高度相差不大的床和轮椅之间的转移。

(1)主动转移:口诀为"轮椅健侧45°→健侧站起→转身→坐下"。轮椅置于患者的健侧床旁,与床呈45°角→患者健手抓轮椅扶手→支撑站起→健手抓另一侧扶手→转身坐入轮椅(图6-13)。

(2)辅助转移:照护者站于患者前方→双手自腋下穿过,抓住患者后方裤腰→双腿膝盖顶住患侧膝盖前方(防止膝关节弯曲摔倒)→帮助患者站起→转身坐入轮椅(图6-14)。

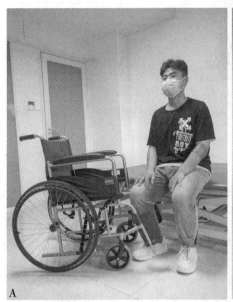
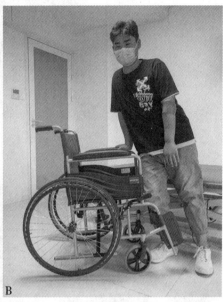
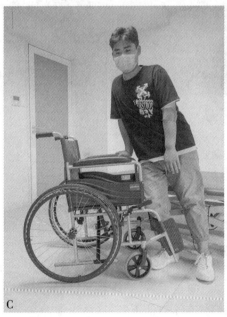
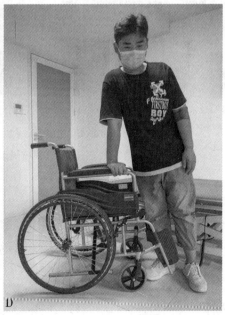

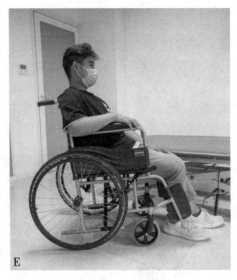

图6-13　主动转移

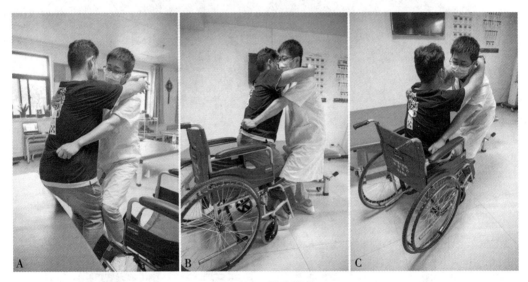

图6-14　辅助转移

（五）站立训练

站立训练是为步行做充分的准备。开始训练时应由照护者在老人患侧给予髋、膝部的支持，酌情逐步减少支持。患者可先扶持站立或平行杠内站立，逐渐脱离支撑，重心移向患侧，训练患侧的负重能力。能独自站立后，再进行站立三级平衡训练。具体如下。

1. 正确站立姿势　站立时保持颈部直立、面向正前方，躯干端正，双肩水平放置，骨盆左右水平，伸髋、伸膝、足跟着地，使重心均匀分布于双侧下肢。

2. 双下肢负重站立训练　照护者站在患者的患侧，给予一定的帮助或辅助。要求患者站立姿势同上,照护者给予患膝一定帮助,防止膝关节屈曲或膝过伸,要求双侧下肢同时负重或患侧为主,防止重心偏向健侧(图6-15)。

3. 患侧下肢负重 健腿屈髋屈膝,足离地面,患腿伸直负重,其髋膝部从有支持逐步过渡到无支持。

4. 健腿支撑患腿活动训练 主动抬起患肢,分别做屈髋屈膝踝中立上抬、屈髋伸膝背屈踝关节、伸髋屈膝踝跖屈抬起等下肢训练。照护者位于患者患侧,帮助控制髋关节防止外旋、保持膝关节中立位、防止足内翻。

5. 站立平衡训练 患肢能单腿完全负重后即可进行站立平衡训练。重心分别做前、后、左、右向移动,移动幅度由小逐渐增大,照护者位于患侧给以适当的辅助,使患者逐渐达到三级平衡。

(六)步行

1. 扶持步行 口诀为"站在患侧→手扶腋窝、胸和手→左、右、左、右往前走"。

照护者站于患者的患侧→一上肢穿过腋窝下,手放于患者胸前,另一手拉患手,帮助减少患侧肢体负重→扶持患者慢慢行走(图6-16)。

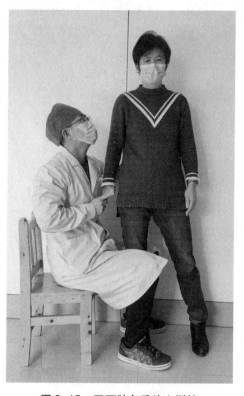

图6-15 双下肢负重站立训练

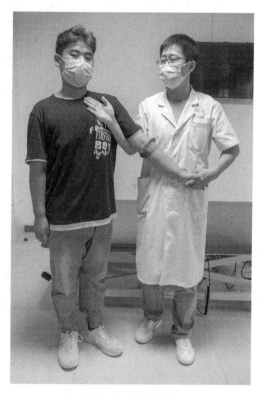

图6-16 扶持步行

2. 拄拐步行 口诀为"拐→患腿→健腿"。

患者健侧手持拐杖→按照拐杖→患侧腿→健侧腿的顺序步行(图6-17)。

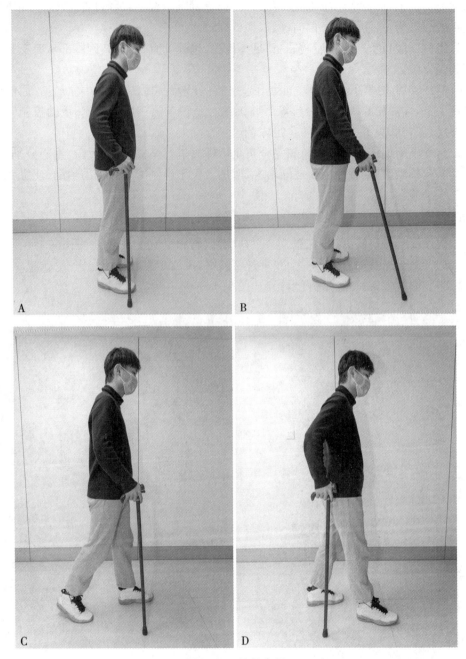

图6-17　拄拐步行

（七）上下楼梯

口诀为"好腿上天堂，坏腿下地狱"。

偏瘫患者上下楼梯应该健腿先上→患腿跟上；患腿先下→健腿跟下（图6-18、图6-19）。

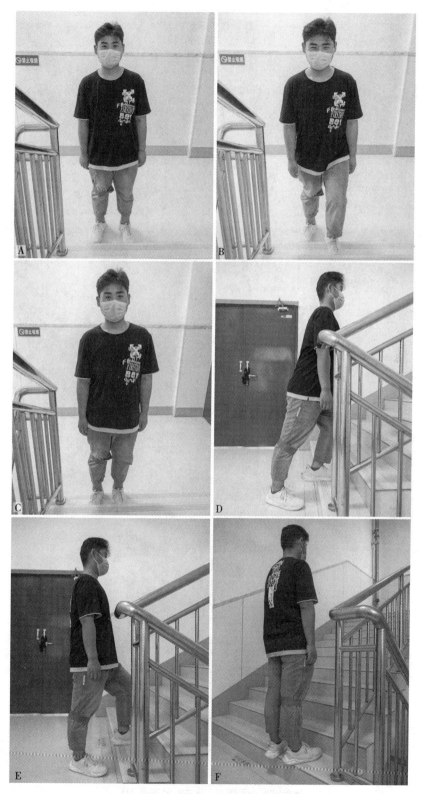

图 6-18 上楼梯（以右侧偏瘫为例）

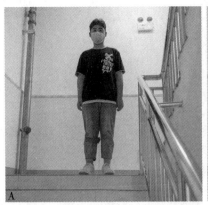
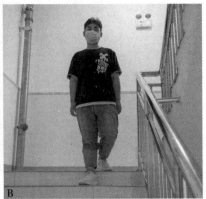
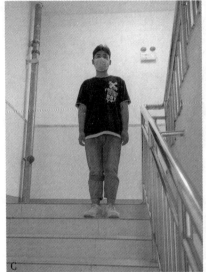
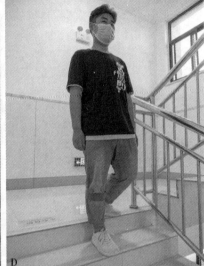
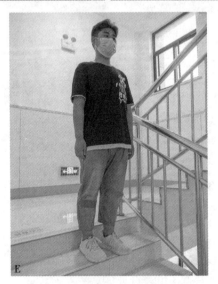

图6-19　下楼梯(以右侧偏瘫为例)

（八）日常活动能力的练习

应鼓励患者利用健手（或健手带患手）完成日常活动，如自己洗脸、吃饭、刷牙等，尽量减少他人的帮助，充分调动患者的主观能动性。

（九）呼吸训练

患者意识转清后，即应鼓励其进行呼吸练习，以腹式呼吸、深长呼吸为宜。

（十）物理因子治疗

常用的有电刺激、肌电生物反馈和局部气压治疗等，可使瘫痪肢体肌肉通过被动引发收缩与放松，逐步改善其张力。对肌张力低的肢体可以应用低频电治疗仪、低频调制中频电治疗仪治疗（图6-20），以促进血液循环，防治肌肉萎缩。低频电刺激有助于促进肢体肌张力低下肌群的主动收缩，降低痉挛肌群的肌张力，提高痉挛肌群拮抗肌的主动控制能力。在治疗肌张力低下肌群时，多采用单组电极，刺激电极放在瘫痪肌群的运动点上。在治疗痉挛肌群时，多采用双组电极，刺激电极分别放在痉挛肌两端的肌腱处和拮抗肌的肌腹处，但瘫痪肌群的刺激时间明显长于痉挛肌群，以调节痉挛肌和拮抗肌之间的平衡。如果没有认知障碍，病情许可时还可以采用生物反馈疗法，患者通过肌电生物反馈有意识地控制肌肉收缩。

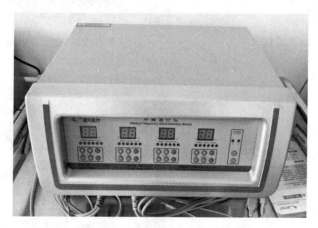

图6-20　低频调制中频电治疗仪

（十一）学会正确使用各种支具、辅助用具

对于那些仍有部分功能的患肢，可以通过支具的运用，改善功能，促进恢复。常用的有踝足支具、膝踝足支具，主要是矫正足下垂、内翻畸形和膝过伸、膝不稳。应指导患者如何穿脱支具及在支具保护下进行功能活动。对于那些无法步行者，可以用轮椅代步，要教会他们正确地使用轮椅。

发病早期或在下肢软瘫期，卧位时可以用足托（图6-21）来固定瘫痪的踝足，使踝关节保持在中立位，避免以后发生足下垂。进入痉挛期或共同运动期之后，肌张力增高，造成足下垂内翻引起"下肢划圈"的异常步态，可定制提足矫形器（图6-22），以矫正足下垂内翻，增加步行的稳定性和安全性，帮助步行能力恢复。如"上肢挎篮"的痉挛模式较严重,可定制肘关节伸展矫形器(图6-23),抑制上肢屈肌痉挛,促进上肢实用性功能恢复。如手的抓握痉挛非常严重,可定制分指板(图6-24),以帮助保持手处于伸展状态,促进手功能恢复。

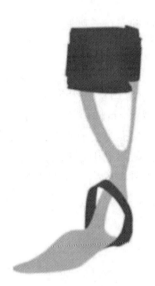

图6-21 足托

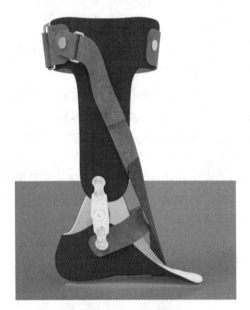

图6-22 提足矫形器

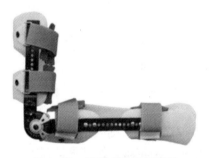

图6-23 肘关节伸展矫形器

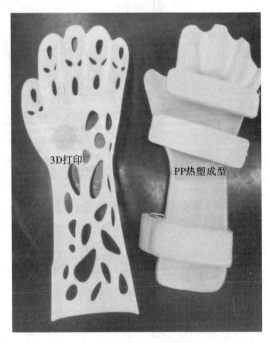

图6-24 分指板

## 三、脑卒中肢体康复锻炼操

脑卒中的肢体瘫痪为中枢性瘫痪,常表现为"上肢挎篮、下肢划圈"的运动模式,导致患者站立不稳、行走困难、跌倒等危险,必须通过持续正确的康复锻炼才能使其缓解,因此偏瘫患者除了住院期间需要进行康复治疗外,更需要极大的意志力和自制力进行院外的、长期的、无人指导的单独练习。照护者应该向患者说明进行规律的锻炼是对其健康的投资,故患者应每天留出适当的时间进行锻炼。理想的家庭治疗计划包括活动次数应该减少到最少限度,活动必须是不用护士或照护者帮助就能完成的锻炼。根据上述原则,结合临床经验制定了一套体操训练方案,临床应用效果良好,具体见表6-2。

表6-2　脑卒中肢体康复锻炼操

| 动作 | 体位 | 次数 | 要求 | 目的 |
|---|---|---|---|---|
| 耸肩,向前环绕,向后环绕 | 坐位 | 各10次 | 躯干端正,双肩平齐 | 肩胛带上提,环绕 |
| 双手交叉扣手,双臂伸直自腹部向头顶运动 | 卧位、坐位、站位 | 各10次 | 肘关节伸直,双臂贴近耳朵 | 肩关节前屈 |
| 双手交叉扣手,双臂伸直后向左右运动 | 卧位、坐位、站位 | 各10次 | 肘关节伸直,腕横纹对齐 | 肩关节内收、外展 |
| 双手交叉扣手,双手自胸口向前至肘伸直,往返做 | 卧位、坐位、站位 | 10次 | 肘关节伸直,腕横纹对齐 | 肘关节屈伸 |
| 双手交叉扣手,双臂伸直健手带动患手,手心翻上翻下 | 坐位 | 10次 | 患侧手心翻上时拇指接触桌面 | 前臂旋前、旋后 |
| 双手交叉扣手,肘关节支撑于桌面上,健手带患手做腕关节前后左右、环绕运动 | 坐位 | 各10次 | 肘关节贴紧桌面,腕横纹对齐 | 腕关节掌屈、背伸、桡侧偏、尺侧偏、环绕 |
| 健手搓患手指 | 坐位 | 每指搓10遍 | 从手指两侧自远端搓向近端 | 促进血液循环,易化伸肌 |
| 患手拇指轮流触碰其余四指指尖部、指根部 | 坐位 | 每指做10遍 | 拇指伸直 | 拇指对掌对指 |
| 屈膝,双脚踩于床面,双膝并拢,左右摆腿 | 仰卧位 | 10次 | 脚跟踩紧床面 | 缓解躯干痉挛 |
| 屈膝,双脚踩于床面,抬臀 | 仰卧位 | 10次 | 脚跟踩紧床面 | 髋关节伸展控制 |
| 屈膝,患脚踩于床面,健腿架在患膝上,抬臀 | 仰卧位 | 10次 | 脚跟踩紧床面 | 髋关节伸展控制 |
| 患腿悬垂于床下、拿到床上,反复做 | 仰卧位 | 10次 | 髋关节不得外展 | 屈髋抑制屈膝 |

续表6-2

| 动作 | 体位 | 次数 | 要求 | 目的 |
|---|---|---|---|---|
| 患腿悬垂于床下,膝关节伸直、弯曲 | 仰卧位 | 10次 | 膝关节屈曲大于90° | 髋伸展位膝关节屈伸控制 |
| 俯卧位勾小腿 | 俯卧位 | 10次 | 脚不能内翻、下垂 | 伸髋位屈膝 |
| 脚尖打拍 | 坐位、站位 | 各10次 | 脚不能内翻 | 踝背伸控制 |
| 患脚向前至腿伸直,再向后至椅子下方 | 坐位 | 10次 | 脚跟不离地 | 患腿屈伸膝控制 |
| 坐—站练习 | 坐位、站位 | 10次 | 患侧负重 | 坐站训练 |
| 双腿轮换负重站立 | 站位 | 各10次 | 负重侧髋关节伸展 | 重心转移训练 |
| 患腿站,健腿向前、后、左、右迈步 | 站位 | 各10次 | 负重侧髋关节伸展 | 患肢动态负重训练 |
| 健腿站,患腿向前、后、左、右迈步 | 站位 | 各10次 | 负重侧髋关节伸展 | 患肢灵活性训练 |

# 第五节　自我康复健康指导

　　患者平时可多做卧位、坐位和站位的主动训练,以利于肢体功能恢复。常见的主动训练方法为:Bobarth握手(患手五指分开,健手拇指压在患手指下面,其余四指对应交叉,并尽量向前伸展肘关节,以坚持健手带动患手上举)、桥式运动、床上移行等,训练由简单到复杂,着重训练瘫痪肢体和软弱肌群。当患侧下肢负重良好后,方可以进行单腿负重、重心转移、迈步练习。步行训练从平行杠中进行,逐渐过渡到四足手杖保护下进行,争取最终实现摆脱手杖独立行走。期间注意纠正在行走过程中常见的提髋、髋膝关节屈曲不充分、小腿外摆拖地等错误动作。锻炼时间每日3次(锻炼时间因人而异、循序渐进),一般在晨起时、午睡后和晚上睡前进行,活动量逐日增加。

　　需要注意,出血性疾病不能直接由床上卧位到床下站位,而应遵循从床上平卧到半坐位→坐位→双腿放床边坐位→站立的过程。

　　若病情允许,尽早进行日常生活能力的训练。与患者在被动状态下接受护理人员喂饭、漱口、更衣、移动、大小便照料不同,鼓励患者主动参与照料自己的活动,可指导患者利用健侧手协助患侧手进行洗脸刷牙、吃饭、更衣等日常动作,尽量减少对他人的依赖。

# 第七章
# 慢性阻塞性肺疾病运动康复

## 第一节　认识慢性阻塞性肺疾病

慢性阻塞性肺疾病(chronic obstructive pulmonary disease,COPD),俗称慢阻肺,是一种以气流受限为特征的肺部疾病,气流受限不完全可逆,呈进行性发展,且与肺脏对吸入烟草烟雾等有害气体或颗粒的异常反应相关,可伴有气道高反应性。COPD 主要累及肺部,但也可以引起肺外其他器官损害。

### 一、流行病学

由于吸烟人数增加和环境污染等因素,我国 COPD 的发生率呈逐渐增加趋势,其患病率和病死率均居高不下。1992 年在我国北部和中部地区对 102230 名农村成人进行了调查,成人 COPD 的患病率为 3.17%。近年来在我国 7 个地区对 20245 名成人进行调查,COPD 的患病率占 40 岁以上人群的 8.2%。因肺功能进行性衰退,本病严重影响患者的劳动力和生活质量。COPD 造成巨大的社会和经济负担。根据世界银行和世界卫生组织发表研究,2020 年 COPD 名列世界疾病经济负担的第五位。

### 二、病因与发病机制

#### (一)病因

本病确切的病因尚不清楚,但认为与肺部对香烟烟雾等有害气体或有害颗粒的异常炎性反应有关,这些反应存在个体易感因素和环境因素的相互作用。

1. 吸烟　COPD 的重要发病因素之一,吸烟者慢性支气管炎的患病率比不吸烟者高 2~8 倍,且烟龄越长、吸烟量越大,COPD 的患病率越高。

2. 职业粉尘和化学物质　接触职业粉尘及化学物质,如烟雾变应原、工业废气及室内空气污染等浓度过高或时间过长时,均可能产生与吸烟类似的 COPD。

3. 空气污染　大气中的有害气体如二氧化硫、二氧化氮、氯气等可损伤气道黏膜上皮,使纤毛清除功能下降,黏液分泌增加,为细菌感染创造了条件。

**4. 感染因素**  与慢性支气管炎类似。感染也是 COPD 发生发展的重要因素之一。

**5. 其他**  氧化应激、炎症机制、蛋白酶–抗蛋白酶失衡,自主神经功能失调,营养不良、气温变化等都有可能参与 COPD 的发生和发展。

### (二)发病机制

COPD 的发病机制被认为主要是烟草烟雾的慢性刺激物作用于肺部,使肺部出现异常炎性反应。COPD 可累及气道、肺实质和血管,表现为以中性粒细胞、巨噬细胞、淋巴细胞浸润为主的慢性炎症反应。这些细胞释放炎症介质,与气道和肺实质的结构细胞相互作用,进而促使 T 细胞、中性粒细胞及嗜酸性粒细胞在肺组织聚集,释放白三烯、白介素、肿瘤坏死因子等多种递质,引起肺结构的破坏。氧化–抗氧化失衡和蛋白酶–抗蛋白酶失衡,以及自主神经系统功能紊乱,胆碱能神经张力增高等进一步加重了 COPD 肺部炎症和气流受限。

## 四、临床特征

### (一)症状

本病起病缓慢,病程较长。

**1. 慢性咳嗽**  成为首发症状,也可随病程发展终生不愈,初起为间断性咳嗽,早晨较重。发展到一定程度时早晚均可咳嗽,夜间咳嗽不显著,伴阵咳或排痰。

**2. 咳痰**  一般为白色黏液浆液性泡沫痰,或少量黏液性痰,偶可带血丝,清晨排痰较多,合并感染时痰量较多,可有脓性痰,少数患者咳嗽不伴咳痰。

**3. 气短或呼吸困难**  COPD 的典型表现,早期仅在劳动时出现,后逐渐加重,严重时日常活动甚至休息时也感到气短。

**4. 喘息和胸闷**  部分患者特别是重度患者或者急性加重时可出现喘息症状。

**5. 全身症状**  体重下降,食欲减退,外周肌肉萎缩和功能障碍,精神抑郁、焦虑等。合并感染时可咳血痰或咯血。

### (二)体征

COPD 早期体征不明显,随着疾病进展可出现以下体征。

**1. 一般情况**  黏膜及皮肤发干,病情严重时坐姿成前倾式。

**2. 呼吸系统**  呼吸浅快,辅助呼吸肌参与呼吸运动,重时可成胸腹矛盾呼吸,视诊胸廓前后径增大,肋间隙增宽,剑突下胸骨下角增宽,称为桶状胸。部分患者呼吸变浅,频率增快,严重者可有缩唇呼吸等。触诊双侧语颤减弱,叩诊肺部过清音。心浊音界缩小、肺下界和肝浊音界下降。听诊两肺呼吸音减弱,呼气延长部分患者可闻及湿啰音和干啰音。

**3. 心脏**  可见剑突下心尖搏动,心脏浊音界缩小。心音遥远、剑突部心音较清晰、响亮。出现肺动脉高压和肺心病时,肺动脉瓣区的第二心音比主动脉瓣区的第二心音更响,三尖瓣区可闻及收缩期杂音。

**4. 腹部**  肝界下移,右心功能不全时肝静脉回流征阳性,出现腹腔积液、移动性浊音。

**5. 其他**  长期低氧病例,可见杵状指,高碳酸血症或右心衰竭病例时可出现双下肢凹陷性水肿。

# 第二节　主要功能障碍

## 一、诊断原则

老年 COPD 的诊断原则主要包括以下几点。

1. 以病史、症状、体征、肺功能检查和影像学检查为基础,综合判断是否存在气流受限和呼吸道炎症的证据。

2. 重视老年 COPD 患者的肺外表现,如体重下降、营养不良、骨骼肌功能障碍、心血管疾病、骨质疏松、焦虑抑郁等,进行相应的评估和检查。

3. 根据病情的稳定性、严重性、风险性和活动能力,分期评估老年 COPD 患者的疾病状态,指导治疗和康复。

4. 定期随访,监测病情的变化和治疗的效果,及时调整治疗和康复方案。

## 二、诊断要点

老年 COPD 的诊断要点主要包括以下几点。

1. **高危因素**　考虑老年 COPD 的高危因素,如吸烟史、职业暴露、家族史、反复呼吸道感染、过敏史等。

2. **典型症状**　注意老年 COPD 的典型症状,如进行性加重的呼吸困难、咳嗽、咳痰、喘息等,尤其是在运动或劳累时加重。

3. **体征**　观察老年 COPD 的体征,如呼吸频率增快、呼吸音减弱、呼气延长、呼气末哮鸣音、胸廓桶状、呼吸肌萎缩等。

4. **肺功能检查**　应用肺功能检查,如肺活量(VC)、用力肺活量(FVC)、第一秒用力呼气量($FEV_1$)、$FEV_1/FVC$ 比值等,判断是否存在不完全可逆的气流受限,即 $FEV_1/FVC < 0.7$。

5. **影像学检查**　利用影像学检查,如胸部 X 线、胸部 CT 等,发现是否有肺气肿、肺大疱、支气管扩张、肺纹理增多、肺动脉高压等征象。

6. **老年 COPD 分级**　根据全球慢性阻塞性肺病防治倡议(GOLD)的标准,将老年 COPD 分为 4 个分级,即轻度(Ⅰ级)、中度(Ⅱ级)、重度(Ⅲ级)和极重度(Ⅳ级),并结合症状评估、急性加重风险和运动耐力评估,将老年 COPD 分为 4 个分组,即 A、B、C 和 D 组。

## 三、主要功能障碍特点

老年 COPD 的主要功能障碍特点如下。

1. **呼吸障碍**　由于肺气肿的病理改变,膈肌活动受限,患者在安静时也用肋间肌进行呼吸,甚至采用辅助呼吸肌,形成病理性呼吸模式,加重耗氧。呼吸障碍导致患者呼吸困难,限制了患者的日常活动和生活质量。

2. **反复感染**　由于细支气管长期炎症,黏液腺及纤毛受损,"黏液毯"功能丧失,排痰能力差,加上患者长期卧床,免疫力下降,容易造成反复感染。反复感染导致患者病情加重,增加了住院和死亡的风险。

3.肌力及运动耐力下降　由于劳力性呼吸困难而活动减少,使得呼吸系统及循环系统对运动的适应能力减退,上下肢出现废用性肌力减退,患者的肌力及运动耐力均有所下降。肌力及运动耐力下降导致患者体力下降,影响了患者的自理能力和社会参与。

### 四、老年慢性阻塞性肺疾病功能障碍特点

老年COPD功能障碍特点主要包括以下几点。

1.肺外合并症　老年COPD患者往往伴有多种肺外合并症,如心血管疾病、骨质疏松、营养不良、焦虑、抑郁等,这些合并症会加重患者的功能障碍,增加患者的死亡风险。

2.认知功能障碍　老年COPD患者往往存在认知功能障碍,如记忆力下降、注意力不集中、判断力减退等,这些认知功能障碍会影响患者的自我管理能力,降低患者的依从性和康复效果。

3.社会心理功能障碍　老年COPD患者往往存在社会心理功能障碍,如社会支持不足、社会隔离、心理压力大、情绪低落等,这些社会心理功能障碍会影响患者的生活满意度,增加患者的心理负担。

## 第三节　康复原则和目标

### 一、康复原则

#### (一)个体化

根据患者的年龄、性别、病情、体质、心理、生活习惯等因素,制定适合个体的运动康复方案,避免过度或不足,达到最佳效果。

#### (二)循序渐进

运动康复应从低强度、低频率、短时间开始,逐渐增加强度、频率、时间,直到达到预期目标,避免运动损伤或加重症状。

#### (三)综合性

运动康复应包括有氧运动、抗阻运动、呼吸训练、平衡训练、柔韧性训练等多种形式,以全面提高患者的身体机能和心理状态。

#### (四)持续性

运动康复应成为患者的日常生活方式,长期坚持,才能维持或改善康复效果,防止复发或恶化。

### 二、康复目标

#### (一)改善肺功能

运动康复可以增加肺泡通气,改善气体交换,降低呼吸功,减少呼吸肌疲劳,提高肺

活量,降低呼吸频率,改善肺功能指标。

**(二)增强心功能**

运动康复可以增加心输出量,改善心肌代谢,降低心率,降低血压,减少心脏负荷,预防心血管并发症,提高心功能评分。

**(三)增加肌肉力量**

运动康复可以增加骨骼肌的氧利用率,改善肌肉营养,增加肌肉质量,增强肌肉收缩力,减少肌肉萎缩,提高肌肉力量评分。

**(四)提高运动耐力**

运动康复可以增加运动能力,延长运动时间,降低运动时的呼吸困难,提高运动耐力评分,提高 6 min 步行距离。

**(五)提高生活质量**

运动康复可以改善患者的精神状态,增加自信心,减少焦虑和抑郁,提高生活满意度,提高生活质量评分。

# 第四节　运动康复指导

## 一、运动康复作用机理

运动康复是老年 COPD 肺康复的核心组成部分,通过系统的、有计划的、有监督的、个体化的运动训练,旨在改善老年 COPD 患者的肺功能、骨骼肌功能、心血管功能、呼吸困难、运动耐力、生活质量等方面的指标。运动康复的作用机制主要包括以下几点。

**(一)改善肺通气功能**

运动训练可以增加肺泡通气量,降低呼吸频率,减少气体陷闭,提高呼吸效率,改善肺顺应性,降低呼吸功,减轻呼吸困难。

**(二)改善氧输送功能**

运动训练可以增加心输出量,降低心率,提高心肌收缩力,改善心肌灌注,增加血容量,提高血红蛋白含量,增加氧输送能力,改善氧利用率,降低氧疗需求。

**(三)改善骨骼肌功能**

运动训练可以增加骨骼肌纤维的截面积,改善骨骼肌的氧化代谢,增加线粒体数量和功能,增加酶活性和辅酶含量,增加肌糖原和脂肪储备,减少乳酸的产生和积累,降低骨骼肌的疲劳,提高骨骼肌的力量和耐力。

**(四)改善心理社会功能**

运动训练可以增加内啡肽的分泌,缓解抑郁、焦虑、恐惧等负性情绪,增强自我效能感,提高生活满意度和幸福感,提升生活质量和生存质量,促进社会参与和社会支持。

## 二、运动康复适应证

运动康复适用于所有有运动能力和意愿的老年 COPD 患者,无论病情轻重,无论疾病稳定期或急性加重期,都可以进行运动康复,以达到改善症状、提高功能、提升生活质量的目的。运动康复的适应证主要包括以下几点。

### (一)呼吸困难

呼吸困难是老年 COPD 患者的主要症状之一,严重影响患者的日常活动和生活质量。运动康复可以通过改善肺通气功能、氧输送功能、骨骼肌功能等,降低呼吸困难的程度和频率,提高患者的运动耐力和活动能力。

### (二)骨骼肌萎缩

骨骼肌萎缩是老年 COPD 患者的常见并发症之一,导致患者的肌肉力量和耐力下降,增加跌倒和骨折的风险,降低患者的自理能力和生存能力。运动康复可以通过增强骨骼肌的收缩能力和代谢能力,预防和治疗骨骼肌萎缩,提高患者的肌肉功能和平衡功能。

### (三)心血管并发症

心血管并发症是老年 COPD 患者的主要死因之一,包括肺心病、冠心病、心力衰竭、心律失常等。运动康复可以通过改善心肌的灌注和收缩,降低心脏的负荷和耗氧,增加心脏的适应能力和抗损伤能力,预防和治疗心血管并发症,提高患者的心血管功能和生存能力。

### (四)心理社会障碍

心理社会障碍是老年 COPD 患者的常见问题之一,包括抑郁、焦虑、恐惧、孤独、无助等。运动康复可以通过增加内啡肽的分泌,缓解负性情绪,增强自我效能感,提高生活满意度和幸福感,促进社会参与和社会支持,预防和治疗心理社会障碍,提高患者的心理社会功能和生活质量。

## 三、运动康复评估

运动康复评估在运动康复开始前和运动康复结束后进行,对患者的病情、需求、目标、偏好和资源等进行全面的评估,开始前评估的目的是制订个性化的运动康复计划,包括运动方式、运动强度、运动频率、运动时间等;结束后评估的目的是评价运动康复的效果和影响,包括运动康复的优点和缺点、运动康复的满意度和接受度、运动康复的持续性和延续性等。运动康复评估的内容主要包括以下几点。

### (一)肺功能评估

肺功能评估是指通过测量患者的肺活量、用力肺活量、第一秒用力呼气量、最大呼气流量、最大吸气压力、最大呼气压力等指标,来评估患者的肺通气功能、气流阻力、呼吸肌功能等。肺功能评估的常用方法有肺功能仪、呼吸肌训练器等。

## （二）运动能力评估

运动能力评估是指通过测量患者的最大摄氧量、6分钟步行距离、四米步行时间、下肢力量、上肢力量等指标，来评估患者的运动耐力、运动限制、骨骼肌功能等。运动能力评估的常用方法有最大运动试验、6分钟步行试验、四米步行试验、一分钟坐立试验、一分钟握力试验等。

## （三）生活质量评估

生活质量评估是指通过测量患者的呼吸困难程度、运动感觉、情绪状态、自我效能感、生活满意度、生活功能等指标，来评估患者的生活质量和生存质量，以及运动康复的效果和影响。生活质量评估的常用方法有以下几种。

1. 呼吸困难量表　呼吸困难量表是指通过让患者选择最能描述其呼吸困难程度的语句，来评估患者的呼吸困难程度和影响。呼吸困难量表的常用方法有美国胸科学会（ATS）呼吸困难量表、慢性呼吸疾病问卷（CRQ）呼吸困难量表、医学研究委员会（MRC）呼吸困难量表等。

2. 运动感觉量表　运动感觉量表是指通过让患者在运动前、运动中和运动后，根据自己的主观感受，选择相应的分数，来评估患者的运动感觉和运动负荷。运动感觉量表的常用方法有伯格运动感觉量表（Borg RPE Scale）、OMNI运动感觉量表（OMNI Scale）等。

3. 情绪状态量表　情绪状态量表是指通过让患者回答一些与情绪相关的问题，来评估患者的情绪状态和心理压力。情绪状态量表的常用方法有汉密尔顿抑郁量表（HAMD）、汉密尔顿焦虑量表（HAMA）、简易心理应激量表（PSS）等。

4. 自我效能感量表　自我效能感量表是指通过让患者回答一些与自我效能感相关的问题，来评估患者的自我效能感和自我管理能力。自我效能感量表的常用方法有慢性病自我效能感量表（CSES）、COPD自我效能感量表（CSES-COPD）等。

5. 生活满意度量表　生活满意度量表是指通过让患者回答一些与生活满意度相关的问题，来评估患者的生活满意度和幸福感。生活满意度量表的常用方法有生活满意度指数（LSI）、生活满意度问卷（SWLS）等。

6. 生活功能量表　生活功能量表是指通过让患者回答一些与生活功能相关的问题，来评估患者的生活功能和生活质量。生活功能量表的常用方法有慢性呼吸疾病问卷（CRQ）、圣乔治呼吸问卷（SGRQ）、COPD评估测试（CAT）等。

## 四、运动康复训练技术

运动康复训练技术是指在运动康复过程中，应用的一些具体的运动训练方法和技巧，以提高运动的效果和质量，包括运动的热身、主要运动和放松3个阶段。运动康复训练技术主要包括以下几点。

### （一）热身阶段

热身阶段是指在运动开始前，进行的一些轻松的、有节奏的、全身性的活动，如慢走、慢跑、慢骑、慢游等，以提高身体的温度和血流，减少运动的不适感和损伤风险，为主要运动做好准备。热身阶段的运动时间一般为 5 ~ 10 min，运动强度一般为轻至中等，运动感觉一般为轻松至稍紧张。

（二）主要运动阶段

主要运动阶段是指在运动中进行的一些有目的的、有计划的、有监督的、个体化的运动训练，如有氧运动、力量运动、呼吸肌运动等，以达到改善肺功能、增强骨骼肌功能、优化营养状况、调节心理状态、促进社会参与等目标。主要运动阶段的运动时间一般为 20 ~ 60 min，运动强度一般为中等至高强度，运动感觉一般为稍紧张至很紧张。主要运动阶段的运动方式主要包括以下几种。

1. 有氧运动　有氧运动是指以氧气为能量来源的持续性、有节奏的、大肌群的运动，如步行、跑步、骑自行车、游泳等。有氧运动的运动时间一般为 20 ~ 40 min，运动强度一般为 60% ~ 80% 的最大心率或 40% ~ 60% 的心率储备，运动感觉一般为稍紧张至很紧张。有氧运动的运动方式可以是连续运动或间歇运动，连续运动是指不间断地进行一定强度的运动，间歇运动是指在一定强度的运动后，进行一定时间的休息或低强度的运动，然后重复进行。有氧运动的运动频率一般为每周 3 ~ 5 次。

2. 力量运动　力量运动是指通过对抗阻力来锻炼肌肉的运动，如举重、弹力绳、器械等。力量运动的运动时间一般为 10 ~ 20 min，运动强度一般为 50% ~ 80% 的最大肌力或 8 ~ 15 次的最大重复次数，运动感觉一般为稍紧张至很紧张。力量运动的运动方式可以是同步运动或交替运动，同步运动是指同时锻炼上肢和下肢的肌肉，交替运动是指先锻炼上肢或下肢的肌肉，然后换另一部位的肌肉。力量运动的运动频率一般为每周 2 ~ 3 次。

3. 呼吸肌运动　呼吸肌运动是指通过对呼吸肌施加负荷来增强呼吸肌的运动，如吸气肌训练、呼气肌训练等。呼吸肌运动的运动时间一般为 10 ~ 15 min，运动强度一般为 30% ~ 60% 的最大吸气压力或最大呼气压力，运动感觉一般为稍紧张至很紧张。呼吸肌运动的运动方式可以是连续运动或间歇运动，连续运动是指不间断地进行一定强度的呼吸肌训练，间歇运动是指在一定强度的呼吸肌训练后，进行一定时间的休息或低强度的呼吸肌训练，然后重复进行。呼吸肌运动的运动频率一般为每天 1 ~ 2 次。

（三）放松阶段

放松阶段是指在运动结束后，进行的一些缓慢的、舒适的、全身性的活动，如慢走、慢跑、慢骑、慢游等，以降低身体的温度和血流，恢复正常的生理状态，缓解运动的不适感和疲劳感，为下次运动做好准备。放松阶段的运动时间一般为 5 ~ 10 min，运动强度一般为轻至中等，运动感觉一般为轻松至稍紧张。

## 五、运动康复训练

（一）呼吸模式

1. 缩唇呼气训练法　COPD 患者因为肺的弹性回缩力降低，小气道阻力升高，等压点向末梢小气道移动，呼气时小气道提早闭合，致使气体滞留在肺内，加重通气/血流值失调。缩唇呼吸可以增加气道外口段阻力，使等压点移向中央大气道，以防止气道早期闭合，达到减少残气量的目的，同时减少呼吸频率、每分通气量，降低二氧化碳水平，增加潮气量,升高动脉血氧分压和氧饱和度。其方法为经鼻腔吸气,呼气时将嘴缩紧,如吹口哨样,在4~6 s内将气体缓慢呼出。

2. 腹式呼吸训练法 也称膈式呼吸,其主要是靠腹肌和膈肌的收缩而进行的一种呼吸。COPD患者呼吸浅快,呼吸效率差,肺气肿使横膈活动减弱或固定,通气量减少,死腔增加。深而缓的膈肌呼吸是呼吸阻力下降,潮气量增大,减少死腔,气体分布均匀,使通气血流比例失调得到改善的有效方法。腹式呼吸训练关键在于协调膈肌和腹肌在呼吸运动中的活动。常用方法如下。

(1)双手置上腹部法:患者取仰卧位或坐位,双手置于上腹部(剑突下、脐上方)。吸气时腹部缓缓隆起双手加压作对抗练习,呼气时腹部下陷,两手随之下沉,在呼气末,稍用力加压,以增加腹内压,使横膈进一步抬高,如此反复练习,可增加膈肌活动。

(2)两手分置胸腹法:患者取仰卧位或坐位,一手置于胸部(通常置于两乳间胸骨处),一手置于上腹部[位置与(1)同],呼气时腹部的手随之下沉,并稍加压,吸气时腹部对抗此加压的手,使之缓缓隆起。呼吸过程中胸部的手基本不动。此法可用以纠正不正确的腹式呼吸方法。

(3)下胸季肋部布带束胸法:患者取坐位,用一宽布带交叉束于下胸季肋部,患者两手抓住布带两头,呼气时收紧布带(约束下胸廓,同时增高腹内压),吸气时对抗此加压的布带而扩展下胸部,同时徐徐放松束带,反复进行。

(4)抬臀呼气法:患者取仰卧位,两足置于床架上,呼气时抬高臀部,利用腹内脏器的重量将膈肌向胸腔推压,迫使横膈上抬;吸气时还原,以增加潮气量。

3. 缓慢呼吸 这是与呼吸急促相对而言的缓慢呼吸。这一呼吸有助于减少解剖死腔,提高肺泡通气量。因为当呼吸急促时,呼吸幅度必然较浅,潮气量变小,解剖死腔所占的比值增加,肺泡通气量下降,而缓慢呼吸可纠正这一现象,但过度缓慢呼吸可增加呼吸功,反而增加耗氧,因此每分钟呼吸频率宜控制在10次左右。通常先呼气后吸气,呼吸方法同前。

(二)呼吸肌训练

呼吸肌训练可以改善呼吸肌耐力,缓解呼吸困难症状。但它的必要性略逊于上下肢训练。

1. 辅助呼吸肌的松动 吸气时由于肋骨过度垂直的运动而使斜角肌、胸锁乳突肌、上斜方肌、胸肌、背肌等处于僵硬状态,包括颈背部的伸肌群也因此缺乏核心稳定而呈高涨状态,所以利用中医的按摩及现代康复的肌肉松动术对呼吸功能的改善非常重要。

2. 肌肉的松动 手指自然屈曲,四指尖以合适的力度按压于目标肌腹6~10 s,然后做横向弹拨,根据情况更换按压及弹拨点,必要时牵伸目标肌肉。

3. 横膈膜激活模式下腹式呼吸的训练 患者仰卧位,腹部做轻度的紧张收缩(类似保护反应时的腹部预收缩),治疗师一手放在患者腹部,嘱患者闭口用鼻吸气,患者腹部鼓起向上顶起治疗师的手掌,同时腹部肌肉随着腹部渐鼓起而缓慢放松做离心收缩,使横膈膜与胸廓下缘的贴合区域(ZOA)高效打开,膈肌有效收缩下降,完成吸气动作,保留2~3 s,然后缩唇呼气,口形类似吹口哨,完成呼气。

对于 COPD 患者及年龄偏大、心功能不足或体质较差患者,呼吸训练要循序渐进,先练习要求较低的吸气时腹部鼓起的腹式呼吸,熟练后再练习横膈膜激活模式下的腹式呼吸,以免患者因训练难度大,或影响生命体征而放弃治疗。

4.在简易呼吸训练仪下的吸气训练

(1)阻力吸气法:通过专业的呼吸训练仪(图7-1),利用装置上的吸气孔来调节吸气阻力,进行吸气肌的抗阻训练,可以改善呼吸肌肌力和耐力,是最普及的方法之一,该吸气训练仪要每人一具,避免交叉感染。

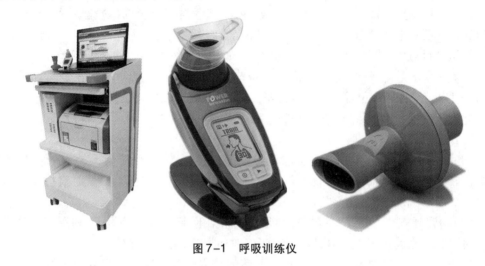

图7-1 呼吸训练仪

(2)阈压力负荷法:目前吸气肌训练常用的方法,患者吸气时必须克服练习装置上预置的负荷并保持这一负荷才能通气。

通过专业的呼吸训练系统还可以实现每周一次的呼吸训练结果评估,找出不足,随时修正训练方案,简便快捷,疗效显著。

5.呼吸操训练 ①患者自然放松站立;②身体稍后仰吸气,前倾时呼气;③单举上臂吸气,双手压腹呼气;④平举双上肢吸气,双臂下垂呼气;⑤平伸上肢吸气,双手压腹呼气;⑥抱头吸气,转体呼气;⑦立位上肢上举吸气,蹲下呼气;⑧用鼻吸气,腹部鼓起,缩唇呼气;⑨平静呼吸。

可以根据患者的实际情况选择呼吸操,开始训练时每次 5～10 min,一日 4～5 次,后逐渐增加至每次 20～30 min,一日 3 次,一般情况下 2 周后可明显改善肺功能。有条件的康复中心,该呼吸操可以由治疗师组织患者定时一起运动,以增强患者的康复疗效及依从性。

6.利用仪器进行耐力训练 通过康复踏车及跑台等仪器进行肌肉耐力训练,对于心肺功能差或体质较差的老年患者,早期在床上进行腹式呼吸训练和床边主动和被动训练器支持下的关节活动及肌力训练,一旦患者心功能达到 3 级且肺功能达到 4 级,就可进行轮椅坐位上的康复踏车有氧训练;条件允许时,可以进行跑台上的有氧训练,逐渐增加呼吸肌的耐力及全身体能。

主动和被动训练器或在康复踏车、跑台上进行有氧训练时,应准备好靶心率等安全监测指标,且能智能调节运动阻力,在保证患者安全的同时,最大限度地减少治疗师的人工工作量。

### (三)胸廓的松动

1.上肋骨的松动(以松动左上肋为例)　患者俯卧位,双上肢垂于床两边,治疗师站于患者头端,面向患者,治疗师左右手交叉,右手的尺侧放于患者胸椎的右横突,以豆状骨固定相关横突,手指指向尾端;治疗师左手尺侧放于被松动的上部左肋,豆状骨放于横突之外、肋骨之内,手指沿肋骨自然而放。治疗师右手予以支持固定,左手施压将患者的肋骨移向腹侧,并稍向外及尾端移动,以造成肋横突关节分离。

2.下肋骨的松动(以松动右下肋为例)　患者俯卧位,治疗师站于患者骨盆之左旁,面向患者,治疗师左右手交叉,右手的尺侧放于患者胸椎的左横突,以豆状骨固定相关横突,手指指向头端;治疗师左手尺侧放于被松动的下部右肋,豆状骨放于横突之外、肋骨之内,手指沿肋骨自然而放。治疗师右手予以支持固定,左手施压将患者的右肋骨移向腹侧,并稍向外及头端移动,以造成肋横突关节分离。肋骨的松动要注意力度的把握,治疗要循序渐进。

3.胸椎的松动　患者取坐位,双臂交叉抱肩,治疗师立于患者旁侧,一手臂伸于患者两腋下,向上向前托起患者两上臂,同时另一只手掌跟压于胸椎棘突,向上向前推挤胸椎棘突,同时治疗师两臂协同使患者颈胸做前上方向的后伸动作,向前向上逐节松动胸椎。

### (四)呼吸训练

1.缩唇呼吸

【动作要领】坐位,闭嘴,用鼻吸气,将口唇缩成口哨状,缓慢呼气(图7-2),同时收缩腹部,使气体通过缩窄的口型缓慢呼出,缩唇大小程度由患者自行选择调整,吸气与呼气时长之比为1:2,每天练习3次,每次5 min。

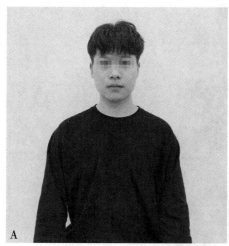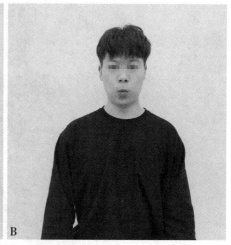

图7-2　缩唇呼吸

## 2. 膈式或腹式呼吸

【动作要领】站立位,两手分别放于前胸部和上腹部,用鼻缓慢吸气时,腹部凸出,手感到腹部向上抬起,呼气时,手感到腹部下降(图7-3)。每天2次,每次10~15 min。

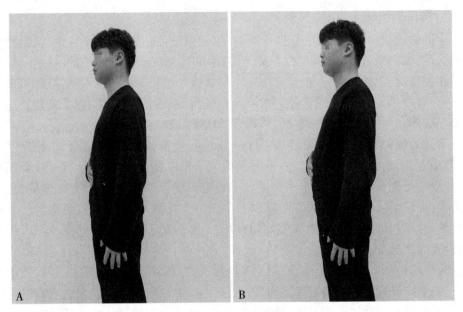

图7-3 膈式或腹式呼吸

## 3. 有效咳嗽

【动作要领】坐位或站立位,上身可略前倾,缓慢深呼吸,屏气3~5 s后张口连咳3声,咳嗽时收缩腹肌,腹壁内缩,或者用自己的手按压上腹部,帮助咳嗽(图7-4)。

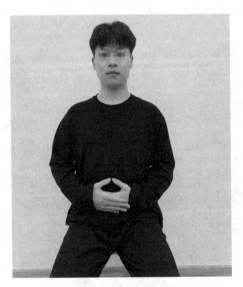

图7-4 有效咳嗽

4. 全身性呼吸体操

【动作要领】立位吸气(图7-5A),前倾呼气(图7-5B)。单臂上举时吸气(图7-5C),双手压腹时呼气(图7-5D)。双手抱头时吸气(图7-5E),转体时呼气(图7-5F)。最后由腹式缩唇呼吸到平静呼吸结束,每天2次。

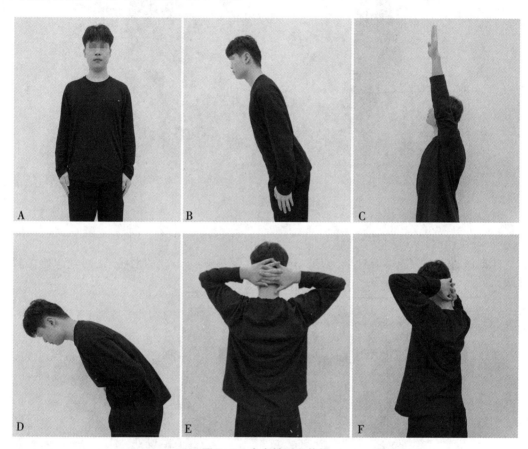

图7-5　全身性呼吸体操

5. 6 min 步行训练

【动作要领】在50 m的直线范围内来回步行6 min,每日2次。

6. 屈膝练习

【动作要领】直立,手扶桌面,一侧腿屈曲抬起(图7-6A),另一侧腿屈曲下蹲(图7-6B),并保持该动作。每周2~3次,病情严重的患者刚开始运动时可坚持15 min,以后逐渐增至30 min。关注患者在运动过程中的反应,如出现呼吸困难、面色苍白等不适现象,应马上停止。

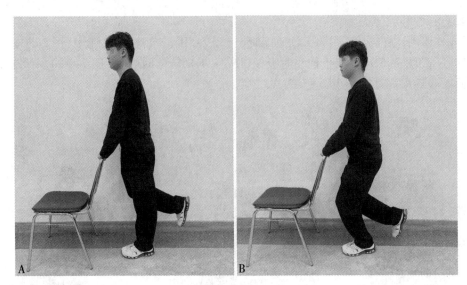

图 7-6　屈膝练习

7. 哑铃屈肘训练

【动作要领】坐位,手持哑铃,双臂自然下垂(图 7-7A)。屈曲肘关节,回到起始位置(图 7-7B)。动作由慢到快,10 次为 1 组,每天 2 组。

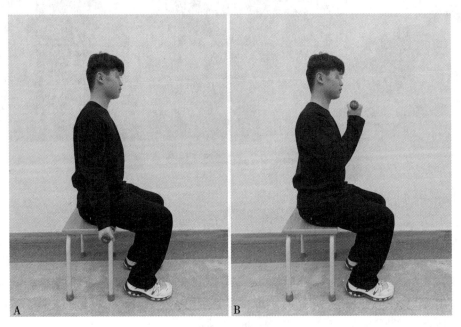

图 7-7　屈肘练习

8. 仰卧飞鸟

【动作要领】仰卧位,两手持哑铃,拳心相对。两臂向上直伸与地面垂直,两腿伸直(图 7-8A)。两手向两侧分开下落并吸气,两肘微屈(图 7-8B),直到不能更低时,保持

1 s,让胸大肌完全伸展,然后将两臂从两侧向上举并吸气,回到初始位置。5 次为 1 组,每天 2 组。两臂分开时,背部肌肉要收紧,意念集中在胸大肌的收缩和伸展上。

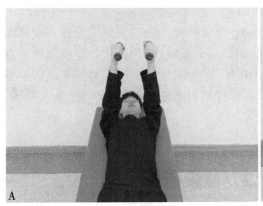 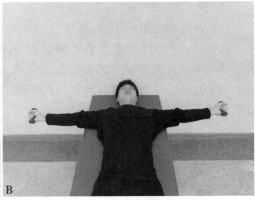

图 7-8　仰卧飞鸟

9.吹纸训练

【动作要领】坐位,将距离口腔 10 cm 处、与口同高的纸巾吹向偏斜方(图 7-9),逐渐增加吹纸巾的距离。

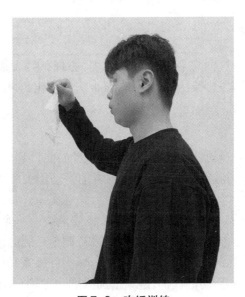

图 7-9　吹纸训练

(五)理疗的应用

1.超短波　无热量或微热量强度下,治疗时间为 10 min,可以显著改善肺部炎症,从而改善肺功能。

2.电脑中频　以肺俞穴为中心的中频电治疗,既可以改善因肺功能差而背部肌肉过分代偿而引起的僵硬疼痛,又可通过穴位刺激直接改善肺功能。

3. 直流电离子导入　以西药氨茶碱或中药麻黄、蛤蚧等药物调制而成的正离子药被通过直流电穴位皮肤导入,可有效改善肺部症状。

### (六)体位排痰训练

一般方法为先做深呼吸,在呼气时用力咳嗽,重复数次。如痰液到气管或咽喉部而无力咳出时可用双手压迫患者下胸部或腹部,嘱其用力咳嗽,将痰排出。排痰训练的目的是清除气道过多的分泌物和痰液,减轻气道阻力,改善肺的气体交换,降低支气管感染的发生率及防止气道黏液阻塞引起肺不张。体位排痰训练还包括体位引流、胸部叩击、咳嗽和用力呼气术。

# 第五节　自我康复健康指导

COPD 患者的肺康复治疗是一项长期的工作,对患者进行综合教育指导非常重要。通过教育与管理可以提高患者及相关人员对 COPD 的认识和自身处理疾病的能力,提高患者对肺康复及其他治疗的依从性,减少反复加重,提高生活质量。教育内容主要包括 COPD 的病理生理与临床基础知识,戒烟,肺康复的重要性,早期认识,预防和治疗急性加重等。

## 一、日常生活指导

日常生活指导是指通过向患者提供有关营养、心理、感冒、戒烟等方面的信息和建议,以帮助患者改善生活方式,保持身体健康,减少病情恶化的风险。日常生活指导的内容主要包括以下几个方面。

### (一)营养疗法

营养疗法是指通过合理的饮食安排,以满足患者的能量和营养需求,预防或改善营养不良,增强患者的免疫力和肌肉力量,提高患者的运动能力和生活质量。营养疗法的原则如下。

1. 适量摄入热量,保持合理的体重,避免肥胖或消瘦　一般建议每日热量摄入为 25～30 kcal/kg,根据患者的体重、活动量和病情进行调整。肥胖患者应适当控制热量摄入,减少脂肪和碳水化合物的比例,逐渐减轻体重,减少呼吸系统的负担。消瘦患者应增加热量摄入,增加蛋白质和脂肪的比例,逐渐增加体重,增强肌肉和呼吸肌的功能。

2. 适量摄入蛋白质,增加肌肉合成,改善呼吸肌功能　一般建议每日蛋白质摄入量为 1.2～1.5 g/kg,根据患者的肌肉量和病情进行调整。优质蛋白质的来源包括鱼类、肉类、蛋类、奶类、豆类等,应尽量多样化地选择。

3. 适量摄入脂肪,提供必需的脂肪酸,保护细胞膜,抑制炎症　一般建议每日脂肪摄入量占总热量的 25%～35%,其中不饱和脂肪酸占总脂肪的 50%～70%。不饱和脂肪酸的来源包括橄榄油、花生油、玉米油、大豆油、坚果、鱼类等,应尽量多样化地选择。

4. 适量摄入碳水化合物,提供必需的能量,维持血糖稳定,减少二氧化碳的产生　一一般建议每日碳水化合物摄入量占总热量的 40%~55% ,其中复合碳水化合物占总碳水化合物的 70%~80% 。复合碳水化合物的来源包括全谷物、豆类、蔬菜、水果等,应尽量多样化地选择。

5. 适量摄入维生素和矿物质,保持机体的正常代谢,抵抗氧化应激,增强免疫力　一般建议每日摄入足够的维生素和矿物质,可以通过多样化的饮食或适当的补充剂来满足。特别需要注意的是维生素 A、维生素 C、维生素 E 和硒等具有抗氧化作用的营养素,以及钙、镁、锌等对肌肉功能有重要影响的微量元素。

6. 适量摄入水分,保持水、电解质平衡,稀释和排出呼吸道分泌物,预防感染　一般建议每日摄入 1500~2000 mL 的水分,根据患者的出汗量和病情进行调整。水分的来源包括白开水、茶水、果汁、汤水等,应尽量多样化地选择。

7. 少食多餐　避免一次进食过多,造成胃肠胀气,压迫膈肌,影响呼吸。一般建议每日分 4~6 餐进食,每餐量适中,不要过饱或过饿。进食前后应避免剧烈运动或情绪激动,以免加重呼吸困难。

8. 选择易消化、低盐、低糖、低嘌呤的食物　避免油炸、辛辣、刺激性的食物,避免含气、发酵的食物,避免过冷、过热的食物,避免过硬、过干的食物,避免过甜、过咸的食物,避免含咖啡因、酒精的饮料,以免刺激呼吸道,增加痰液,加重症状。

### (二)心理行为矫正

COPD 症状长期反复可明显增加患者的心理负担,造成了极大的精神伤害,多数患者因出现焦虑、抑郁等障碍而不配合肺康复及其他相关治疗。在临床工作中,我们应该按常规评价患者的心理障碍状况:对于轻症患者,可通过交流、诱导、启发、激励等心理支持帮助患者树立信心,变被动为主动;对于存在严重心理障碍的患者,应进行专业的心理治疗。住院的患者进行集体康复运动,有利于克服患者的心理障碍,主动配合康复治疗。在 COPD 患者出现焦虑、沮丧、不能正确对待疾病时,可进行进一步加重患者的残障程度,因此对患者进行心理矫正及行为干预是非常必要的,指导患者学会放松肌肉、减小压力及控制惊慌可有助于减轻患者的呼吸困难及焦虑,另外家人、朋友的支持也必不可少。

## 二、健康教育指导

### (一)氧气的正确及安全使用

长期低流量吸氧(小于 5 L/min)可提高患者的生活质量,使 COPD 患者生存率提高 2 倍。在氧气使用过程中应防止火灾及爆炸,在吸氧过程中应禁止吸烟。

### (二)感冒的预防

COPD 患者易感冒,继发细菌性感染后使支气管炎症状加重,可采用防感冒按摩、冷水洗脸、食醋熏蒸、增强体质等方法来预防感冒。

### (三)戒烟

烟是呼吸道最大的敌人,各年龄期的 COPD 患者均应戒烟。戒烟有助于减少呼吸道黏液的分泌,降低感染的风险性,减轻支气管壁的炎症,使支气管扩张剂发挥更有效的作用。

# 第八章
## 颈椎病运动康复

随着生活方式的转变,玩手机的低头族、用电脑的长期伏案者越来越多,导致颈椎病的发病率也越来越高,且呈年轻化趋势。由于年龄是颈椎病的主要发病危险因素,随着我国社会人口老龄化不断加剧,颈椎病已成为老年人的常见疾病。老年颈椎病产生的主要原因有颈椎老化及退行性变、急性损伤、慢性劳损、骨质疏松、不良生活习惯等。选择适宜的运动康复方案进行训练,对老年颈椎病患者不仅仅是一种治疗方法,而且也是一种巩固治疗效果的重要手段。尤其对于因颈椎老化和退行性改变引发的老年颈椎病患者,通过运动康复训练,可起到增强其颈部生理功能和消除症状的作用。

## 第一节　认识颈椎病

### 一、定义

颈椎病又称为颈椎综合征,是一种以颈椎椎间盘退行性改变为基础的疾病,主要因颈椎长期劳损骨质增生或颈椎椎间盘脱出韧带增厚,刺激或压迫到颈椎周围如神经根、脊髓、交感神经、椎动脉等结构(图8-1),出现相应功能障碍的临床综合征。颈椎病是一种临床常见病和多发病,临床上增生性颈椎炎、颈椎骨关节炎、颈椎间盘脱出症、颈神经根综合征等都属于颈椎病,是一种临床常见病和多发病,发病率为3.8%~17.6%,男女患病比例约为6:1,尤其以中老年人群居多。

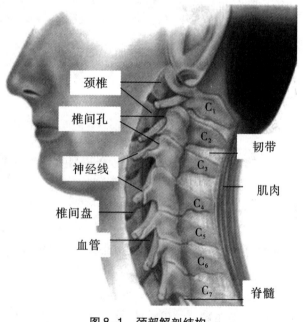

图8-1　颈部解剖结构

近年来,随着现代生活方式的转变,其发病呈现出年轻化趋势。

## 二、病因

颈椎病的致病因素较多,常见的有颈椎椎间盘退行性改变、损伤(主要包括急性损伤和慢性劳损)、颈椎发育异常(主要包括先天性椎管狭窄和先天性畸形)、不良生活习惯等,其中慢性劳损是颈椎病的主要致病因素。

### (一)颈椎椎间盘退行性改变

颈椎椎间盘退行性改变不仅是颈椎病发生发展的最基本原因,也是颈椎椎间结构发生病理改变的关键中心环节。由于颈椎椎间盘退行性改变引发颈椎间隙变窄,关节囊和韧带出现松弛,脊柱活动时颈椎的稳定性下降,进而导致椎体、钩椎关节、关节突关节、前纵韧带、黄韧带及项韧带等结构的变性、增生和钙化。最后形成了脊柱颈段不稳定的恶性循环,刺激或压迫脊髓、脊神经根、椎动脉等结构出现相应的功能障碍的临床表现。

### (二)损伤

引发颈椎病的损伤主要包括急性损伤、慢性劳损和外伤等类型。

1. 急性损伤　颈椎的急性损伤可导致原已退行性改变的颈椎、椎间盘的损害进一步加重,进而引发颈椎病。

2. 慢性劳损　不良睡眠体位、不当工作姿势和不合适体育锻炼等是颈椎病发病的主要原因(图8-2)。长时间从事低头工作、躺在床上看电视和看书、长时间操作电脑、剧烈地旋转颈部或头部等不良姿势使颈部肌肉处于长期疲劳状态,易引发颈部损伤。长期局部肌肉、韧带和关节囊损伤可导致局部结构出血水肿而发生炎症改变。进而在病变部位逐渐产生炎症机化并形成骨质增生,刺激或压迫局部的神经和血管。慢性损伤也会加速因年龄导致的老化颈椎退行性变的进程,进而提前出现临床症状。

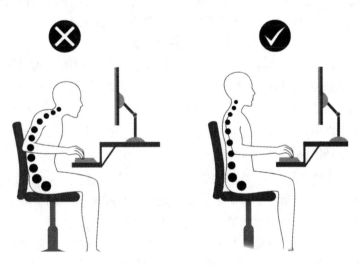

图8-2　办公室坐姿

3. 外伤 颈椎在外伤前已有不同程度的病变,使颈椎处于易损伤状态,此时,外伤可直接诱发颈椎病症状的发生。也可因先前遗留的颈部外伤如颈椎骨折、颈椎脱位等,颈椎骨折引起的骨质移位碎片可直接压迫脊髓、神经或血管导致颈椎病,颈椎椎体的半脱位或脱位引发的椎管狭窄,导致脊髓、神经等周围结构受压而出现临床症状。但是,临床上因暴力伤导致的颈椎骨折、脱位所引发脊髓或神经根等结构的损害,不属于颈椎病的损伤类型。

### (三)颈椎发育异常

颈椎的先天性发育异常包括发育性颈椎椎管狭窄、颈椎先天性畸形、颅底凹陷先天性融椎等,临床常见的先天性椎管狭窄是指在胚胎或发育过程中椎弓根过短,导致椎管矢状径小于正常值。由于颈椎的先天性发育异常,即便颈椎较轻程度的退行性改变,也会引发压迫症状的出现。

此外,风寒湿等不良外环境可通过颈部的微血管反应,使颈部肌肉处于紧张收缩状态,进而影响颈椎内环境的稳定。

## 三、临床表现

颈椎病的临床表现症状多样且比较复杂,因而,颈椎病的临床分型方法有所不同。通常根据刺激或压迫的周围组织结构如神经根、脊髓、椎动脉和颈部交感神经等,把颈椎病分为神经根型、脊髓型、交感型和椎动脉型 4 种类型。患者临床表现以 1 种类型为主,如患者同时具有 2 种或以上类型的临床表现则称为混合型。

### (一)神经根型颈椎病

在颈椎病中发病率最高且最常见的是神经根型,为 50% ~ 60% ,主要因颈椎椎间盘向侧后方突出,钩椎关节或关节突关节增生肥大,刺激或压迫脊神经根而引发的一系列症状。主要临床表现为患者颈部活动受限、颈部僵直,胳膊和手感觉没劲,颈部和肩部出现疼痛,有的呈刀割样疼痛,也有持续性隐痛或酸痛,影响患者睡眠,可同时伴有头晕、头痛、视物模糊、耳鸣等症状。其中上颈椎的病变主要表现为颈椎疼痛,且向枕部放射,出现枕部感觉障碍或皮肤麻木。而下颈椎的病变主要表现为颈肩部疼痛,可向前臂放射,手指出现神经根性分布区域的麻木和疼痛。神经根型颈椎病患者通常有外伤、长时间伏案工作、不当睡眠姿势等病史。

### (二)脊髓型颈椎病

在颈椎病中脊髓型的发病率为 10% ~ 15% ,作为最严重的一种颈椎病,其致残率最高,临床确诊后大多进行手术治疗。脊髓型主要因颈椎椎间盘突出物刺激或压迫交感神经纤维,引起脊髓血管的反射性痉挛,导致出现脊髓缺血性损害的一系列症状。主要临床表现为颈部和肩部疼痛,且伴有四肢麻木、肌力减弱、步态不稳、行走困难等症状,病情严重者可导致患者四肢瘫痪。通常情况下,患者缓慢起病后逐渐加重,或呈现时轻时重。体检可见脊髓型颈椎病患者的颈部活动受限不明显,但肢体远端通常出现不规则的感觉障碍、腱反射亢进、肌张力增高和病理反射,严重者出现双脚踩棉感。

### (三)交感型颈椎病

在颈椎病中交感型是最复杂的,其发病机制至今尚不清晰。由于交感型颈椎病症状多变,故有较高的误诊率,且临床治疗效果不明显。交感型主要因椎间盘退变和椎体不稳定等因素刺激颈椎周围的交感神经末梢,导致交感神经功能出现紊乱。主要临床表现为交感神经的刺激症状,患者有头昏或头晕、头痛或者偏头疼、睡眠差、眼胀、视物模糊不清、耳鸣、听力下降、口干、消化不良、胸闷、心律失常、出汗异常、畏寒或发热等症状,有时感觉肢体或面部区域性疼痛和麻木。上述临床症状通常与患者的颈部活动有明显关系,患者站位和坐位时症状明显,但患者平躺后会出现好转。患者长时间低头、不良工作姿势或劳累时症状明显,但患者休息后会出现好转。体检可见交感型颈椎病患者主观症状较多,但客观体征较少。

### (四)椎动脉型颈椎病

在颈椎病中椎动脉型是发病最突然的,主要因颈椎椎间关节退行性改变刺激并压迫椎动脉,引起椎基底动脉供血不足而出现临床症状。主要临床表现为转头时突发眩晕、头痛、耳鸣、恶心、呕吐、四肢无力甚至突然摔倒,但患者的意识清醒。椎动脉型患者卧床休息数小时,或多至数日会消失症状。症状严重者或病程长久的椎动脉型患者可出现脑干供血不足、进食呛咳、说话吐字不清、一过性耳聋、突发性眼花、失明等一系列临床症状。有时椎动脉型颈椎病与交感型颈椎病很难进行区分。临床上,椎动脉型是中老年人颈椎病的一种常见类型。50岁以上患者出现头痛、头晕者,半数以上与椎基底动脉受累相关。

此外,临床上还有一种最容易治愈的颈型颈椎病,在急性发作时,通常被称为"落枕"。睡眠时枕头高或者低、不良睡姿、项背肌劳损、颈部突然扭转等原因,都会导致颈型颈椎病,也就是常说的一转头就疼。主要临床表现以颈部僵硬、痛、胀及不适感为主,常在清晨醒后出现,或者起床时发觉转头或抬头困难,活动时疼痛加剧,休息疼痛可以缓解。但颈型颈椎病如反复发作,易致颈椎的加速退变,从而引起其他更严重的颈椎病。

# 第二节 主要功能障碍

## 一、诊断原则

颈椎病临床诊断原则主要为:患者的临床表现与 X 线片所见均相符(图 8-3),可以确诊为颈椎病;患者具有典型的临床表现,但 X 线片未见异常,在排除其他疾患后,可以考虑诊断为颈椎病;患者无主诉和临床症状,尽管 X 线片出现异常,也不能诊断为颈椎病。

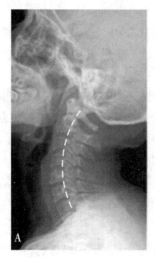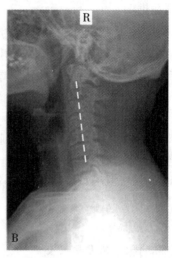

A. 颈椎正常生理曲度；B. 颈椎生理曲度变直

图8-3　颈椎X线侧位片

## 二、诊断要点

对颈椎病各种类型的诊断,可根据患者的病史及体征,并结合影像学及相关实验室检查进行确定。尤其对于中年以上患者,根据病史和体检结果,以及X线检查结果,通常都可以确定诊断,必要时可辅以特殊检查。其中神经根型患者具有根性分布的症状和体征,椎间孔挤压试验或(和)臂丛牵拉试验阳性,且临床表现与影像学所见相符合,同时排除颈椎外病变所致的疼痛;脊髓型患者具有颈段脊髓损害的临床表现,影像学可见颈椎退行性改变和颈椎椎管狭窄,且存在与临床表现相符的颈段脊髓压迫,同时排除脊髓肿瘤、脊髓损伤等病变;交感型临床诊断较为困难,患者具有交感神经功能紊乱的临床表现,且影像学可见颈椎节段性不稳定,而对于症状不典型患者,如果进行封闭后症状有所减轻,可考虑诊断,同时排除其他原因所致的眩晕;椎动脉型患者曾具有猝倒发作史,并伴有颈源性眩晕,进行旋颈试验阳性,同时影像学可见节段性不稳定或钩椎关节增生,还需要排除其他原因导致的眩晕。

## 三、主要功能障碍特点

颈椎病患者的功能障碍主要包括颈椎肌力、颈椎关节活动度、颈椎稳定性、颈部肌肉协调性及运动控制等多方面评估内容,临床上不同类型的颈椎病其功能障碍分别具有不同的特点。

### (一)神经根型颈椎病

神经根型颈椎病患者主要功能障碍表现为一侧或两侧臂部和手麻木、无力等患肢活动和感觉障碍,在咳嗽、大便等致腹压增高时出现症状加重,病程长者患肢肌力明显减退、肌肉出现萎缩。患者颈部僵硬,患肢上举、外展和后伸等活动受限,严重者可影响患者的日常活动能力。

（二）脊髓型颈椎病

依病情的严重程度,脊髓型颈椎病患者主要功能障碍表现为四肢麻木、肌力减弱、步态异常、行走困难等,影响四肢功能,下肢通常有不规则的痛温觉障碍。患者一般缓慢起病后功能障碍逐渐加重,也有呈现时轻时重。严重患者可能出现四肢瘫痪、大小便功能障碍,生活质量较差。

（三）交感型颈椎病

交感型颈椎病患者主要功能障碍表现为多器官系统的反射性交感神经刺激症状和体征,其中头部出现头痛、头晕、偏头痛等症状,眼部出现眼睑下垂、视物不清、失明等症状,心脏出现心前区疼痛、心律失常等症状,周围出现肢体发麻、发冷、疼痛等症状,同时也有焦虑、恐惧等心理表现。交感型颈椎病通常不影响四肢功能,但会影响患者的日常生活活动。

（四）椎动脉型颈椎病

椎动脉型颈椎病患者主要功能障碍表现为反射性脑血管痉挛所致的头痛、头晕等症状,一过性脑缺血所致头晕、恶心、呕吐、耳鸣、视物不清等症状,一过性脊髓缺血所致的头痛、头晕、四肢麻木、四肢无力甚至突然摔倒等症状,但患者无意识障碍,也有少数患者有声音嘶哑、吞咽困难等症状。椎动脉型颈椎病会轻度影响患者生活和工作。

### 四、老年颈椎病功能障碍特点

研究表明:颈椎病在50岁左右人群中发病率约为25%,在60岁人群中发病率约为50%,在70岁人群中发病率几乎为100%。可见颈椎病是老年人的常见病和多发病,而老年颈椎病发病的本质原因是增龄性颈椎椎间盘的老化及颈椎的退行性改变影响了颈椎的生理功能,进而引发的一系列临床症状。因此,老年颈椎病主要功能障碍通常为颈部僵硬和酸胀不适、颈肩部疼痛麻木、颈部活动受限,颈肩部疼痛放射到手臂,引起上肢无力、手指麻木等;较重还有眩晕、头痛、头晕、手足无力、步态不稳,甚至会出现瘫痪;久治不愈患者会产生失眠、烦躁、焦虑、忧郁等心理问题。

## 第三节　康复原则和目标

颈椎病的康复目标是减轻或消除患者的症状和体征,尽可能恢复躯体功能、心理健康和重返社会的能力,而不是消除颈椎椎间盘退行性改变或颈椎的骨质增生。由于颈椎病是一种慢性渐进性疾病,且易复发,因此,颈椎病的康复原则是早诊断、早治疗、早康复,选择的康复措施应符合颈椎解剖特点和生物力学基础,且精准个性化。

## 一、康复原则

颈椎病康复的基本原则是自我治疗、自我防护、自我训练,坚持系统性和渐进性原则,坚持个性化和强化性原则,进而提高自我防护意识,增强康复信心,了解疾病基本常识,提高健康素养,主动掌握运动康复技能,循序渐进,持之以恒进行训练。利用生活中碎片化时间,通过简单易行的运动康复技术达到康复治疗目的。

## 二、康复目标

颈椎病康复总体目标是在保证安全前提下,最大程度地恢复个体功能,包括恢复躯体功能、促进心理健康和提升重返社会能力。首先患者要努力实现短期目标,能够在较短时间内通过自身努力,尽可能减轻焦虑情绪,增加心理的舒适感,缓解或解除疼痛,能够独立或部分独立进行躯体训练活动,防止并发症。接着患者需要持续努力实现长期目标,激发主动参与动机和技能,提升自我运动康复的技术技能,加强运动康复锻炼,增强肌力,加强颈部姿势调整,减轻或控制不舒适症状,同时,尽可能纠正生活中的不良影响因素,形成健康生活方式,降低或减轻原发损伤,预防次发损伤和疾病复发,恢复日常生活能力。

# 第四节  运动康复指导

运动康复训练是颈椎病患者康复的一项最重要措施,颈椎病的运动康复技术主要通过颈部肌肉牵伸,解除痉挛,颈部肌力训练,调节应力,增强颈椎及周围区域血液循环以及代谢物质的吸收,消除水肿,减轻或缓解症状。同时,也可以增强颈部肌肉力量,防止肌萎缩,并可增强颈椎生物力学结构的稳定性,增加颈椎关节的活动度,强化纠正已改变的颈椎生理曲度,进而达到提高和巩固疗效的目的,并且能有效预防颈椎病复发。已有研究表明:在颈部肌肉发达人群中颈椎病发病率下降约80%。

## 一、运动康复作用机制

颈椎病患者运动康复的作用机制是通过锻炼颈肩部周围的肌群,达到促进颈项部血液循环,牵伸张力过高颈肩部肌肉,进而减轻局部症状和体征。坚持长时间局部锻炼,可以增强颈肩部肌肉、韧带筋膜结构的力量,提升颈肩部肌肉保护能力和抗疲劳能力,增强局部结构的稳定性。而全身性锻炼对颈椎病患者的作用,从人体解剖学视角来看,全身核心肌肉群几乎呈放射状与颈椎密切相关,因此,全身性运动是对全身的协调性和平衡性进行锻炼,也会使颈椎得到锻炼,而且全身性运动能提高患者心肺功能,增强体质的整体性作用。从中医整体视角来看,全身性运动通过调整脏腑气血,促进修复颈肩部软组织的损伤,最终达到改善患者"体虚"的整体性目的。

运动康复训练在颈椎病患者中主要作用为:通过颈部肌肉和关节的运动,解除对颈髓、脊神经根和椎动脉等神经、血管的压迫;通过颈椎的主动运动训练或被动运动训练,改善局部的血液循环,促使水肿、炎症等的尽快消散;通过颈背部的肌肉力训练,恢复和增强颈、背部及上肢等部位肌肉的力量,平衡颈、肩、背部两侧的肌力,保持颈椎的稳定性,防止肌肉萎缩;通过颈背部的肌肉力量训练,减轻局部肌肉痉挛状态,缓解疼痛;通过颈椎关节活动度训练,改善颈椎的功能活动,防止颈椎关节僵硬。

## 二、运动康复适应证

临床研究认为大部分颈椎病患者通过保守治疗是可以治愈的,病情严重保守治疗无效的可考虑进行手术治疗。保守治疗的主要措施是进行运动锻炼,但运动锻炼对于颈椎病患者来说是一把双刃剑,只有适宜的运动康复技术才能改善或消除颈椎病症状,而不科学运动可能会加重病情甚至继发损害。因此,颈椎病患者运动康复必须对症下药,需要根据所患颈椎病类型确定能否进行运动锻炼。

各种类型颈椎病治疗均应遵循先康复治疗,但颈椎病急性发作期需局部休息,不适宜增加运动刺激。各型颈椎病患者症状缓解期、术后恢复期、已呈慢性状态时,可以进行运动康复锻炼,早期进行运动康复锻炼还能减小不良姿势对颈椎的影响。但是,对于有明显临床症状的神经根型、椎动脉型以及脊髓型颈椎病患者,需要在医生指导下进行运动康复锻炼,且应避免转头、颈部后伸等易诱发症状的锻炼动作。如果患者具有明显或进行性脊髓受压症状,必须禁止运动,尤其禁忌做颈部后仰运动。各型颈椎病患者禁忌做大幅度的颈部旋转动作,对于椎动脉型颈椎病患者,做颈部旋转运动宜轻柔缓慢,且需适当控制幅度。

## 三、运动康复评定

### (一)一般检查

1. 一般检查　主要观察生命体征、心肺功能。

2. 专科检查　主要观察颈椎脊柱生理曲线是否改变,脊柱有无畸形;软组织是否肿胀,颈神经支配区域肌肉有无萎缩等;棘突、棘间、棘旁是否有压痛;腱反射是否正常,有无病变。

### (二)特征性检查

1. 压顶试验(椎间孔挤压试验)　患者取坐位,头偏斜患侧。检查者双手叠放在患者头顶,向下加压,出现颈肩臂放射性疼痛或麻木者为阳性。

2. 臂丛牵拉试验　患者取坐位,检查者一手将患者头推向健侧,另一手握住患者手腕向相反方向牵拉,出现放射性疼痛或麻木者为阳性。

3. 椎间孔分离试验　患者端坐,检查者站立于患者身后或身侧,双手分别托住患者枕颌,向上拉颈椎,出现麻痛减轻者为阳性。

4. 前屈旋颈试验　令患者头部前屈,同时左右旋颈,如颈椎处出现疼痛为阳性。提示颈椎小关节可能有退行性改变。

5. 低头试验　患者站立双手自然下垂,双足并拢,低头看自己脚尖 1 min。如出现头痛、手麻、头晕、耳鸣、下肢无力、手出汗等症状为阳性。

6. 仰头试验　姿势与低头试验相同,改低头为仰头看屋顶 1 min。出现低头试验的各种症状者为阳性。

7. 椎动脉扭曲试验　患者坐位,检查者站在患者身后,双手抱住患者头枕两侧,将患者头向后仰,同时转向一侧,出现眩晕者为阳性。

8. 屈颈实验　患者仰卧,上肢放于躯干两侧,下肢伸直,让患者抬头屈颈,若患者上下肢出现放射性麻木者为阳性。

(三)影像学检查

1. X 线检查　可发现颈椎生理曲线变直、反张、发育畸形等改变,前纵韧带、后纵韧带钙化,椎体前后缘增生,椎间隙狭窄,椎体移位,钩椎关节增生,椎管狭窄,椎间孔变小,小关节骨质增生等。

2. CT 检查　可见椎间盘突出、后纵韧带钙化、椎管狭窄、神经根管狭窄、横突孔变小等。对后纵韧带骨化症的诊断有重要意义。

3. MRI 检查　了解椎间盘突出类型(膨出、突出、脱出)、硬膜囊和脊髓受压情况,髓内有无缺血和水肿的病灶,脑脊液是否中断,有无神经根受压、黄韧带肥厚、椎管狭窄等。对脊髓型颈椎病的诊断有重要价值。

4. 经颅彩色多普勒(TCD)　可探查基底动脉血流、椎动脉颅内血流,推测椎动脉缺血情况,是检查椎动脉供血不足的有效手段,也是临床诊断颈椎病,尤其是椎动脉型颈椎病的常用检查手段。椎动脉造影和椎动脉 B 超对诊断有一定帮助。

(四)关节活动度评定

颈椎的屈曲与伸展的活动度,枕寰关节占 50%,旋转度寰枢关节占 50%。

1. 前屈　以肩峰为轴心,额面中心线为固定臂。头顶与耳的连线为移动臂。正常值为 $0° \sim 45°$。

2. 后伸　以肩峰为轴心,额面中心线为固定臂,头顶与耳的连线为移动臂。正常值为 $0° \sim 45°$。

3. 旋转　以枕部中央为轴心,矢状面中心为固定臂,鼻梁与枕骨结节的连线为移动臂。正常值为 $0° \sim 60°$。

4. 侧屈　以 $C_1$ 棘突为轴心,$C_7$ 与 $L_5$ 棘突的连线为固定臂,头顶正中与 $C_1$ 棘突的连线为移动臂。正常值为 $0° \sim 45°$。

(五)肌力评定

1. 徒手肌力评定法　对易受累的肌肉进行肌力评定,常评定的肌肉如下。

(1)冈上肌(肩胛上神经 $C_5$、$C_6$):作用为外展肩关节。

(2)三角肌(腋神经 $C_5$、$C_6$):作用为屈曲、外展、后伸、外旋、内旋肩关节。

(3)胸大肌(胸内外神经 $C_5 \sim T_1$):作用为肩关节屈曲、内收、内旋。

(4)肱二头肌(肌皮神经损伤 $C_5$、$C_6$):作用为肘关节屈曲、前臂旋后。

(5)肱三头肌(桡神经 $C_5$、$C_6$)作用为肘关节伸展。

（6）伸腕肌（桡神经 $C_6$、$C_7$）：作用为腕关节伸展。

（7）骨间肌（尺神经 $C_8 \sim T_1$）：作用为手指内收、外展。

2. 握力测定 反应屈指肌肌力。使用握力计进行测定，姿势为上肢在体侧下垂，用力握 2~3 次，取最大值。40 岁左右男性握力 43~50 kg、女性 27~31 kg 为合格。

（六）JOA 颈椎病判定标准

日本骨科协会（Japanese Orthopedic Association, JOA）颈椎病判定标准从运动功能、感觉功能、膀胱功能 3 个层面进行评定，实行 100 分法，分值越低功能越差（表 8-1）。

表 8-1　JOA 颈椎病判定标准

| 指标 | | 评分 | |
|---|---|---|---|
| 运动功能（左右独立评价） | | | |
| 肩、肘功能（三角肌、肱二头肌测定） | | 左 | 右 |
| 徒手肌力检查（MMT）≤2（排除肘部疾病所致） | | 0 | 0 |
| MMT=3 | | 4 | 4 |
| MMT=4 | | 6 | 6 |
| MMT=5（耐久力不足,有脱力感） | | 8 | 8 |
| MMT=5 | | 10 | 10 |
| 手指功能 | | | |
| 吃饭时不能用匙、叉,不能系纽扣 | | 0 | 0 |
| 吃饭时能用匙、叉,能系大扣子 | | 2 | 2 |
| 吃饭时能用匙、叉,不能用力,勉强可用筷子,能系扣子,但不能解 | | 4 | 4 |
| 吃饭时可勉强用力,能用筷子,能系大扣子,但系 T 恤衫的扣子困难 | | 6 | 6 |
| 吃饭时自由用刀叉,能用筷子,但不灵活,能解或系大扣子 | | 8 | 8 |
| 能解或系 T 恤衫的扣子稍有不灵活 | | 10 | 10 |
| 下肢功能：（下肢功能没有明显的左右差别,左右同分） | | | |
| 能站立,不能行走 | | 0 | 0 |
| 能扶着东西站立,能用步行器行走 | | 2 | 2 |
| 可用拐杖（单拐）行走,可上楼梯,不能单腿跳 | | 4 | 4 |
| 平地可不用拐杖行走,可上、下楼梯（下楼时需有扶手）,单腿可站立 | | 6 | 6 |
| 平地可快速行走,对跑步没有信心,下楼梯不灵活,可单腿跳 | | 8 | 8 |
| 正常,可单腿跳,步行、上下楼梯很自由 | | 10 | 10 |
| 感觉功能（左右独立评价） | | | |
| 上肢、躯干、下肢 | 0~10% | 左 | 右 |
| 感觉消失 | 20%~40% | 0 | 0 |

续表8-1

| 指标 | | 评分 | |
|---|---|---|---|
| 难以忍受的麻木,知道自己接触了东西,但不能识别其形状、质地,麻木得难以入睡 | 50%~70% | 3 | 3 |
| 能识别所接触的物品的形状、质地,但只能感觉出一半,有时需要用药物才能止住疼痛,有时麻木感 | 80%~90% | 5 | 5 |
| 触觉基本正常,有轻微的痛觉钝性麻木 | | 8 | 8 |
| 正常,无麻木、疼痛 | | 10 | 10 |
| (百分比为依据患者自己的评价与正常对比所残存感觉的程度) | (100%) | | |
| 膀胱功能 | | | |
| 不能自行排尿或尿失禁 | | 0 | |
| 可勉强自行排尿,有时有尿不尽感,或需要用尿布 | | 3 | |
| 尿频,排尿时无尿线,有时有尿失禁,弄脏下装 | | 5 | |
| 膨胀感正常,但排尿需等一段时间,尿频 | | 8 | |
| 膨胀感、排尿均正常 | | 10 | |

注:改善率为术后分数-术前分数×100%/100-术前分数。

## 四、运动康复训练技术

颈椎病运动康复技术通常包括颈椎活动度及柔韧性练习、颈肌肌力训练、核心肌群训练、颈椎矫正训练、稳定性训练、姿势训练等多个方面。运动训练过程中应以牵伸放松运动和颈部肌肉力量锻炼相结合的方式进行,以自身感觉有轻微疲劳感为度,短暂休息后即可恢复活力。根据患者情况选择适宜的运动康复技术,每个动作训练10~20次,也可根据自身情况进行适当调整。每次训练时间为15~20 min,每天训练2次,每周训练3~4 d,2次训练间隔天数不超过3 d,每次训练持续时间不低于15 min。

(一)颈部肌肉牵伸训练

1.颈部侧后方肌肉牵伸　取坐位或站位均可,上身直立,右手扶头于左后侧,左肩向下沉,右手轻轻用力,将头向右、前方拉伸(图8-4)。在最大活动度处保持15~30 s后还原。对侧相反。

2.颈部后方肌肉牵伸　取坐位或站位均可,上身直立,双手交叉抱于脑后,肘部打开。颈部肌肉放松,用双手将头向前下方拉伸(图8-5)。在最大活动度处保持15~30 s后还原。

3.颈部两侧肌肉牵伸　取坐位或站位均可,上身直立,左肩下沉,右手扶于头左侧,手轻轻地用力将头拉向右侧肩膀(图8-6)。在最大活动度处保持15~30 s后还原。拉伸时注意头不要前倾或后倾。对侧相反。

4.颈前部肌肉牵伸　取坐位或站位均可,上身直立,右手扶于头左前侧,左肩下沉。右手轻轻用力,将头向右、后方拉伸(图8-7)。在最大活动度处保持15~30 s后还原。

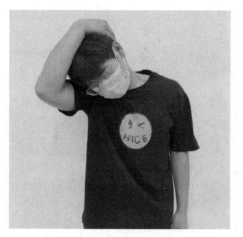

图 8-4　颈部侧后方肌肉牵伸训练

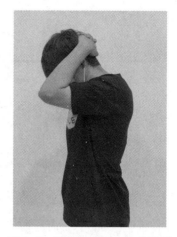

图 8-5　颈部后方肌肉牵伸训练

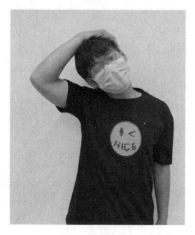

图 8-6　颈部两侧肌肉牵伸训练

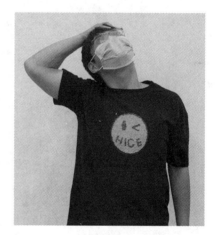

图 8-7　颈前部肌肉牵伸训练

（二）颈部活动度训练

1. 旋臂转头　取站位,弯腰,低头含胸,两臂在膝前交叉,尽量伸向对侧(图 8-8A)。挺胸,两臂尽量呈 90°,掌心向前,前臂向后用力,肘部与肩部在同一水平线上,头向左转(图 8-8B)。反方向重复。此为 1 次。每天 3～4 组,每组 6～8 次,组间休息 10 s。

2. 交叉旋臂转头　取站位,右肩向外旋转至前臂垂直,掌心向前。左肩向后旋转至手在背后,掌心朝后,眼视右手(图 8-9A)。反方向重复(图 8-9B)。此为 1 次。每天 3～4 组,每组 6～8 次,组间休息 10 s。

3. 转头反向推臂　取站位,头尽力向左转,左手经体前伸向右肩上方还原(图 8-10A)。反方向重复(图 8-10B)。此为 1 次。每天 3～4 组,每组 6～8 次,组间休息 10 s。

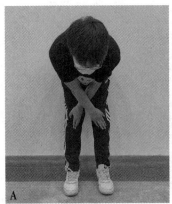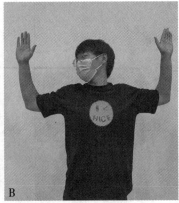

A. 弯腰双手膝前交叉；B. 挺胸旋臂转头训练。

图 8-8　旋臂转头

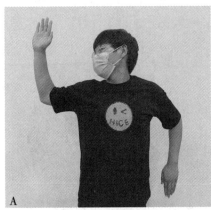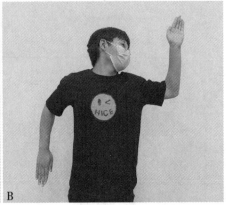

图 8-9　交叉旋臂转头训练

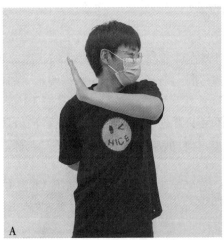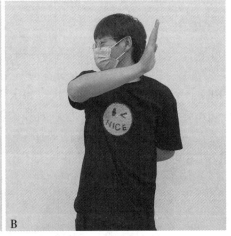

图 8-10　转头反向推臂训练

（三）颈部肌力训练

1. 头部平移　取坐位或站位均可,两眼平视前方,并完全放松。缓慢且平稳地向后移动头部,直到不能再向后为止(图8-11A)。保持眼睛平视前方,不要让头部向后倾斜,也不要向上看。当头部向后移动到最大幅度后,双手放在下巴上,辅助头部慢慢地向后推(图8-11B)。保持几秒钟后放松。每天3~4组,每组6~8次,组间休息10 s。

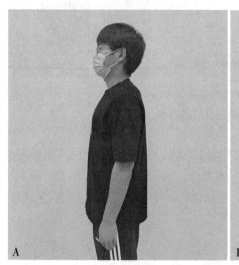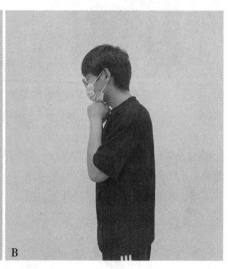

A. 平移训练;B. 被动平移训练。

图8-11　头部平移

2. 抱头后伸　取坐位或站位均可,双手抱头后,手指交叉,稍低头,双肘张开。用力抬头,两手向前用力,与头对抗,不使后仰(图8-12)。此为1次。每天3~4组,每组6~8次,组间休息10 s。

3. 颈部抗阻训练

(1)左右方向:取坐位或站位均可,用左手向右用力推,头向左发力做对抗,争取不被推动改变头部位置(图8-13A)。反方向重复(图8-13B)。此为1次。每天3~4组,每组6~8次,组间休息10 s。

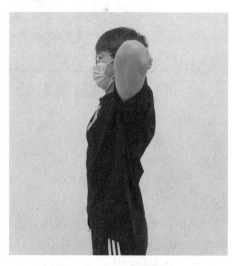

图8-12　抱头后伸训练

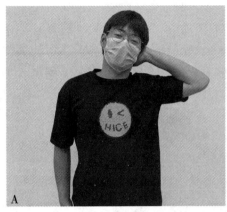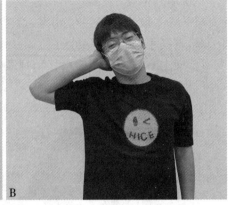

A. 左侧抗阻训练;B. 右侧抗阻训练。

**图 8-13　颈部左右抗阻训练**

（2）前后方向:取坐位或站位均可,头向前屈,双手交叉向后用力推,头向前发力进行对抗(图 8-14A)。头向后仰,双手交叉向前用力拉,头向后发力进行对抗(图 8-14B)。每天 3~4 组,每组 6~8 次,组间休息 10 s。

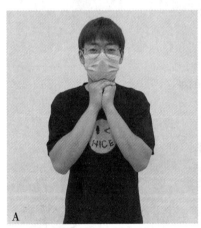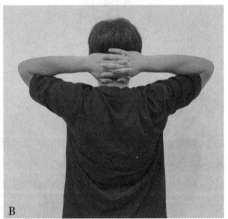

A. 前方抗阻训练;B. 后方抗阻训练。

**图 8-14　颈部前后抗阻训练**

### 五、运动康复操

老年人久坐不活动有损身体健康,在每天日常生活中要养成定期站立活动一下筋骨的习惯,每次活动的时间不需太长,一般每小时活动 3~5 min 即可,最终运动也能积少成多。在老年人日常生活中的零碎时间段,比如等车、乘车、看电视、做家务等,都可以利用起来进行锻炼。一些简单的微运动康复操也能让身体得到有效锻炼。简易化的颈部微运动康复操,没有场地和天气等客观条件的限制,比较容易坚持,并且简单易懂,操作难度小,如同时伴以深呼吸运动,长期坚持锻炼不但可以增强体质,也可以起到减轻症状和体征,防止复发的作用。颈部微运动康复体操包括抬头望月、颈后按摩和擎天玉柱 3 个动作,适宜老年人居家空闲时间进行康复训练。

（一）抬头望月

身体直立位,全身放松。颈部缓慢尽量后仰,遥望天空(图 8-15A)。这时能够感到颈部后方肌肉放松,然后保持这种姿势,并缓慢左、右转动(图 8-15B)。每天 3～4 组,每组 6～8 次,组间休息 10 s。

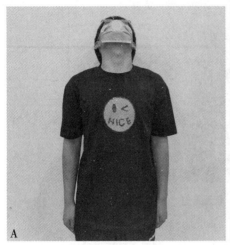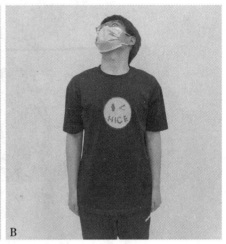

A.头部缓慢尽量后仰;B.右侧转动。

图 8-15 抬头望月

（二）颈后按摩

身体直立位或坐位,双手手掌抱于颈部后方,颈部缓慢后伸,同时双手手掌向两侧滑行,轻轻按摩颈部肌肉(图 8-16)。每天 3～4 组,每组 6～8 次,组间休息 10 s。

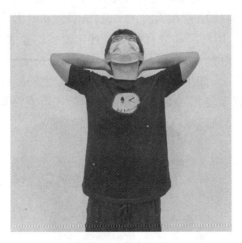

图 8-16 颈后按摩

### (三)擎天玉柱

身体直立位或坐位,双手手指交叉,掌心向上,尽量向高处伸直,同时抬头,仰望天空(图 8-17)。每天 3~4 组,每组 6~8 次,组间休息 10 s。

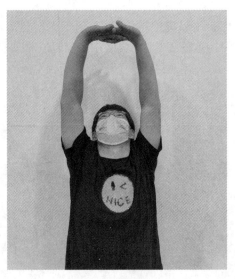

图 8-17　擎天玉柱

## 六、运动康复训练的注意事项

颈椎病患者运动量不宜过大,做颈椎操的时候需要缓慢、放松,切忌操之过急,要劳逸结合,颈椎病患者运动康复训练贵在坚持,并需要循序渐进,切莫急于求成,以免造成更严重损伤。如果颈椎病已经严重到压迫神经、血管,需在医生指导后再自行锻炼;日常锻炼不要突然用力,需要缓慢、有控制地运动;在能控制的范围内进行运动,不要追求过大的活动范围,一点一点进步;如在训练过程中出现不适,请及时停止。

如果颈椎病导致的疼痛已持续几个月,想在两三天内完全消除疼痛是不太现实的,经过正确的练习,通常 10~14 d 会有明显好转。很多迅速缓解疼痛的方法只是暂时性的缓解,并不是真正的根除,疼痛只是身体的一种报警系统,而不是病因,我们不能把关注点仅仅放在疼痛缓解上,如果有以下表现就代表症状的缓解:疼痛变得没那么强烈了;疼痛发作频率降低;在重复相同的动作更长时间后才出现疼痛;相同的动作活动幅度更大之后才感觉到疼痛;疼痛区域缩小并向心化。

# 第五节　自我康复健康指导

## 一、纠正不良姿势

在日常工作和生活中始终维持最佳头部姿势,纠正日常工作和生活中的不良姿势,防止慢性损伤,对颈椎病的防护显得尤为重要。平时正确坐姿应尽可能保持自然端坐,头颈部保持略前倾。原则上桌椅间高度比例应合适,桌面高度能使头、颈、胸部保持正常的生理曲线,以避免头颈部过度后仰或过度前倾前屈。一般情况下,1 h左右应变换一次体位,以避免机体长时间处于同一个姿势。尤其对于长期伏案工作,如写字、看书、电脑办公时,需要定时改换头部体位,在改换体位时可进行头颈部微运动康复操锻炼,注意合理调整头部与工作台面之间的高度,避免出现长期低头伏案看书或写字,也要避免出现长期仰头看书或写字,保持目光接近平视面。同时,需要注意纠正头、颈、肩、背部的姿势,避免偏头耸肩和过度扭屈颈部。

在日常工作和生活中,颈椎病患者避免做容易引发疼痛的动作和姿势,使身体能尽快康复。在急性疼痛期,患者床上制动休息对颈椎恢复没有益处,因此,只要能够下床,颈椎病患者就应尽早开始运动康复锻炼。

## 二、调整睡姿和睡枕

### (一)睡姿

颈部姿势对颈椎病症状有明显影响,而睡眠姿势的影响尤大。良好的睡姿对颈椎病患者的康复十分重要,绝大多数患者通过姿势调整特别是睡姿的调整,适当休息以及正确的颈肩背部肌肉锻炼就能大幅度缓解症状,甚至恢复健康。正常人体的颈椎有生理弯曲,从侧面看,颈椎排列呈轻度前凸,从正面看,颈椎排列呈一直线,即不向左,也不向右。因此,颈椎病患者睡眠时需顺应颈椎正常的生理弯曲,使头颈部保持自然仰伸位,在这种体位时,颈部肌肉、韧带、椎间盘,以及颈部其他器官如气管、颈动、静脉和神经组织处于正常生理状态。故睡姿应以仰卧为主,头应放于枕头中央,侧卧为辅,且要左右交替,并使颈部有枕头支撑,侧卧时左右膝关节微屈对置。俯卧、半俯卧、半仰卧或上、下段身体扭转而睡,都不利于保持颈椎的生理曲度,属于不良睡姿,需要及时进行纠正。另外,睡眠时不要把手放在头顶,以免影响手臂的血液循环。

### (二)睡枕

睡枕过高、过硬、过短、过窄,或充填物不合适等都会对颈椎造成不良影响,因此,选择合适的睡枕对颈椎病的防治十分重要,而且这也是药物治疗不能替代的。适合人体生理结构特点的睡枕应具有以下特点:曲线造型符合颈椎生理弯曲。枕心可以承托全部颈椎,使颈椎能够得到充分松弛和休息。枕芯透气性良好,避免因潮湿而加重颈部不适。

此外,枕芯还需要具备科学的高度和舒适的硬度。枕高应结合个体体型,一般以仰卧位时,枕中央在受压状态下的高度一般为 8 ~ 15 cm,而枕两端应比中央高出 10 cm 左右,保证颈椎的生理弯曲。使患者仰卧或侧卧时,保持头部与颈部在同一个水平面上(图 8-18、图 8-19),躺下来感觉头部、颈部、肩背部都很放松,能够有利于放松颈肩部肌肉。总之,睡枕高度和硬度以第二天睡醒后颈部无任何不适为宜。一般情况下,睡枕的长度为40 ~ 60 cm。

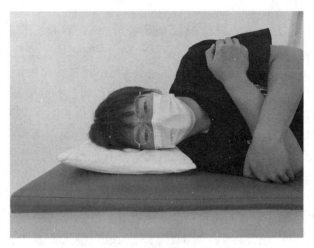

图 8-18　合适睡枕-侧卧位

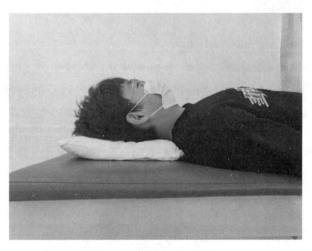

图 8-19　合适睡枕-仰卧位

## 三、适当体力活动

体力活动不足被认为是颈椎病病因的一个重要方面,已有研究从运动对人体整体机能的调节和增强体质等方面来阐述对颈椎病发生发展的影响。而对于老年人来说,体力活动不足的影响更明显。因此，老年人为防护颈椎病，平时尽量少坐着，要注意增加体力活动，尤其需要根据自身实际情况选择适合的运动，比如打太极拳、慢跑、散步、原地数息跑等，不但可以增强身体的抵抗力，而且还可以改善很多潜在的疾病，还能缓慢身体的老化速度，可以陶冶情操，保持积极健康的心态。但尽量避免过度劳累，以及剧烈体力活动。

（一）太极拳运动

太极拳运动可以有效改善并加强颈椎病患者机体的代谢功能，延缓骨质疏松、骨刺的生成，以及椎间盘变性退化、椎间孔变窄等所引起的一系列症状发生。现已成为老年颈椎病患者首选的居家运动项目。这是因为太极拳运动不仅有助于改善和保持心脑血管系统健康，而且有助于改善和保持骨关节系统的柔韧与健康。且太极拳动作柔和、平稳、流畅、缓慢，招式重视站姿和手、眼、头、颈、四肢的配合和协调，故适合于老年颈椎病患者。

（二）慢跑或散步

慢跑通过有节奏的肌肉交替收缩与舒张，锻炼脊柱关节的平衡和协调能力，进而提高肌肉耐力，颈椎病患者可根据自己的具体情况灵活掌握，选择慢跑或者散步。但慢跑前先散步、甩臂，进行 10 min 左右热身活动，速度先慢而后逐渐加快，但不宜过快，跑步距离和时间不宜过长过远，以身体能耐受为度。尤其要严格控制运动量，如出现心悸、头昏、乏力等情况应立即减量。跑步后需做放松活动，可以继续散步，不要立刻停止运动，并做好保暖防护，避免受凉。散步时注意配合深呼吸，上下肢活动和全身运动。

（三）原地跑步

原地跑步是指在任何场地保持身体处于类似跑步的状态，因其不受环境影响，简便易行，且具有较好的锻炼效果，已越来越多得到大家认可，尤其适合老年慢性病患者居家锻炼。原地跑步需要的空间小，像原地踏步一样跑起来。活动前先要进行适当热身，再逐渐加量，运动过程中要调整好呼吸并尽量用鼻呼吸。此外，对于体弱者来说，可交替进行原地踏步与原地慢跑，感觉劳累时就踏步走，感觉有力量时再变成跑，时间一般不超过 10 min。

原地数息跑是在原地跑步基础上创新的一种锻炼身心运动，也是一种强身健心的锻炼方法。数息是默数自己跑步次数，一般从 1 数到 100 后再重复循环。运动过程中排除杂念，保持精神高度集中，一般采用鼻吸嘴呼。每次运动 3 ~ 5 min。原地数息跑简单易学，且不受时间、场地和气候条件的限制，已成为常态化疫情防控期间老年颈椎病患者健身养生的好方法。

此外，一些全身性运动如游泳、球类（羽毛球、乒乓球等）也是常选用的运动方式。

## 四、避免颈部受凉

颈部受凉与颈椎病的发生发展有较大关系，为了避免颈部受凉而引发或加重颈椎病，日常生活中应做好颈部的保暖。冬季患者经常会出现颈椎不适，或者出现颈椎病较多复发的主要原因在于，气温较低而没有注意颈部保暖，导致颈部长期处于较冷环境中,而颈部肌肉的保护性收缩致颈椎椎间隙变窄,神经、血管受挤压,进而增加颈椎病的发病危险。天气寒冷时,患者一定要注意身体保暖,根据天气变化增减衣服,尤其要保护好颈背部,可选择高领衫、围巾等保护颈部。同时,晚上睡觉时也需要注意保暖,防止颈肩部受凉。即使夏季时,要避免风扇、空调等直接吹向颈部。当身体受寒时,尤其对于寒气最易入侵的颈部,可以进行热敷颈背部或用热水冲洗,如用一条热毛巾敷颈部进行驱寒,舒缓神经。

### 五、防止意外损伤

颈椎及其周围软组织损伤能够直接或间接引发颈椎病,临床上颈椎病患者中有半数以上与外伤有直接关系。头颈外伤通常包括交通意外损伤、运动损伤、生活与工作中的意外损伤等,这些损伤不但是颈椎病的发病因素,而且会诱发或加重颈椎病。因此,尽量避免各种生活意外损伤,如乘车中睡眠,急刹车时,极易造成颈椎损伤,故坐车时尽量不要打瞌睡,注意颈部保护,避免急转弯、急刹车或突然转动颈部。运动或劳动时避免过大负荷或不适当活动,以防止闪、挫伤。在运动或劳动前,需要做好充分准备,尤其头颈部的准备活动,使关节、肌肉充分伸展协调,防止颈椎损伤。在头颈部发生外伤后,应及时到医院早诊断、早治疗。

另外,颈椎病患者尽量不做按摩,如做按摩,手法应轻柔,避免暴力挤压、搬动头颈部,以免加重损伤。

### 六、注意科学饮食

#### (一)一般饮食原则

老年颈椎病患者对饮食有特殊要求,既要注重营养平衡,即合理的膳食结构和酸碱平衡,又要顾及老年群体不同的生理特点,即各种功能减退,代谢率降低和消化功能减弱等情况。患者不合理的饮食往往会加重病情,因此,日常饮食的一般原则为合理搭配,避免单一偏食。主食如米、面主要提供热量,因不同的主食所含营养不同,故粗细粮宜同时吃。副食如豆类、水果和蔬菜等可以调节生理功能,宜搭配全面。为确保营养平衡,需要供给足够的热量,提供基本的优质蛋白,补足多种无机盐,输送充足的维生素,保证适量的纤维素。尤其应多摄取营养价值高的食品,如豆类、瘦肉,海带、紫菜、木耳等,可达到增强体质,延缓衰老作用,尤其是新鲜蔬菜、水果等富含维生素 C 的食品,对防止颈椎病进一步发展更有益。

#### (二)对症饮食

由于颈椎病是椎体增生、骨质退化疏松等原因引起的,所以患者需对症进食,应以富含钙、蛋白质、维生素 B、维生素 C 和维生素 E 的饮食为主。其中钙是骨的主要成分,以牛奶、鱼、猪尾骨、黄豆、黑豆等含量为多。蛋白质也是形成韧带、骨骼、肌肉所不可缺少的营养素。维生素 B、维生素 E 则可缓解疼痛,解除疲劳。总之,对症进食,就能有利于颈椎病患者的康复。

（三）饮食禁忌

颈椎病患者没有特殊饮食禁忌，要避免饥饿和饱腹。一般来说，尽量减少摄入寒凉、生冷食品，避免酗酒及大量饮用咖啡及浓茶，少吃脂肪、油炸、辛辣食品。

## 七、自我心理调适

颈椎病病程长、症状多、易反复的特点，给患者带来心理上的一定困扰，因此，在康复治疗过程中患者进行自我心理调适显得尤为重要，要积极主动调整好自己的心态，保持阳光向上的心理，树立一定能够战胜疾病的强大信心。建立良好的医患关系，使自己能积极配合医护人员进行治疗。当服药、运动康复锻炼等出现暂时的效果不佳时，可通过松弛疗法如按摩、听音乐等，使自己能够主动消除顾虑，克服产生的悲观、焦虑等情绪，树立正确的心态，始终以正能量坚持防护。

## 八、选择合适辅具

充气颈托是颈椎病患者居家康复常选用的辅助治疗器具（图8-20），能起到制动和保护颈椎、减少神经磨损、减轻椎间关节创伤性反应和巩固疗效、防止复发的作用，并有利于组织水肿的消退。颈托适合各型颈椎病，尤其对急性发作期患者尤其对颈椎间盘突出症、交感神经型及椎动脉型颈椎病患者更为适合，对于症状缓解、促进恢复、巩固疗效、防止复发等方面具有重要作用。颈托使用时应调整合适高度，能保持颈椎处于中立位，且能将颈椎固定于稍前屈位，松紧以能张口说话但不能全部张开，下

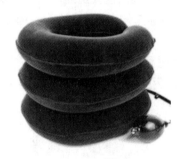

图8-20 家用充气颈托

颌下能够放两根手指且无不适感。颈托佩戴时间不宜过长，因长期应用颈托可引起颈背部肌肉萎缩、关节僵硬。此外，卧床时不宜佩戴。

# 第九章
# 腰椎间盘突出症运动康复

　　随着社会的发展,人们的生活节奏越来越快,工作压力越来越大,腰椎间盘突出症的发病率越来越高,且呈年轻化趋势。由于年龄是腰椎间盘突出症的主要发病危险因素,随着我国社会人口老龄化不断加剧,腰椎间盘突出症已成为老年人的常见疾病。老年腰椎间盘突出症产生的主要原因有腰椎老化及退行性变、急性损伤、慢性劳损、骨质疏松症、不良生活习惯等。选择适宜的运动康复方案进行训练,对老年腰椎间盘突出症患者不仅仅是一种治疗方法,而且也是一种巩固治疗效果的重要手段。尤其对于因腰椎老化和退行性改变引发的老年腰椎间盘突出症患者,通过运动康复训练,可起到增强其腰部生理功能和消除症状的作用。

## 第一节　认识腰椎间盘突出症

### 一、定义

　　腰椎间盘突出症是指腰椎间盘的髓核、纤维环或软骨板发生不同程度的退行性改变,在外力因素的作用下,椎间盘的纤维环破裂,髓核组织从破裂之处突出或脱出于后方或椎管内,导致相邻的神经根或马尾神经遭受刺激或压迫,从而产生腰部疼痛,大小便障碍、一侧或双侧下肢麻木、疼痛等一系列临床症状。

### 二、病因

　　腰椎间盘突出症的病因主要有以下几个方面。

　　1.椎间盘退变　是年龄增长的过程中必然会发生的一个改变,再加上外力和劳损的原因,更容易发生本病。

　　2.损伤　反复弯腰、长时间久坐造成的积累性损伤容易引起本病。

　　3.妊娠　妊娠妇女由于韧带松弛的缘故,更容易发生本病。

　　4.遗传因素　部分青少年有腰椎间盘突出症家族史,可能会遗传。

　　5.发育异常　如关节不对称,下腰椎承受过大的压力,而易发本病。

### 三、临床表现

腰椎间盘突出症的临床表现主要有以下几个方面。

1. 腰痛 少数患者只有腰痛。活动时加重,卧床休息后常减轻。腰部活动受限,尤其是腰部向前屈受限最明显。

2. 坐骨神经痛 疼痛一般会从下腰部向臀部、大腿后方、小腿外侧直到足部放射,在喷嚏和咳嗽等情况下疼痛会加剧。一般多累及一侧下肢,仅极少数突出者表现为双下肢症状。早期为痛觉过敏,严重者出现感觉迟钝或麻木。

3. 马尾神经受压症状 主要表现为大、小便障碍,双下肢及会阴部疼痛、感觉减退和麻木。严重者可出现大、小便失控及双下肢不完全性瘫痪等症状,较少见。

4. 间歇性跛行 由于腰椎间盘突出压迫神经根,造成神经根的充血、水肿等炎性反应和缺血,当行走时,椎管内受阻的椎静脉丛充血,加重了神经根的充血程度和脊髓血管的扩张,同时也加重了对神经根的压迫而引起下肢疼痛,走路一瘸一拐,需要时不时地休息一段时间才能继续行走。

# 第二节 主要功能障碍

### 一、诊断原则

老年腰椎间盘突出症的诊断主要依据患者的年龄、病史、症状、体征、影像学检查等综合分析。

老年腰椎间盘突出症的诊断应注意与其他常见的老年腰背部疾病如腰椎管狭窄、腰椎滑脱、腰椎骨折、腰椎结核、腰椎肿瘤等鉴别,避免漏诊或误诊。

老年腰椎间盘突出症的诊断应评估患者的功能障碍程度,采用视觉模拟评分法(visual analogue scale, VAS)、Oswestry 功能障碍指数(Oswestry disability index, ODI)等量化工具进行评估,为治疗方案的选择和效果的评价提供依据。

### 二、诊断要点

1. 典型症状 老年腰椎间盘突出症的典型症状为腰痛、下肢放射痛、下肢麻木、下肢无力等,疼痛性质为锐痛或烧灼痛,常伴有腰部活动受限,咳嗽、打喷嚏或转换体位时疼痛加剧,多累及一侧下肢,少数可出现双下肢症状或马尾综合征。

2. 典型体征 老年腰椎间盘突出症的典型体征为神经根牵拉试验阳性,可出现相应节段的感觉、运动、反射异常,如 $L_4/L_5$ 节段突出可导致足背伸肌力下降,$L_5/S_1$ 节段突出可导致跟腱反射减弱或消失。

3. 影像学检查 老年腰椎间盘突出症的影像学检查主要包括 X 线、CT、MRI 等,可显示椎间盘突出的位置、大小、形态、类型、压迫情况等,对诊断和鉴别诊断有重要价值,MRI是首选的检查方法,可提供多平面、多序列的高分辨率图像,对椎间盘突出的显示最敏感和准确。

### 三、老年腰椎间盘突出症功能障碍特点

1. 主要表现　老年腰椎间盘突出症的功能障碍特点主要表现为腰部和下肢的活动受限、肌力下降、感觉异常、反射改变等,这些功能障碍会影响患者的站立、行走、坐卧、弯腰、提重、上下楼梯等日常活动,导致患者的生活自理能力下降,甚至出现残疾。

2. 心理状态　老年腰椎间盘突出症的功能障碍特点还与患者的心理状态有关,患者常常出现焦虑、抑郁、恐惧、自卑等不良情绪,这些情绪会加重患者的疼痛感受,形成恶性循环,进一步影响患者的功能恢复。

3. 社会支持　老年腰椎间盘突出症的功能障碍特点还与患者的社会支持有关,患者常常因为功能障碍而影响工作、家庭、社交等方面,导致患者的社会角色发生改变,失去社会支持,降低患者的生活满意度和幸福感。

# 第三节　康复目标和原则

## 一、康复目标

老年腰椎间盘突出症的康复目标主要包括以下几个方面。

1. 缓解疼痛　缓解腰部和下肢的疼痛,消除神经根的压迫和刺激,改善患者的疼痛感受和生活质量。

2. 恢复功能　恢复腰部和下肢的功能,增强腰背肌的力量和耐力,提高患者的生活自理能力和社会参与度。

3. 预防复发和并发症　预防腰椎间盘突出症的复发和并发症,延缓腰椎的退行性变,减少患者的残疾风险和手术需求。

4. 改善患者的心理状态　消除患者的焦虑、抑郁、恐惧、自卑等不良情绪,提高患者的心理健康和幸福感。

## 二、康复原则

老年腰椎间盘突出症的康复原则主要包括以下几个方面。

1. 个体化原则　根据患者的年龄、性别、病情、功能障碍程度、心理状态、生活方式、社会支持等因素,制定个性化的康复方案,满足患者的不同需求和期望。

2. 整体化原则　采用多学科的综合康复模式,结合药物治疗、物理治疗、运动疗法、心理干预、疼痛自我管理、健康教育等多种手段,协调患者的生理、心理、社会等各方面的康复。

3.安全原则　在康复过程中,注意避免或减少康复措施的并发症和副作用,如过度牵引、不当的手法治疗、过度运动等,保证患者的安全和舒适。

4.循序渐进原则　根据患者的病情变化和功能恢复情况,适时调整康复方案的内容、强度、频率、时间等,使康复训练既不过轻也不过重,达到最佳的康复效果。

# 第四节　运动康复指导

## 一、运动康复作用机制

老年腰椎间盘突出症的运动康复主要通过以下几个方面发挥作用。

(1)增加腰椎间盘的营养供应,促进椎间盘的修复和再生,减少椎间盘的退行性变。

(2)增强腰背肌和腹肌的力量和耐力,改善腰椎的稳定性和支持性,减轻椎间盘的受压和突出。

(3)拉伸腰部神经根和周围软组织,缓解神经根的压迫和刺激,改善神经根的血液循环和功能。

(4)改善腰部的活动度和灵活性,恢复腰部的正常生理曲度,预防腰部僵硬和挛缩。

(5)调节腰部的疼痛感受,降低疼痛的敏感性和强度,提高疼痛的耐受性和阈值。

(6)改善患者的心理状态,增强患者的自信和自我效能,提高患者的生活质量和满意度。

## 二、运动康复适应证

老年腰椎间盘突出症的运动康复适用于以下情况。

(1)诊断明确,病情稳定,无严重的并发症或合并症,无手术指征或拒绝手术的患者。

(2)保守治疗后症状有所缓解,但仍有轻至中度的腰痛、下肢放射痛、下肢麻木或无力等功能障碍的患者。

(3)手术治疗后症状有所改善,但仍需进一步恢复腰部功能和预防复发的患者。

(4)有意愿并能够配合运动康复训练,遵守运动康复指导,能够自我管理疼痛和运动的患者。

## 三、运动康复评定

1.评定内容　老年腰椎间盘突出症的运动康复评定主要包括以下几个方面。

(1)患者的一般情况,包括年龄、性别、身高、体重、职业、生活方式、全身合并症等,了解患者的基本信息和健康状况。

(2)患者的病史,包括发病时间、病因、症状、体征、影像学检查、治疗经过、疗效、并发症等,了解患者的病情特点和演变过程。

（3）患者的功能障碍程度,采用视觉模拟评分法、Oswestry 功能障碍指数等量化工具进行评估,为治疗方案的选择和效果的评价提供依据。

（4）患者的腰部活动度,采用腰椎活动度测量仪或角度尺等工具进行测量,记录患者的腰椎屈、伸、左右侧弯及左右旋转的最大活动范围,为运动康复训练的强度和进度的确定提供参考。

（5）患者的腰背肌和腹肌的力量和耐力,采用腰背肌力量测试仪或腹肌力量测试仪等工具进行测量,记录患者的腰背肌和腹肌的最大肌力和肌耐力,为运动康复训练的内容和方法的选择提供依据。

（6）患者的心理状态,采用焦虑自评量表(self-rating anxiety scale,SAS)、抑郁自评量表(self-rating depression scale,SDS)等量化工具进行评估,了解患者的心理健康状况,为心理干预的需要和方式的确定提供参考。

2.评定方法　主要根据以下几个方面进行评定。

（1）患者的运动康复效果,采用视觉模拟评分法、Oswestry 功能障碍指数等量化工具进行评定,比较运动康复前后的评分变化,判断运动康复的疗效和改善程度。

（2）患者的运动康复安全性,观察运动康复过程中是否出现不良反应或并发症,如加重疼痛、加重神经根压迫、出现肌肉拉伤或韧带损伤等,判断运动康复的安全性和适宜性。

（3）患者的运动康复依从性,记录患者的运动康复次数、时间、强度、方法等,了解患者的运动康复执行情况,判断患者的运动康复依从性和配合度。

（4）患者的运动康复满意度,采用满意度评分表(satisfaction rating scale)等量化工具进行评定,了解患者对运动康复的满意程度和反馈意见,判断患者的运动康复满意度和接受度。

### 四、运动康复训练技术

1.腰椎牵引　分为机械牵引和自重牵引两种。机械牵引可根据患者的体重、症状、病变部位和程度,调节牵引力、牵引时间、牵引角度等参数,实现对腰椎的间歇性或持续性牵引。自重牵引可利用患者自身的重力,通过吊单杠、倒挂等方式,达到腰椎的轻度牵引。

腰椎牵引的适应证包括急性期或亚急性期的腰椎间盘突出症,尤其是伴有明显神经根症状的患者。

腰椎牵引的禁忌证包括腰椎不稳、腰椎结核、腰椎骨折、腰椎肿瘤、腰椎感染、腰椎畸形、腰椎滑脱、腰椎退行性病变、腰椎动脉狭窄、腰椎动脉硬化、腰椎动脉瘤、腰椎动脉破裂等。

2.腰椎屈伸训练　利用腰背肌和腹肌的收缩和放松,使腰椎产生屈伸运动,增加腰椎的活动度和灵活性,恢复腰椎的正常生理曲度,预防腰椎的僵硬和挛缩。腰椎屈伸训练可分为主动屈伸和被动屈伸两种。主动屈伸可采用俯卧撑、仰卧起坐、桥式、猫式、犁式等姿势,由患者自主控制腰椎的屈伸幅度和速度,避免过度屈伸或过度伸展。被动屈伸可采用腰椎屈伸机、腰椎屈伸床、腰椎屈伸架等设备,由操作者或设备辅助患者进行腰椎的屈伸运动,可达到更大的屈伸幅度和效果。

腰椎屈伸训练的适应证包括亚急性期或慢性期的腰椎间盘突出症,尤其是伴有腰椎活动度受限的患者。

腰椎屈伸训练的禁忌证包括急性期的腰椎间盘突出症,以及腰椎不稳、腰椎结核、腰椎骨折、腰椎肿瘤、腰椎感染、腰椎畸形、腰椎滑脱、腰椎退行性病变等。

3.**腰椎旋转训练**　利用腰背肌和腹肌的收缩和放松,使腰椎产生旋转运动,增加腰椎的旋转度和灵活性,改善腰椎的生物力学状态,缓解腰椎的受压和突出。腰椎旋转训练可分为主动旋转和被动旋转两种。主动旋转可采用俯卧转体、仰卧转体、侧卧转体、坐位转体、站位转体等姿势,由患者自主控制腰椎的旋转幅度和速度,避免过度旋转或扭伤。被动旋转可采用腰椎旋转机、腰椎旋转床、腰椎旋转架等设备,由操作者或设备辅助患者进行腰椎的旋转运动,可达到更大的旋转幅度和效果。

腰椎旋转训练的适应证包括亚急性期或慢性期的腰椎间盘突出症,尤其是伴有腰椎旋转度受限的患者。

腰椎旋转训练的禁忌证包括急性期的腰椎间盘突出症,以及腰椎不稳、腰椎结核、腰椎骨折、腰椎肿瘤、腰椎感染、腰椎畸形、腰椎滑脱、腰椎退行性病变等。

4.**腰椎侧弯训练**　利用腰背肌和腹肌的收缩和放松,使腰椎产生侧弯运动,增加腰椎的侧弯度和灵活性,改善腰椎的生物力学状态,缓解腰椎的受压和突出。腰椎侧弯训练可分为主动侧弯和被动侧弯两种。主动侧弯可采用仰卧侧弯、侧卧侧弯、坐位侧弯、站位侧弯等姿势,由患者自主控制腰椎的侧弯幅度和速度,避免过度侧弯或扭伤。被动侧弯可采用腰椎侧弯机、腰椎侧弯床、腰椎侧弯架等设备,由操作者或设备辅助患者进行腰椎的侧弯运动,可达到更大的侧弯幅度和效果。

腰椎侧弯训练的适应证包括亚急性期或慢性期的腰椎间盘突出症,尤其是伴有腰椎侧弯度受限的患者。

腰椎侧弯训练的禁忌证包括急性期的腰椎间盘突出症,以及腰椎不稳、腰椎结核、腰椎骨折、腰椎肿瘤、腰椎感染、腰椎畸形、腰椎滑脱、腰椎退行性病变等。

5.**床上运动锻炼**　适用于急性期或疼痛较剧烈的患者,主要是为了缓解症状和保持关节活动度,避免肌肉萎缩和关节僵硬。床上运动的方法有以下几种。

(1)起身运动:仰卧位,上半身用手肘支撑,保持髋关节紧贴床面,同时保持下腰部和臀部放松,重复10次(图9-1)。

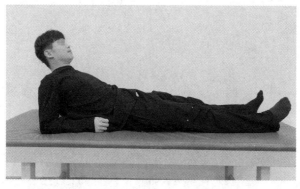

图9-1　起身运动

（2）单膝牵伸：仰卧位，双腿伸直，用双手牵拉一侧膝关节直至感觉到下腰部和臀部适度的牵伸，保持 10 s，换另一侧重复，每侧 10 次（图9-2）。

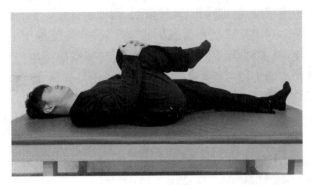

图9-2　单膝牵伸

（3）中腰段牵伸：俯卧位，双手撑地，胸部离开床面，尽可能前伸上体，保持 10 s，重复 10 次（图9-3）。

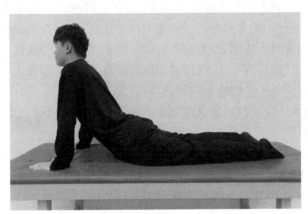

图9-3　中腰段牵伸

（4）仰卧起坐：仰卧位，双腿屈曲，手臂放于颈后或胸前，整个骨盆放平，抬高头部和肩部，保持 2 s，重复 10 次（图9-4）。

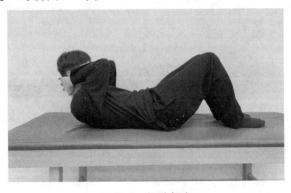

图9-4　仰卧起坐

6.床下运动锻炼　适用于亚急性期或疼痛较轻的患者,主要是为了增强腰部肌肉的力量和耐力,改善腰椎的稳定性,减轻椎间盘的压力。床下运动的方法有以下几种。

（1）骨盆提升　仰卧位,双腿屈曲,双手放于身侧,通过腹部和臀部肌肉使背部贴近床面,保持5 s,重复10次（图9-5）。

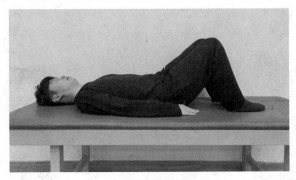

图9-5　骨盆提升

（2）后伸运动　俯卧位,双手置于后背,使上半身离开床面,同时保持下巴收紧,保持5 s,重复10次（图9-6）。

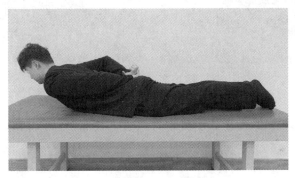

图9-6　后伸运动

（3）俯卧髋关节后伸　俯卧位,双腿伸直,保持膝关节锁紧,同时使下肢离开床面8～10 cm,保持5 s,重复10次（图9-7）。

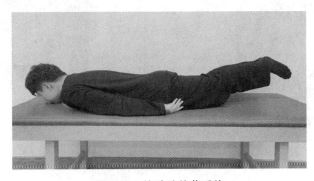

图9-7　俯卧髋关节后伸

7.站立运动锻炼　适用于恢复期或疼痛消失的患者,主要是为了增强腰部肌肉的协调性和灵活性,改善腰椎的活动范围,预防复发和慢性化。站立运动的方法有以下几种。

（1）腰部旋转:站立位,双手放于腰部,上体左右旋转,每侧10次（图9-8）。

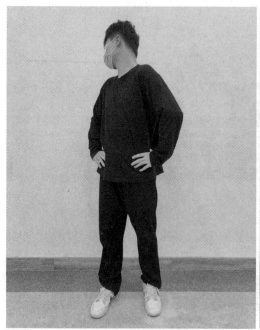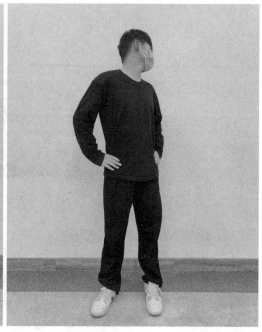

图 9-8　腰部旋转

（2）腰部侧屈:站立位,双手放于腰部,上体左右侧屈,每侧10次（图9-9）。

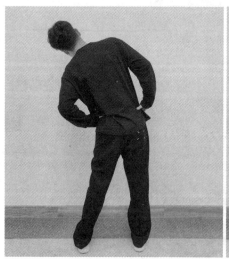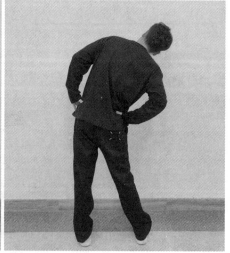

图 9-9　腰部侧屈

（3）腰部前屈：站立位，双手放于腰部，上体前屈，保持10 s，重复10次（图9-10）。

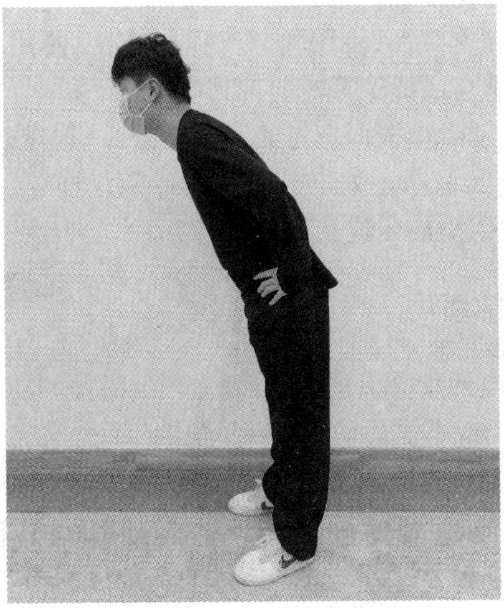

图9-10　腰部前屈

# 第五节　自我康复健康指导

康复治疗的目的是通过各种运动和训练，增强腰部肌肉的力量和耐力，改善腰椎的稳定性和灵活性，减轻椎间盘的压力和神经根的刺激，促进血液循环和炎症消退，缓解疼痛和肌肉痉挛，恢复正常的体位和活动能力。

## 一、日常生活运动

适用于所有阶段的患者，主要是为了培养良好的生活习惯和体位，避免不良的姿势和动作，保持适度的活动和锻炼，提高生活质量和工作能力。日常生活运动的方法有以下几种。

1.健康教育　应向患者强调在耐受范围内维持规律的日常活动和锻炼的重要性，适当运动可以帮助缓解肌肉痉挛，防止肌力下降，促进血液循环和炎症消退，加速康复。应避免久坐、久站、弯腰、提重、旋转等不利于腰椎的姿势和动作，注意腰部保暖，睡硬板床，使用合适的枕头和床垫。

2.活动方式调整　应根据患者的症状和功能状态，适时调整活动的方式和强度，避免过度活动或过度保护，找到适合自己的活动平衡点。应避免突然的动作和负荷，避免长时间固定姿势，经常更换体位，适当休息，避免疲劳。

3.回归工作和工作场所的改造　应根据患者的工作性质和要求，制订合理的回归工作计划,避免过早或过晚回归工作,避免工作强度过大或过小,避免工作时间过长或过短,避免工作姿势不良或变化不足。应根据患者的工作环境和设备,进行必要的改造和调整,如增加座椅的高度和支撑性,使用腰部支撑带或枕,使用可调节的桌子和椅子,使用脚踏板或垫子,使用手推车或滑轮等辅助工具。

4. 参与社区和家庭活动　应根据患者的兴趣和爱好,选择适合自己的社区和家庭活动,如散步、骑自行车、打太极拳、做家务、种花草、养宠物等,增加与他人的交流和互动,提高自信和自尊,增强生活的乐趣和意义。

## 二、运动康复的注意事项

(1)运动康复应在医生的指导下进行,根据患者的病情和功能状态,选择合适的运动方法和强度,避免过度运动或不足运动,避免运动中的不良反应和并发症。

(2)运动康复应在疼痛可控的范围内进行,运动前可适当使用药物或物理治疗,如热敷、冷敷、按摩、电刺激等,以减轻疼痛和肌肉痉挛,增加运动的耐受性和效果。

(3)运动康复应持之以恒,运动的频率、时间和次数应根据患者的实际情况和目标进行调整,一般建议每天进行 $2 \sim 3$ 次,每次 $15 \sim 30$ min,每周至少 3 次,持续 $3 \sim 6$ 个月或更长时间。

(4)运动康复应与其他治疗方法相结合,如药物治疗、物理治疗、心理治疗、手术治疗等,以达到最佳的治疗效果和预后。

# 第十章
## 关节炎运动康复

关节炎是一种常见的老年慢性病,主要表现为关节炎症、疼痛、僵硬和功能障碍。关节炎的发病原因多种多样,包括遗传、年龄、性别、体重、关节损伤、关节过度使用、关节结构异常、代谢紊乱、免疫异常等。关节炎的类型也很多,如骨性关节炎、类风湿关节炎、痛风性关节炎、感染性关节炎等。关节炎严重影响老年人的生活质量,增加了社会和经济的负担。

## 第一节　认识关节炎

关节炎形成的原因是什么?发病机制是什么?临床表现是什么?如何诊断关节炎?这些都是在进行关节炎运动指导之前必须掌握的基础知识。

### 一、关节炎的病因

关节炎是由以下2个原因造成的。

1. 原发性　发病原因尚不十分清楚。可能与增龄、肥胖、性激素、职业性使用过度等有关。部分可能与遗传基因有关。

2. 继发性　常见原因为关节先天性畸形、关节创伤、关节面的后天性不平衡及其他疾病如类风湿关节炎、痛风、甲状旁腺功能亢进等。

### 二、关节炎的发病机制

关节炎的发生是多种因素联合作用的结果,主要因素包括以下几种。

(1)关节软骨在长期活动磨损或创伤后,软骨基质中的黏多糖及胶原分子含量减少,软骨的黏弹性降低,加剧了软骨磨损和创伤。

(2)软骨失去缓冲作用后软骨下骨板反应性增生。

(3)软骨破坏后碎片刺激滑膜,引起关节内局灶性炎症,炎性介质可进一步破坏软骨。

### 三、关节炎的临床表现

关节炎常常表现为关节的红、肿、热、痛、功能障碍及关节畸形,甚至活动困难。有些患者常伴有疲劳、虚弱、发热、皮疹、贫血、眼炎、腹泻等症状。受累关节数目的多少不等。关节炎常反复发作,慢性迁延,逐渐加重,最终出现关节强直、肢体畸形,导致不同程度的残疾,影响工作、学习和日常生活的自理,并常引起心理异常,给社交活动带来不便。

临床常见的关节炎主要包括类风湿关节炎、骨关节炎、强直性脊柱炎、痛风性关节炎、反应性关节炎、感染性关节炎、创伤性关节炎、银屑病关节炎、肠病性关节炎,其他全身性疾病的关节表现包括系统性红斑狼疮、肿瘤、血液病等。关节炎种类繁多,较常见、易致残的有类风湿关节炎、骨性关节炎、强直性脊柱炎和痛风等。临床表现不尽相同,具体如下。

#### (一)类风湿关节炎

类风湿关节炎(rheumatoid arthritis,RA)是一种以对称性、多关节受累为主要特征的自身免疫病。我国发病率为 $0.4\% \sim 1.0\%$ ,男女之比为 $1:4$ ,发病年龄在 $20 \sim 40$ 岁。其病因尚不完全明确,目前认为与感染、免疫、内分泌失调及受潮、受寒、劳累等因素有关。其基本病理改变为滑膜炎。RA 常起病缓慢,有乏力、体重减轻及低热等全身症状。其主要特点是关节疼痛和肿胀反复发作逐渐导致关节破坏、强直和畸形,是全身结缔组织疾病的局部表现。炎症活动期清晨起床时有明显的关节僵硬(晨僵)。常伴关节外表现,如类风湿结节、脉管炎、间质性肺炎、胸膜炎、心包炎、浅表淋巴结肿大、肝脾肿大等。

#### (二)骨关节炎

骨关节炎(osteoarthritis,OA)是常见的慢性关节疾病,主要病理改变是关节软骨的退行性变和继发性骨质增生。发病率随年龄增长而增加,男女之比为 $1:2$ ,女性多于男性,好发于负重较大的膝关节、髋关节、脊柱及手指关节,该病亦称为骨性关节病、退行性关节炎、老年关节炎和肥大性关节炎等。发病与遗传、内分泌、代谢障碍及外伤、劳累有关。病理早期表现为关节软骨局灶性软化,表面粗糙,随之出现裂隙、剥脱,软骨增生、硬化,关节边缘新骨形成,关节间隙变窄。最突出的表现是关节疼痛,负重或后疼痛加重,休息后疼痛缓解。有些患者常出现静止或晨起时感到疼痛,稍微活动后好转,称为"休息痛",可伴有关节肿胀、活动受限和畸形。

#### (三)强直性脊柱炎

强直性脊柱炎(ankylosing spondylitis,AS)是指主要侵犯中轴关节的全身性、慢性炎症。病变主要累及骶髂关节、脊柱,以及眼、肺等多个器官。其发病率约为 $0.3\%$ ,发病年龄多在 $20 \sim 30$ 岁,30 岁以后发病者少,青年男性居多,男女之比约为 $5:1$ 。病因尚不明确,可能与遗传、感染、免疫、内分泌、创伤、环境等有关。主要病理表现为肌腱末端炎症,即附着骨的韧带、肌腱、关节囊等的炎症。多数患者起病缓慢,有消瘦、乏力、低热等症状。最先出现的是腰骶部疼痛,可放射至大腿、伴僵硬感,休息不能缓解,活动后可以减轻。沿脊柱自下而上受累,出现腰背痛、胸痛、颈痛和僵硬感,活动受限,驼背畸形,后期脊柱呈强直状态。

本病多发生在手、肩、膝、脊柱、足和髋部关节等部位。其临床表现如下。

1.症状　早期首发症状常为下腰背痛伴晨僵。也可以表现为单侧、双侧或交替性臀部、腹股沟向下放射酸痛等。症状在夜间休息或久坐时较重,活动后可减轻。对非甾体抗炎药反应良好。晚期可有腰椎各方向活动受限和胸廓活动度减少。随着病情进展,整个脊椎常自下而上发生强直。

最典型和最常见的表现为炎性腰背痛。其他部位附着点炎性多见于足跟、足掌部的疼痛,也可见于膝关节、胸肋连接、脊椎骨突、髂嵴、大转子和坐骨结节等部位。

此外,30%左右的患者可出现反复的葡萄膜炎或虹膜炎。部分患者可出现升主动脉和主动脉瓣病及心传导系统异常。

2.体征　常见体征为骶髂关节压痛,脊柱前屈、后伸、侧弯和转动受限,胸廓活动度减低,4字试验阳性。肌腱附着点压痛或肿胀。

(1)关节疼痛:开始程度较轻,症状多出现于活动或劳累后,休息后可减轻或缓解。随着病情进展,疼痛加重,休息时也可出现疼痛。关节活动可因疼痛而受限。

(2)关节僵硬:关节活动不灵活,特别在清晨起床时或久坐后关节有短暂性僵硬感,要经过一定时间才恢复灵活度。到疾病晚期,关节活动度将明显受限。

(3)关节内卡压现象:当膝关节内有小的游离骨片时,可引起关节内卡压现象。表现为关节疼痛、活动时有"咔嗒"响声甚至不能屈伸。膝关节卡压易使老人跌倒。

(4)关节肿胀、畸形:膝关节肿胀较多见,可因局部骨性肥大或渗出性滑膜炎引起,严重者可见关节畸形、半脱位等。手关节畸形可因指间关节背面或内侧瘤体样肿大结节引起,发生在远端指间关节者称 Heberden 结节,发生在近端指间关节者称为 Bouchard 结节,部分患者可有手指屈曲或侧偏畸形。足部以第 1 跖趾关节最常见,其周围有骨性结节,肿胀可因鞋紧而加重,随后出现外翻畸形。

(5)功能受限:各关节可因骨赘、软骨退变、关节周围肌肉和韧带痉挛及关节病损而导致活动受限。此外,颈椎骨关节炎、骨赘和椎间盘病变可压迫颈髓或神经根,引起上肢肢体及手指麻木、无力,影响活动功能。当腰椎骨关节炎导致椎管狭窄或腰椎骨赘、椎间盘病变时,可出现腰骶部及下肢疼痛,并可影响下肢活动。

(四)痛风

这是一种由于尿酸代谢紊乱导致尿酸盐沉积在关节和其他组织中的疾病,主要影响男性,尤其是大趾关节,也可累及其他关节和器官,如手指、膝盖、肘部、肾脏和耳垂等。痛风的主要症状是关节急性炎症、剧烈疼痛、红肿和发热,常因饮食、酒精、药物等诱发,反复发作可导致关节破坏和结节形成。痛风的发病原因包括遗传、肥胖、饮食、肾功能不全、某些药物等。

# 第二节　主要功能障碍

## 一、诊断原则

关节炎是一种常见的慢性病,主要表现为关节疼痛、僵硬、肿胀和活动受限。

(1)诊断关节炎应综合考虑病史、体征、实验室检查和影像学检查等多方面的信息。

(2)诊断关节炎的类型应根据病因、病理、临床表现和影像学特征进行分类,常见的类型有骨关节炎、类风湿关节炎、痛风性关节炎、感染性关节炎等。

(3)诊断关节炎的功能障碍应根据关节的活动范围、稳定性、力量、耐力、协调性、平衡性和疼痛程度等方面进行评估,常用的评估工具有关节活动度量表、关节功能量表、视觉模拟量表等。

## 二、诊断要点

关节炎的诊断要点包括以下几个方面。

1.病史　询问关节炎的起病时间、持续时间、发展过程、诱因、部位、范围、性质、程度、影响因素、伴随症状、既往史、家族史、药物史、过敏史等。

2.体征　观察关节的外形、对称性、肿胀、红热、畸形、压痛、叩痛、摩擦音等;检查关节的活动度、稳定性、力量、耐力、协调性、平衡性等。

3.实验室检查　根据关节炎的类型和严重程度,选择合适的实验室检查,如血常规、血沉、C反应蛋白、类风湿因子、抗环状糖蛋白抗体、尿酸、关节腔液分析等。

4.影像学检查　根据关节炎的部位和病变程度,选择合适的影像学检查,如X线、超声、CT、MRI等,以观察关节的结构、形态、病变、并发症等。

## 三、主要功能障碍特点

关节炎的主要功能障碍特点包括以下几个方面。

1.关节活动度受限　关节炎导致的关节软骨磨损、关节囊纤维化、关节周围肌肉萎缩、关节腔积液等,使得关节的活动范围减少,影响日常生活和工作的功能。

2.关节稳定性降低　关节炎导致的关节软骨破坏、关节面不平整、关节间隙增宽、关节囊松弛等,使得关节的稳定性降低,容易发生关节半脱位或脱位等并发症。

3.关节力量减弱　关节炎导致的关节疼痛、僵硬、肿胀等,使得关节周围的肌肉无法充分收缩和放松,导致关节力量减弱,影响关节的负重和抗阻能力。

4.关节耐力下降　关节炎导致的关节炎症、代谢紊乱、营养不良等,使得关节周围的肌肉无法有效地利用氧气和能量,导致关节耐力下降,影响关节的持久和耐久性。

5.关节协调性差　关节炎导致的关节感觉、本体感觉、平衡感觉等受损,使得关节周围的肌肉无法协调地收缩和放松,导致关节协调性差,影响关节的灵活和准确性。

6.关节平衡性差 关节炎导致的关节活动度受限、力量减弱、协调性差等,使得关节无法有效地维持身体的重心和姿势,导致关节平衡性差,增加跌倒和摔伤的风险。

7.关节疼痛加重 关节炎导致的关节软骨磨损、关节腔积液、关节炎症等,使得关节受到机械性或化学性的刺激,导致关节疼痛加重,影响关节的舒适和满意度。

### 四、老年关节炎患者特点

老年关节炎患者特点包括以下几个方面。

1.发病率高 老年人由于年龄增长、关节退行性变、关节损伤史、关节过度使用等因素,使得关节炎的发病率高于其他年龄段的人群。

2.病情复杂 老年人由于免疫力下降、慢性病多发、药物使用多等因素,使得关节炎的病情复杂,容易合并其他系统的疾病,如心血管疾病、呼吸系统疾病、糖尿病等。

3.治疗困难 老年人由于药物耐受性差、药物相互作用多、手术风险高等因素,使得关节炎的治疗困难,需要综合考虑药物治疗、物理治疗、手术治疗等多种方式。

4.康复困难 老年人由于关节炎的功能障碍严重、生活质量下降、心理压力大等因素,使得关节炎的康复困难,需要通过运动康复、心理康复、社会康复等多种方式,提高关节的功能和健康。

# 第三节 康复原则和目标

## 一、康复原则

### (一)基本原则

老年关节炎运动康复的基本原则是个体化、循序渐进、综合多元。

1.个体化 根据老年人的年龄、性别、健康状况、关节炎的类型、程度、部位、症状等因素,制订适合个人的运动康复计划,避免一刀切的方法。

2.循序渐进 从低强度、低频率、短时间的运动开始,逐步增加运动的强度、频率、时间,以达到最佳的运动效果,避免运动过量或过度的损伤。

3.综合多元 结合不同的运动方式和方法,如有氧运动、抗阻运动、平衡运动、柔韧运动等,以提高老年人的全身功能和生活质量,避免运动的单调和乏味。

### (二)具体原则

老年关节炎运动康复的具体原则是保护关节、减轻疼痛、增强功能。

1.保护关节 在进行运动康复时,应注意保护受累的关节,避免过度的负荷、冲击、扭转等,选择合适的运动场地、器材、服装、鞋子等,使用辅助器具如拐杖、助行器等,减少关节的磨损和损伤。

2. 减轻疼痛　在进行运动康复时,应注意减轻关节的疼痛,选择适当的运动强度、时间、频率等,避免运动过量或过度,结合药物治疗、物理治疗、心理治疗等,改善关节的炎症、肿胀、僵硬等。

3. 增强功能　在进行运动康复时,应注意增强关节的功能,选择有利于提高关节的活动度、稳定性、力量、耐力、协调性、平衡性等的运动方式和方法,避免运动的单一或无效,结合功能训练、生活指导、健康教育等,提高关节的适应和应对能力。

## 二、康复目标

### (一)总体目标

老年关节炎运动康复的总体目标是延缓病变、提高生活质量。

1. 延缓病变　通过运动康复,可以延缓关节软骨的退行性变、关节间隙的变窄、骨质增生等病理过程,减少关节的进一步损害,预防或延迟关节的手术或置换。

2. 提高生活质量　通过运动康复,可以提高老年人的生理、心理、社会等方面的健康水平,改善老年人的日常生活、工作、娱乐等活动的能力,增加老年人的自信、自尊、自立等心理素质,促进老年人的健康老龄化。

### (二)具体目标

老年关节炎运动康复的具体目标是改善症状、恢复功能。

1. 改善症状　通过运动康复,可以改善老年人的关节疼痛、僵硬、肿胀等主观症状,减少老年人的痛苦和不适,提高老年人的舒适和满意度。

2. 恢复功能　通过运动康复,可以恢复老年人的关节活动度、稳定性、力量、耐力、协调性、平衡性等客观功能,增强老年人的关节和全身的运动能力,提高老年人的功能和活动水平。

# 第四节　运动康复指导

## 一、运动康复作用机制

运动康复对老年关节炎的作用机制主要有以下几个方面。

1. 保护和修复关节软骨　运动康复可以增加关节软骨的压缩和释放,促进软骨的营养和代谢,防止软骨的退行性变和磨损,刺激软骨的再生和修复,延缓关节的退变过程。

2. 增强和稳定关节周围的肌肉　运动康复可以提高关节周围肌肉的力量、耐力、协调性和平衡性,增加肌肉的负荷能力和抗阻能力,减少关节的应力和冲击,保护关节的稳定性和功能。

3. 改善和调节关节的炎症反应　运动康复可以通过提高血液循环,改善关节的血液供应,促进关节液的分泌和流动,清除关节内的炎性介质和代谢废物,减轻关节的炎症、肿胀、僵硬和疼痛,改善关节的舒适度和满意度。

4.优化和提高关节的功能和生活质量 运动康复可以通过增加关节的活动范围,改善关节的灵活性和适应性,提高关节的运动能力和活动水平,促进老年人的日常生活、工作、娱乐等活动的能力,增加老年人的自信、自尊、自立等心理素质,提高老年人的生理、心理、社会等方面的健康水平和生活质量。

## 二、运动康复适应证

运动康复适用于老年关节炎的各个阶段,不同的阶段有不同的运动康复目标和方法。一般来说,运动康复适应于以下情况。

1.轻至中度的关节炎 关节软骨磨损、关节间隙变窄、骨质增生等病变不严重,关节疼痛、僵硬、肿胀等症状不剧烈,关节活动范围、稳定性、力量、耐力等功能不明显受损,影响日常生活和工作的程度不大,可以通过运动康复来改善关节的症状和功能,延缓关节的病变,提高生活质量。

2.重度的关节炎 关节软骨严重磨损、关节间隙明显变窄、骨质明显增生等病变严重,关节疼痛、僵硬、肿胀等症状剧烈,关节活动范围、稳定性、力量、耐力等功能明显受损,影响日常生活和工作的程度很大,需要进行关节置换手术,可以在手术前后进行运动康复,手术前可以减轻关节的炎症和疼痛,增强关节周围的肌肉,为手术做好准备,手术后可以促进关节的恢复和功能,防止并发症的发生,提高手术的效果。

3.关节炎的急性发作期 关节炎由于某些因素如感染、创伤、过度运动等引起的急性加重,关节出现明显的炎症、肿胀、红热、活动受限等异常情况,需要及时停止运动,寻求专业的医疗和康复帮助,避免延误病情和治疗,可以在医生的指导下进行适当的被动运动或微运动,以防止关节僵硬和挛缩,等到炎症消退后再恢复正常的运动康复。

## 三、运动康复评定

运动康复评定是运动康复的重要组成部分,它可以帮助我们了解老年关节炎患者的病情、功能障碍、康复需求和康复效果,从而制订合理的运动康复计划和方法。

根据《国际功能、残疾与健康分类》(International Classification of Functioning, Disability and Health,ICF)的理论架构和分类体系,老年关节炎运动康复评定应从身体功能和结构、活动和参与、环境因素、个人因素 4 个方面进行,全面把握患者的功能状态和生活质量。

具体来说,老年关节炎运动康复评定的内容和方法如下。

1.身体功能和结构评定 主要评定老年关节炎患者的感觉功能、运动功能、心血管功能和骨骼肌功能等,常用的评定方法有以下几种。

(1)感觉功能评定 主要评定关节疼痛和本体感觉,常用的评定方法有视觉模拟评分法(visual analogue scale,VAS)、数字评分量表(numerical rating scale,NRS)、功能性疼痛问卷(如 WOMAC、BU-OA-FPS 等)、疼痛检测问卷(如 mPDQ 等)等。

(2)运动功能评定 主要评定关节活动度、肌力、平衡、柔韧性等,常用的评定方法有通用量角器、电子量角器、徒手肌力评定、等速肌力测试训练系统、平衡测试(如 Berg 平衡量表、Tinetti 平衡量表等)、柔韧性测试(如 Thomas 测试、Sit-and-Reach 测试等)等。

(3)心血管功能评定　主要评定心率、血压、血氧饱和度、心肺耐力等,常用的评定方法有心电图、血压计、血氧仪、6 分钟步行试验、步态分析等。

(4)骨健康评定　主要评定骨密度、骨质疏松、骨折风险等,常用的评定方法有双能 X 线吸收法(dual-energy X-ray absorptiometry,DXA)、超声骨密度仪、骨代谢标志物检测等。

2. 活动和参与评定　主要评定老年关节炎患者的日常生活活动、工作和社会活动、心理和情绪状态等,常用的评定方法有以下 3 种。

(1)日常生活活动评定　主要评定患者在个人自理、家务、休闲等方面的能力和水平,常用的评定方法有日常生活活动量表(activity of daily living scale,ADL)、工具性日常生活活动量表(instrumental activities of daily living,IADL)、功能独立性量表(functional independence measure,FIM)等。

(2)工作和社会活动评定　主要评定患者在工作、教育、休闲、社会角色等方面的能力和水平,常用的评定方法有工作能力指数(work ability index,WAI)、社会参与量表(social participation scale,SPS)、社会支持评定量表(social support rating scale,SSRS)等。

(3)心理和情绪状态评定　主要评定患者的心理压力、抑郁、焦虑、自尊、自信等方面的状况,常用的评定方法有简易精神压力量表(simplified mental stress scale,SMSS)、汉密尔顿抑郁量表(Hamilton depression scale,HAMD)、汉密尔顿焦虑量表(Hamilton anxiety scale,HAMA)、罗森堡自尊量表(Rosenberg self-esteem scale,RSES)、自我效能感量表(general self-efficacy scale,GSES)等。

3. 环境因素评定　主要评定老年关节炎患者所处的物理、社会和态度环境对其功能和生活的影响,常用的评定方法有以下 3 种。

(1)物理环境评定:主要评定患者的居住环境、交通环境、工作环境、休闲环境等对其功能和生活的影响,常用的评定方法有居住环境评估量表(home environment assessment protocol,HEAP)、交通环境评估量表(transportation environment assessment protocol,TEAP)、工作环境评估量表(work environment assessment protocol,WEAP)、休闲环境评估量表(leisure environment assessment protocol,LEAP)等。

(2)社会环境评定:主要评定患者的家庭、朋友、同事、社区等对其功能和生活的影响,常用的评定方法有家庭环境评估量表(family environment assessment protocol,FEAP)、朋友环境评估量表(friend environment assessment protocol,FREAP)、同事环境评估量表(colleague environment assessment protocol,CEAP)、社区环境评估量表(community environment assessment protocol,COAP)等。

(3)态度环境评定:主要评定患者的文化、宗教、价值观、信念等对其功能和生活的影响,常用的评定方法有文化环境评估量表(cultural environment assessment protocol,CUAP)、宗教环境评估量表(religious environment assessment protocol,REAP)、价值观评估量表(value assessment protocol,VAP)、信念评估量表(belief assessment protocol,BAP)等。

4. 个人因素评定　主要评定老年关节炎患者的年龄、性别、教育、职业、婚姻、健康习惯、生活方式等对其功能和生活的影响,常用的评定方法有以下几种。

(1)年龄、性别、教育、职业、婚姻等基本信息的记录和统计。

(2)健康习惯评定:主要评定患者的饮食、睡眠、吸烟、饮酒等习惯对其功能和生活的影响,常用的评定方法有饮食习惯评估量表(dietary habit assessment protocol,DHAP)、睡眠习惯评估量表(sleep habit assessment protocol,SHAP)、吸烟习惯评估量表(smoking habit assessment protocol, SMAP)、饮酒习惯评估量表(drinking habit assessment protocol, DRAP)等。

(3)生活方式评定:主要评定患者的运动、休闲、社交等方式对其功能和生活的影响,常用的评定方法有运动习惯评估量表(exercise habit assessment protocol,EHAP)、休闲习惯评估量表(leisure habit assessment protocol,LHAP)、社交习惯评估量表(social habit assessment protocol,SOAP)等。

运动康复评定的结果应以书面或电子的形式记录和保存,定期进行复查和更新,以反映患者的功能和生活的变化,为运动康复的调整和优化提供依据。运动康复评定的结果也应及时向患者和家属反馈,以增加患者和家属的参与和配合,提高运动康复的效果和满意度。

## 四、运动康复训练技术

运动康复训练技术是运动康复的具体实施方式,需要根据运动康复的目标和方法,选择合适的运动康复训练技术,以达到最佳的运动康复效果。一般来说,运动康复训练技术包括以下几种。

### (一)被动运动训练

被动运动训练是指由他人或自己帮助受累的关节进行运动,不需要关节周围的肌肉参与,主要用于关节炎的急性发作期或关节活动度严重受限的情况,目的是增加关节的活动范围,防止关节的僵硬和挛缩,减轻关节的疼痛和炎症。被动运动训练的方法有以下几种。

1.手动被动运动 手动被动运动是指由他人或自己用手抓住受累的关节,按照关节的正常活动方向和范围,缓慢地进行屈伸、内外旋、内外展等运动,每个方向重复10~15次,每天进行2~3次,以关节的舒适度为限,避免过度的拉伸和扭转。

2.机械被动运动 机械被动运动是指由机械装置帮助受累的关节进行运动,如连续被动运动机、关节牵引机等,可以根据关节的活动方向和范围,设定运动的速度、角度、次数等参数,自动地进行屈伸、内外旋、内外展等运动,每次进行15~30 min,每天进行1~2次,以关节的舒适度为限,避免过度的压力和冲击。

3.助力被动运动 助力被动运动是指由辅助器材帮助受累的关节进行运动,如弹力带、滑轮、弹簧等,可以根据关节的活动方向和范围,利用器材的弹性或重力,进行屈伸、内外旋、内外展等运动,每个方向重复10~15次,每天进行2~3次,以关节的舒适度为限,避免过度的拉伸和扭转。

### (二)主动运动训练

主动运动训练是指由自己主动地进行受累的关节的运动,需要关节周围的肌肉参与,主要用于关节炎的稳定期或关节活动度较好的情况,目的是增强关节周围的肌肉的力量、耐力、协调性,改善关节的负重和抗阻能力,减轻关节的疼痛和炎症。主动运动训练的方法有以下几种。

1. 自由主动运动　自由主动运动是指由自己主动地进行受累的关节的运动,不需要任何器材或辅助,按照关节的正常活动方向和范围,缓慢地进行屈伸、内外旋、内外展等运动,每个方向重复 10～15 次,每天进行 2～3 次,以关节的疼痛度为限,避免过度的拉伸和扭转。

2. 有氧主动运动　有氧主动运动是指由自己主动地进行受累的关节的运动,同时进行有氧运动,如散步、慢跑、跳舞、游泳等,可以根据自己的心肺功能和体力,选择合适的运动方式、强度、时间、频率等,每次进行 20～30 min,每周进行 3～5 次,以关节的心肺功能为限,避免过度的负荷和冲击。

3. 抗阻主动运动　抗阻主动运动是指由自己主动地进行受累的关节的运动,同时使用抗阻器材,如哑铃、沙袋、弹力带等,可以根据自己的关节功能和肌力,选择合适的器材、重量、次数、组数等,每次进行 10～15 次,每组间休息 1～2 min,每周进行 2～3 次,以关节的耐力度为限,避免过度的压力和冲击。

（三）辅助运动训练

辅助运动训练是指由自己主动地进行受累的关节的运动,同时使用辅助器材或辅助人员,如拐杖、助行器、自行车、家属或医护人员等,可以根据自己的关节稳定性和平衡性,选择合适的辅助方式和程度,进行行走、骑行、上下楼梯等运动,每次进行 15～30 min,每天进行 1～2 次,以关节的稳定度为限,避免过度的扭伤和摔伤。

（四）平衡运动训练

平衡运动训练是指由自己主动地进行受累的关节的运动,同时进行平衡训练,如站立、转身、侧移、跨越等,可以根据自己的关节平衡性和协调性,选择合适的运动方式和难度,每次进行 10～15 min,每天进行 1～2 次,以关节的协调性为限,避免过度的失衡和跌倒。

（五）柔韧运动训练

柔韧运动训练是指由自己主动地进行受累的关节的运动,同时进行柔韧训练,如拉伸、放松、按摩等,可以根据自己的关节柔韧性和舒适度,选择合适的运动方式和强度,每次进行 10～15 min,每天进行 1～2 次,以关节的舒适度为限,避免过度的拉伸和扭转。

## 五、运动康复训练的注意事项

运动康复训练的注意事项包括以下几个方面。

1. 遵循医嘱　在进行运动康复训练之前,应咨询专业的康复医生,了解自己的病情、功能障碍、运动康复目标、方法、计划等,遵循医嘱进行运动康复训练。

2. 适度运动　在进行运动康复训练时,应根据自己的身体状况,选择适合自己的运动方式、强度、时间、频率等,避免过度运动或运动不足,保持运动的适度。

3. 规律运动　在进行运动康复训练时,应根据自己的运动康复计划,按时按量进行运动,避免间断运动或随意运动,保持运动的规律。

4.监测运动　在进行运动康复训练时,应注意监测自己的运动效果、个体反应、病情变化等,如关节的活动度、力量、疼痛、肿胀等,及时调整运动康复计划,保持运动的有效性。

5.防止运动损伤　在进行运动康复训练时,应注意防止运动损伤,如选择合适的运动场地、器材、服装、鞋子等,避免关节的扭伤、拉伤、挫伤等。

6.及时就医　在进行运动康复训练时,如出现关节的加重疼痛、肿胀、红热、活动受限等异常情况,应及时停止运动,寻求专业的医疗和康复帮助,避免延误病情和治疗。

# 第五节　自我康复健康指导

老年关节炎自我康复健康指导是指针对老年关节炎患者的自我管理和自我康复的一系列指导原则和方法,旨在帮助老年关节炎患者控制症状,改善功能,提高生活质量,预防并发症,减少医疗资源的消耗。

具体来说,老年关节炎自我康复健康指导的内容和方法如下。

1.健康教育　老年关节炎患者应了解骨关节炎的基本知识,如病因、病理、临床表现、诊断、治疗、预防等,增强自我保健意识和能力,积极配合医生的治疗和指导,避免不良的生活习惯和行为,如吸烟、饮酒、过度劳累、不良姿势等。

2.药物治疗　老年关节炎患者应遵医嘱服药,不要随意增减剂量或停药,注意药物的作用、副作用、禁忌、相互作用等,定期复诊和检查,及时反馈药物的效果和不良反应,如有需要,可调整药物种类和用法。常用的药物有非甾体抗炎药、镇痛药、软骨保护剂、关节腔内注射剂等。

3.物理治疗　老年关节炎患者可根据具体情况使用冷热敷、按摩、电刺激、超声波等物理治疗方式,以减轻关节的疼痛、僵硬、肿胀,改善关节的舒适和满意度。注意避免皮肤过敏、烫伤、感染等并发症,关节肿胀积液期不建议使用热敷。

4.康复锻炼　老年关节炎患者应进行适度的康复锻炼,以增加关节的活动范围,增强关节的稳定性、力量、耐力、协调性、平衡性,延缓关节的病变,提高生活质量。康复锻炼的方法如下。

(1)关节活动范围锻炼:主要是通过被动或主动的方式,进行关节的屈伸、内外旋、内外展等运动,以保持关节的灵活性和防止关节僵硬和挛缩。关节活动范围锻炼每天做100次,可分成几次完成,注意在无痛或轻度疼痛的范围内进行,不要过度用力或过度拉伸。

(2)肌力锻炼:主要是通过使用抗阻器材,如弹力带、哑铃、沙袋等,进行关节周围肌肉的收缩和放松,以提高肌肉的力量、耐力、协调性,改善关节的负重和抗阻能力。肌力锻炼每周进行 3 次,每次 15 min,每组练习 10 ~ 15 次,每次练习间隔休息 20 s,注意控制运动强度和速度,避免肌肉疲劳或损伤。

(3)有氧锻炼:主要是通过进行适度的有氧运动,如散步、慢跑、跳舞、游泳等,以增加关节的血液循环,改善关节的营养和代谢,延缓关节的病变,同时也有利于控制体重和预防心血管疾病。有氧锻炼每周进行 3 次,每次 30 min,注意控制运动强度和时间,避免气喘和乏力。

(4)平衡锻炼:主要是通过使用拐杖、助行器、自行车等辅助器材,进行关节的行走、骑行、上下楼梯等运动,以增强关节的稳定性、平衡性,减少跌倒和摔伤的风险。平衡锻炼每天进行 1 次,每次 30 min,注意选择平坦、宽敞、安全的场地,避免突然转向或停止。

5.生活方式调整 老年关节炎患者应调整生活方式,以减轻关节的负担和炎症,预防并发症,提高生活质量。具体的措施如下。

(1)控制体重:超重或肥胖患者应通过健康饮食、合理的运动锻炼控制体重,每减轻 1 kg 体重,可减轻膝关节的负荷 4~6 kg。

(2)保护关节:避免和减少不利因素,如过度劳累、不良姿势、关节创伤等,注意保暖,防止受凉受潮,使用护膝、护腰、软底鞋等,使用辅助装置,防止关节过度使用,与职业有关者应调换工种。

(3)改善心理:保持积极乐观的心态,树立战胜疾病的信心,参加适当的社交活动,增加与家人、朋友、医生的沟通,寻求必要的心理支持和帮助,避免抑郁、焦虑、孤独等不良情绪。

# 第十一章
## 认知障碍运动康复

随着我国人口老龄化进程逐渐加剧,老年人群的健康问题日趋凸显,不仅局限于因机体功能衰退而导致的生理性疾病,更突出表现为孤独、抑郁及认知功能障碍等问题。认知障碍是一种以认知功能渐进性下降或功能障碍为主要症状的临床综合征,起病隐匿,临床表现具有异质性,以认知功能障碍、精神行为症状、日常生活活动能力受损为三大特征。轻度认知障碍转化为痴呆的风险远高于正常老年人,研究报道称每年由轻度认知障碍转化为老年痴呆的比例为 10%~15%。阿尔茨海默病是痴呆较常见的一种亚型,在阿尔茨海默患者群患病风险因素中,缺乏运动是最大的可归因因素,长期有规律的体育运动可以预防和改善阿尔茨海默病。运动康复已成为低成本的、低风险的干预阿尔茨海默病的有效策略之一,在延缓痴呆进程、改善阿尔茨海默病患者的认知功能和日常生活能力等方面发挥重要作用。

## 第一节　认识阿尔茨海默病

### 一、定义

阿尔茨海默病(Alzheimer' disease,AD)又称早老性痴呆,是一种原因未明的、慢性进行性神经系统变性疾病。临床上,起病隐袭,以记忆减退和其他认知功能障碍为特征,常伴行为和感觉异常,导致日常生活、社会交往工作能力明显减退,是一种获得性进行性认知功能障碍综合征。随着年龄的增长,AD 的发病率也逐步上升,60 岁以后的发病率至少每 10 年翻一番,65 岁以上的人群患病率为 10%~30%,发病率为 1%~3%。据统计,目前全球约有 5000 万名痴呆患者,而 AD 占其总数的 60%~70%。预计到 2030 年全球 AD 患者将超过 7000 万人。我国 AD 患者人数超过 1000 万,约占全球总患病人数的 1/4。据统计全球 AD 患者每年耗费 1000 亿美元,给家庭及社会带来的沉重负担,已成为重要的公共卫生及社会问题。

## 二、病因

AD 的致病危险因素至今未完全清楚，一般认为 AD 是复杂的异质性疾病，多种因素包括遗传因素、自身因素及合并其他疾病因素等可能参与致病。

（一）环境危险因素致病

各种复杂环境可能直接或间接地致病，对人们的健康产生危害，对老年人的影响尤甚。所以 AD 的环境危险因素很复杂，大体上包括感染因素、金属元素因素和社会环境因素 3 个方面。

1. 感染因素　病毒作为独立的致炎症物质，可引发神经细胞的损伤与死亡。AD 可能与病毒感染有关的学说依据是在神经细胞培养中，已发现许多病毒感染性疾病可在形态学上发生类似 AD 的神经纤维缠结和老年斑，如羊瘙痒症，其临床表现有痴呆症状。在单纯疱疹脑炎、亚急性硬化性全脑炎和狂犬病的脑组织病理检查中也发现了神经缠结，这也进一步支持 AD 与病毒感染有关。

2. 金属元素因素　铝是一种低毒且人体非必需的微量元素，它是多种酶的抑制剂，过量时能影响蛋白质的合成与神经递质释放，能使脑内酶的活性受到抑制，长期过量摄入的铝可进入脑内取代钙、镁离子，同氨基酸链上的谷氨酸和精氨酸的羧基结合形成谷氨酸铝盐或精氨酸铝盐的稳定复合物，沉积于大脑皮质、海马和杏仁核内等部位，激发自由基链式反应，损伤神经元和胶质细胞，引发痴呆。钙是人体的一种必需元素，当患 AD 时神经细胞钙平衡失调，造成钙内流使胞内钙离子超载，导致神经细胞的损伤与凋亡。锌是许多蛋白质、核酸合成酶的组成成分，能促进细胞更新、增加免疫功能、强化记忆力、延缓脑的衰老，但当锌过量时可引起可溶性蛋白质聚积成块。其他如钠、铜、铁等的过量和不足都可影响神经细胞的代谢平衡，促使痴呆发生。

3. 社会环境因素　近年来，环境污染因素，尤其是可吸入细颗粒物在 AD 的发病中受到重视，国外学者研究发现长期居住在汽车尾气污染较严重社区的老年女性的认知功能下降，碳粒值比美国国家标准基线每增加 1 倍，简易智能量表评分小于 25 分者将增加 1.3 倍。老年人短期或长期暴露于 PM 2.5 之后的总体认知、词语记忆、词语流畅度、记忆和注意力均会下降，下降程度与 PM 2.5 浓度呈正相关。目前，认为 PM 2.5 引起 AD 等认知障碍的可能机制是 PM 2.5 通过产生炎性因子导致慢性呼吸道系统性损伤，影响血脑屏障，启动神经免疫反应，从而产生慢性氧化应激。两种机制也可协同刺激脑部产生炎性反应，从而导致神经功能异常及老年斑形成。

此外，个体的文化程度、生活、家庭与痴呆具有一定的联系，文盲和小学文化程度的痴呆发病率明显高于初中以上，生活不规律，嗜好烟酒、经济困难、思想包袱重、缺乏锻炼，丧偶、独居亦是痴呆的易发因素。

（二）自身因素致病

1. 遗传因素　研究证明 AD 与遗传有关，25% ～ 40% 的病例有家族史，遗传病学证实 AD 是一种常染色体多基因显性遗传病，至少 5 种基因包括 21 号染色体上的 β-APP 基因、19 号染色体上的 *ApoE* 基因、14 号染色体早老素 1 基因及 1 号染色体上早老素

2 基因与 AD 相关,多基因突变可加速神经元缠结和老年斑的形成,促进 AD 病情进展。

2.神经递质学说　　AD 神经药理学研究证实,AD 患者的大脑皮质和海马部位乙酰胆碱转移酶活性降低,直接影响了乙酰胆碱的合成和胆碱能系统的功能以及 5-羟色胺(5-HT)、P 物质减少。

3.内分泌及代谢因素　　国外研究发现使用雌激素的人发生痴呆的危险性较不用者低,提示雌激素可保护胆碱能神经元。正常脑衰老伴随轻微的能量生成降低,神经细胞代谢供需失衡,因此,脑能量代谢降低可能是 AD 发病的危险因素。高同型半胱氨酸血症也是 AD 的独立危险因素,其病理机制与氧化应激增加、海马回萎缩、脑血管病变以及大脑神经元的直接损伤等有关。此外,胆固醇与 AD 的发生密切相关,其机制是高胆固醇血症可降低 α-分泌酶途径,导致毒性 β-淀粉样蛋白(Aβ)的沉积。

4.年龄因素　　随着年龄增长 AD 发病率逐渐增加,80 岁以后 AD 的发病率出现急速上升的趋势。这可能是随着年龄增长,脑组织会有不同程度萎缩,功能发生退变,引起老年 AD;另一种原因可能是随着年龄增长,老年人群身体的各项生理功能衰退,兴趣爱好逐渐减少,对脑力和体力活动失去兴趣,大脑锻炼减少,易有抑郁情绪,使得 AD 的发生风险增加。此外,随着年龄增长,各种基因和环境因素作用于机体,导致机体蛋白质稳态丧失,DNA 损伤,溶酶体功能失调,免疫功能障碍等病理学改变。以上各种因素的综合作用导致神经元发生退行性改变,最终促进 AD 的发生。

5.性别因素　　女性发病率高于男性是 AD 的一个重要流行病学特征。此外,AD 患者男女两性间的一些临床症状也有所不同。造成此差异的分子病理机制目前仍不明了,有研究认为可能与男女两性在脑的发育、成年后脑的结构与功能以及神经生化等方面的差异性有关。此外,性别特异性基因、性激素水平差异以及一些社会因素如受教育程度、职业等因素也可能造成这种差别。

### (三)合并其他疾病因素

高血压、糖尿病、肥胖、高脂血症、吸烟、冠心病、脑血管疾病、缺乏运动等是 AD 发病的危险因素,且这些危险因素之间的相互作用对 AD 进展具有累加效应,尤其是在 APOEε4 携带者中。高血压和高胆固醇血症都不仅涉及脑血管疾病的促成,还与 Aβ 形成、血脑屏障损伤有关。糖尿病患者可能因为体内胰岛素抵抗、胰岛素缺乏、晚期糖基终产物的副作用等机制直接引发 AD 相关病理路径。同时,糖尿病和肥胖相关的外周神经炎症也可发生在大脑,从而引起认知功能下降和 AD 发生。肥胖和体重的作用受年龄的影响,老年人群的高体重指数可能是保护因素,这可能与低体重老年患者常存在消瘦、恶病质、尿路感染、肺部感染、叶酸及各种脂溶性维生素的缺乏等躯体情况有关,这些状态易导致 Aβ 沉积、肿瘤坏死因子(TNF)形成。

### 三、临床表现

AD 的临床特点是起病隐匿缓慢,其潜伏期和前驱期可长达 20 年,病程一般在 5 ～10 年,其主要临床特点为进行性的智能或认知功能减退或丧失。根据疾病的演变,该病可分为3期。①早期(遗忘期):首发症状为选择性记忆障碍,尤其是顺行性长期情节遗忘;语言能力下降,难找到合适的词汇表达思维内容;情绪不稳定;日常生活能力逐渐降低,易出现迷路或走失;抽象思维和判断力也受损。②中期(紊乱期):此期大脑皮质功能全面受损,主要表现为近期记忆力受损加重,但未完全丧失;注意力不集中;日常生活能力受损严重,梳头、进食、穿衣及大小便需他人协助;定向力进一步丧失,出现失语、失用、失认及失写;人格改变、行为紊乱、出现精神恍惚、不能合作或攻击行为等神经精神症状。③晚期(极度痴呆期):生活完全不能自理,大小便失禁;智力丧失,缄默不语或四肢痉挛性瘫痪;因吞咽困难导致消瘦和营养不良;常因并发症如吸入性肺炎、压疮、尿路感染而导致死亡。

# 第二节　主要功能障碍

## 一、诊断原则

AD是一种临床诊断而非病理学诊断。诊断要求符合以下条件:患者起病年龄在40~90岁,表现出进行性记忆丧失,此外包括至少1项神经心理学功能障碍,并且要排除其他可能导致痴呆的系统性或脑源性疾病。少部分痴呆患者起病可以突发(如外伤或脑卒中等),但多为缓慢起病。

## 二、诊断要点

### (一)一般实验室检查

甲状腺功能、维生素 $B_{12}$、同型半胱氨酸、血常规、生化、红细胞沉降率、C 反应蛋白等实验室检查价格低廉,应用广泛,并且可以高效进行筛查。进阶检查适用于具有特定的临床和流行病学特征的患者,包括抗核抗体、糖化血红蛋白、叶酸、血铅水平、HIV、梅毒抗体、甲基丙二酸(MMA)等。

### (二)生物标志物

核心的 AD 脑脊液生物标志物,如 tau 蛋白总量(T-tau)、磷酸化 tau 蛋白(P-tau)和 Aβ42 以及 Aβ42/40 比率,对 AD 和前驱期 AD 的诊断具有较高准确性。AD 患者中,脑脊液 T-tau 和 P-tau 增加而 Aβ42 降低,这一生物标志物模式被称为"阿尔茨海默病脑脊液谱"。此外,脑脊液 Aβ42/Aβ40 比率降低比单独测定脑脊液 Aβ42 水平具有更高的诊断敏感性。

新型生物标志物突触蛋白 neurogranin 除了对 AD 诊断的特异性外,其对预测认知能力下降的速度也有价值。突触体相关蛋白 25(SNAP-25)、突触囊泡蛋白 1(SYT1)等是突触小泡胞吐和神经递质释放所必需的组分,在 AD 大脑皮质中,SNAP-25 和 SYT1 的水平均降低,而在 AD 和前驱 AD 的脑脊液中则显著升高。此外,检测血浆中的生物标记物,如 Aβ42/40 或 APP669-711/Aβ42 比率和神经变性标志物(tau 和神经丝轻蛋白)等也有助于诊断。

（三）影像学检查

MRI 是首选影像学检查,尤其是冠状位内侧颞叶扫描或海马体成像。AD 大脑中最早显示神经元缺失的区域位于内侧颞叶(MTL)。临床 AD 中,神经退行性变通常广泛出现在整个新皮质和皮质下区域,颞、顶叶和额叶皮质明显萎缩,但原发性枕叶和感觉运动区域相对较少受累。因此,MRI 或 CT 显示颞叶和顶叶区域的海马和皮质萎缩时支持 AD 相关神经退行性病变的诊断。然而,影像学检查阴性不足以排除病理性 AD。基于任务的功能磁共振成像可显示楔前叶和后扣带回的功能活动中断,提示 AD。MRI 同时有助于鉴别脑白质疏松症、血管性痴呆或颅脑创伤、肿瘤等病变。

（四）基因检测

*APP*、*PSEN*1 和 *PSEN*2 基因突变占家族性常染色体显性 AD 病例超六成。其他罕见变异包括 *SORL*1、*TREM*2 及与内溶酶体通路相关的其他突变等。对于存在痴呆家族史的患者应进行确定性 AD 突变的检测。

（五）总体认知功能评估

AD 患者以进行性的记忆减退、智力或认知功能减退或丧失为特征,常伴行为和感觉异常。临床上需借助量表评估患者的身体功能和认知功能,如日常生活活动量表(ADL)、简易精神状态量表(MMSE)、抑郁症量表(MADRS)、画钟试验等,判断患者所处的阶段如预防期、早期、中期和晚期不同阶段,才能进行科学有序有效的治疗。

1.简易精神状态量表(mini mental status examination,MMSE)　该表简单易行,国内外广泛应用,是痴呆筛查的首选量表。该量表包括以下 7 个方面:时间定向力,地点定向力,即刻记忆,注意力及计算力,延迟记忆,语言,视空间。共 30 项题目,每项回答正确得 1 分,回答错误或答不知道评 0 分,量表总分范围为 0～30 分。分数越低,损害越严重。判定痴呆:文盲≤17 分,小学≤20 分,中学≤22 分,大学≤23 分。近年文献报道,将异常标准定位 24 分,有报道 MMSE 18～23 分为轻度痴呆,16～17 分为中度痴呆,≤15 分为重度痴呆。

2.蒙特利尔认知评估(Montreal cognitive assessment,MoCA)　覆盖注意力、执行功能、记忆、语言、视空间结构技能、抽象思维、计算力和定向力等认知领域,旨在筛查轻度认知功能障碍 MCI 患者。国外研究发现以 26 分为分界值,MoCA 评分区别正常老人和 MCI 及正常老人和轻度 AD 的敏感度分别为 90% 和 100%,明显优于 MMSE,但该表在国内尚缺乏公认的年龄和文化程度校正的常模。

3.临床痴呆评定量表(clinical dementia rating scale,CDR)　是目前常用的对痴呆程度进行评定的量表,根据记忆力、定向力、判断及解决问题能力、社会活动能力、家庭生活及爱好、个人自理能力 6 个方面进行综合判断:CDR = 0 分为无痴呆,CDR = 0.5 分为可疑痴呆,CDR = 1 分为轻度痴呆,CDR = 2 分为中度痴呆,CDR = 3 分为重度痴呆。

4.阿尔茨海默病评定量表认知部分(Alzheimer's disease assessment scale cognitive,ADAS-Cog)　适用于轻中度 AD 的疗效评估,由 12 个条目组成,评定时间为 30～

45 min,包括词语回忆、命名、执行口头命令、结构性练习、意向性练习、定向力、词语辨认、回忆测验指令、口头语言能力、找词困难、口头语言理解能力及注意力,总分为 0 分(无错误或无损害)至 75 分(严重损害),得分越高,表示认知功能损害越严重,有报道 ADAS-Cog 分数增加≥4 分者为病情恶化,下降≥4 分者为进步。

5. 画钟试验 该测验操作简便,受文化程度、种族、社会经济状况等干扰因素的影响小,对痴呆患者检测的灵敏度和特异性高达 90%,在临床与科研工作中越来越多被应用。评分标准有多种,但临床常用的为 4 分法,即总分为 4 分:完成一个闭合的圆圈 1 分,时间位置正确 1 分,12 个数字完全正确 1 分,指针位置正确 1 分,正常值>2 分。

（六）日常生活能力评定

康复科最常用的日常生活能力评定(activities of daily living, ADL)评估量表为 Barthel 指数量表。临床评估中常用阿尔茨海默病协作研究日常能力量表(ADCS-ADL)、Barthel 指数量表,Lawton 工具性日常能力量表、社会功能问卷(functional activities questionnaire, FAQ)。

## 三、主要功能障碍特点

（一）认知功能损害

1. 记忆障碍 是诊断痴呆的首先、必备条件,90.3% 患者表现为近记忆减退。患者在输入听信息上有困难,信息从短时记忆中很快消失,信息的储存和远记忆也受到损害。

2. 语言障碍 主要表现是语言内容空洞、重复和累赘。痴呆患者述说能力损害通常比较明显,过多使用代词,且指代关系不明确,交谈时语言重复较多。

3. 定向能力障碍 当患者出现人物、时间、地点三方面记忆下降时就有可能出现定向能力障碍。在早期认知减退的情况下,个体的时间定向力受损会较地点定向力更明显。视觉空间感知障碍表现对空间结构的辨别障碍。

4. 失认症 包括视觉失认、听觉失认、体感觉失认。视觉失认可表现为对物体或人物形象、颜色、距离、空间环境等的失认,视觉失认容易造成环境迷失方向、不能阅读、不能通过视觉辨别物品,严重时不能辨别亲友或自己的形象;听觉失认表现为对语音、语调、语意难以理解;体感失认主要指触觉失认,严重时患者不能辨别手中的物品,最终患者不知如何穿衣、洗脸、梳头等。

5. 失用症 感觉、肌力、协调性运动正常,但是不能进行有目的性的运动,失用包括观念性失用、观念运动性失用、肢体运动性失用、结构性失用、穿衣失用。中期失用症状明显,患者逐渐出现用过卫生间后不能冲水,不能穿衣服和脱衣服,吃饭容易散落等失用现象,生活需要照顾。

6. 执行功能障碍 与额叶或有关皮质下通路功能障碍有关。执行功能包括动机、抽象思维、复杂行为的计划和组织等高级认知功能。执行功能障碍主要表现为日常生活和学习能力下降,组织、计划和管理能力减退,分析事物的异同、连续减法、词汇流畅性测验、连线测验等可反映。

## （二）非认知性神经、精神损害

AD 的行为和精神症状包括：激越、激惹、幻觉、妄想、焦虑、淡漠和欣快等，作为痴呆的非认知症状发生率可达 90% 以上，有高度的异质性、易变性和危害性。

## （三）继发性功能损害和并发症

继发性功能损害和并发症包括肌力减退和肌肉萎缩，关节活动范围受限，软组织挛缩，平衡功能减退和跌倒，步行能力减退，全身耐力减退，吞咽及消化能力下降引起的营养不足，感染，压疮，肢体肿胀及血栓形成，骨、关节损伤及意外等。

## （四）日常生活能力的减退

早期 AD 患者日常生活功能完全不会受影响，但随着认知功能的下降，在认知功能层面上的 ADL 受限：据统计目前有 2%~15% 轻中度痴呆患者生活不能自理，严重影响患者及家属的生活质量，表现为自我意识下控制、处理 ADL 的能力减退（吞咽、大小便控制、穿衣、洗漱等功能下降）；在运动功能层面上 ADL 受限：表现为继发功能受损后的 ADL 的能力减退（转移活动减少）；到最终会出现全面功能下降而呈现木僵状态，完全依赖他人的照料。

# 四、老年 AD 主要功能障碍

AD 是一种进行性的神经退行性疾病，是老年痴呆的最常见原因。AD 的临床特征是记忆、语言、视空间、执行功能等多个认知领域的持续下降，以及非认知症状如情感障碍、行为异常和精神症状。AD 的病程一般分为早期、中期和晚期，不同阶段的功能障碍有所不同，需要针对性的评估和干预。

## （一）早期功能障碍

早期 AD 的功能障碍主要表现在记忆方面，尤其是短期记忆和新近记忆的损害，导致患者难以回忆近期发生的事情或对话，重复问同一个问题，忘记约会或事件，把物品放错地方等。早期 AD 的患者还可能出现语言障碍，表现为找词困难，语言内容空洞，难以使用正确的词语来描述物品或表达想法。此外，早期 AD 的患者还可能有视觉空间感知障碍，表现为对空间结构的辨别困难，如画钟试验、描图试验等。早期 AD 的患者的日常生活能力和社会功能一般不受影响，但可能在复杂的任务或新的环境中出现困难，如管理财务、计划旅行、开车等。

## （二）中期功能障碍

中期 AD 的功能障碍涉及更多的认知领域，除了记忆和语言障碍进一步加重外，还可能出现失认症、失用症和执行功能障碍等。失认症是指在感觉器官正常的情况下，难以识别或辨别各种感官的刺激，如视觉失认、听觉失认和体感觉失认等。失用症是指在感觉、肌力和协调性运动正常的情况下，难以进行有目的性的运动，如观念性失用症、观念运动性失用症和运动性失用症等。执行功能障碍是指在高级认知功能方面的障碍，如动机、抽象思维、复杂行为的计划和组织等。中期 AD 的患者的日常生活能力和社会功能明显受损，需要他人的帮助或监督，如穿衣、洗漱、进食、如厕等。

（三）晚期功能障碍

晚期 AD 的功能障碍表现为全面的认知衰退，患者可能完全丧失记忆，忘记自己和家人的姓名，不能进行正常的语言交流，出现严重的失认症和失用症，不能识别物品和使用工具，不能理解数字和时间概念，不能进行简单的思维和判断。晚期 AD 患者的日常生活能力和社会功能完全丧失，需要他人的全面照顾，如卧床、失禁、吞咽困难等。晚期 AD 患者还可能出现各种并发症，如感染、营养不良、压疮、肺栓塞等，这些并发症可能导致死亡。

# 第三节　康复原则和目标

## 一、康复原则

AD 康复强调"全人、全程"的管理，即以患者为中心，每位 AD 患者都应在整个康复训练过程中采取积极主动的参与模式。AD 患者应该根据自己的意愿设定目标，这是因为生活中有意义的事情应该由每位患者自己来决定。量身制订和实施"以个人目标为导向"的个体化认知康复训练方案，预防和处理精神行为症状。家庭照顾者也需要学习应对策略，这对改善 AD 患者及照顾者本身都是有益的。由于 AD 药物治疗的效果有限，因此，非药物治疗备受关注。目前研究表明，以康复治疗为主的综合干预，已经成为预防痴呆发生并延缓 AD 进展的有效途径。

## 二、康复目标

为了贯彻落实《健康中国行动（2019—2030 年）》有关要求，采取有效措施，预防和减缓 AD 的发生，降低家庭与社会负担，同时响应 WHO《失智症（AD）公共卫生应对策略全球行动计划（2017—2025）》，让每一位老人能安享一个健康、幸福、有温度、有尊严、有品质的晚年，更好地助力创建"健康老龄化社会"。对 AD 患者进行康复管理的主要目的应着重于减轻 AD 患者认知功能的损害，纠正异常的精神行为，改善情感障碍，提升社交技能并最大限度地提高生活自理能力，提高患者的生活质量，促进患者回归社会、回归家庭，减轻照护者的工作负担。

## 第四节 运动康复指导

目前尚无特效药物能够治愈 AD,临床处理以对症治疗为主,采用的改善认知功能药物和抗精神病药物对 AD 患者作用有限,患者常出现无效、副作用、耐受性等现象。AD 患者早期的运动障碍不明显,因此,运动康复往往容易被忽视。随着病情的进展,大脑萎缩进行性加重,运动相关脑区受累,会出现肌肉力量下降、关节活动度下降、肢体协调性差、平衡能力下降以及步行不稳等问题。对于重度 AD 患者,由于认知状况和理解能力变得更糟糕,而难以对运动功能进行干预。适度的运动可以增加大脑中的血容量和毛细血管数量,防止大脑中参与学习和记忆的海马体的萎缩,从而起到延缓 AD 进展的作用。因此,即便 AD 患者早期没有出现运动障碍,也应尽早开展适度的运动功能锻炼。

### 一、运动康复作用机理

运动不仅可以通过改善器官的血流量、加快血管生成,丰富脑部的微血管网,加强神经细胞间的联系,触发大脑区域的可塑性;可以增加大脑中的神经营养素和生长因子来改善认知功能,特别是脑源性神经营养因子(BDNF)、胰岛素的长因子-1 和血管内皮生长因子,产生刺激实现在脑细胞变化促进大脑的认知功能,还包括突触可塑性、神经连接和血管功能。运动可显著增加海马体积,通过增加海马体积有利于提高心肺功能,提升相关脑区结构和功能的可塑性改变,改善心脑血管系统的功能,从而缓解 AD 所致的认知功能障碍。此外,运动干预还可以通过释放压力而抑制星形胶质细胞活化,降低炎症发生概率和淀粉样蛋白($\beta$-amyloid,A$\beta$)水平,进而增强脑的抗氧化能力、代谢功能、突触可塑性及神经免疫功能,从而提高认知功能,降低或缓解 AD 发生。

### 二、运动康复适应证

对于 AD 任何阶段的患者,都应该尽可能使其保留现存的认知功能及生活能力。认知功能与生活质量是相辅相成的,只有尽可能保留、改善认知功能或延缓认知功能下降,才能够使患者维持更好的生活质量及生活状态。在早期 AD 患者中,运动康复的目的是增强和维持身体的功能,增加和保持下肢肌肉力量和行走的平衡能力,增强心肺有氧耐力,开展系统性运动练习,使之最终养成运动的习惯。针对 AD 中期的患者,运动康复的目的在于协助患者维持日常生活能力,运动内容的选择应注重于改善患者日常生活活动功能为导向的代偿性运动练习、对家庭成员/护理人员的宣传教育。对于处于 AD 晚期患者而言,患者能够参与的运动项目受到限制,但适当运动也是十分有益的。运动康复的目的主要是从姿势练习到辅具减轻痉挛运动疗法管理入手,开展对照护人员和家庭成员的教育、辅具运用的训练和照护人员护理能力的提升。有研究建议痴呆晚期的训练应包括床上翻身、起床后的座位移位以及随后尽可能地"站起训练",可以改善心肺的耐受性、防止肌肉萎缩、减少骨质疏松,以及降低痉挛和跌倒的风险。

### 三、运动康复评定

AD 患者的身体功能和认知功能,均可通过康复治疗进行改善,选择恰当的运动康复疗法,须评估患者所处的阶段如预防期、早期、中期和晚期,才能进行科学有序有效的训练。AD 患者在进行运动康复后需进行阶段训练效果评估如心率、血压、心肺功能(VO₂ max 和 6 分钟步行试验)和大脑结构(双侧海马体积和总灰质)、肌力评定、肌耐力评定、吞咽功能评定、平衡协调功能评定、步态评定、日常生活活动量表等,及时发现患者的身体功能方面的变化和功能受限情况,对运动康复项目的内容进行调整。

### 四、运动康复训练

WHO 在《降低认知功能下降和痴呆风险指南》中,推荐老年人应在 1 周内进行至少 150 min 中等强度的有氧运动,或至少 75 min 高强度有氧运动,或者将中等强度运动和高强度运动相结合。目前临床研究已证实有氧运动能够改善 AD 患者的认知功能、日常生活活动功能和生活质量,改善精神行为症状,延缓病程发展。体操作为有氧运动项目已被证实是抵御老年人衰老和认知功能减退最有效的非药物疗法之一。下面重点介绍 15 组体操动作,这些体操动作节奏缓慢,没有长时间用力的动作,不需要特殊工具,便于 AD 患者随时随地自主或在家人的监督下进行。

AD 患者在进行运动时首先应该尽量选择一个安静的地方,比如客厅、卧室等。为了增加体操训练的效果,建议将身心运动结合起来,在体操练习中,集中注意力,控制呼吸,交替完成体操动作和回想动作。

第一组:头部运动,放松颈椎

缓慢低头(图 11-1A),再缓慢仰头(图 11-1B),请注意体会动作中身体产生的所有感觉。该动作重复 2 次。接着,保持脖子不动,想象刚刚做的动作,并回想当时的感觉,保持静止状态,这样连续想象 2 次。

重复以上动作 3 次,头部缓慢左转(图 11-1C),然后右转(图 11-1D),同时体会动作的感觉,重复 4 次。保持头部不动,连续想象 2 次。

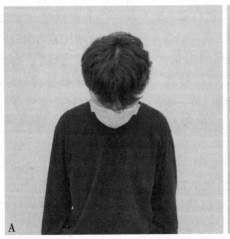
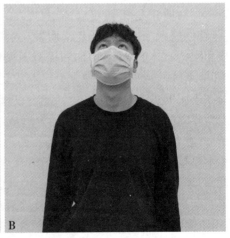

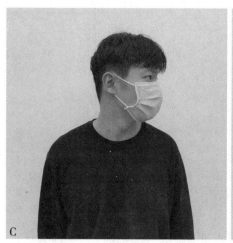
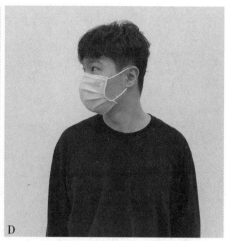

图 11-1　头部运动

第二组:胸部运动,放松胸背部

站立位,眼睛睁开,下巴贴往胸部,然后慢慢往前弯曲身体,弓起背部(图 11-2A)。再慢慢直起身体,将下巴贴在胸口,保持尽量长的时间,直到背部完全挺直,再将头部抬起(图 11-2B)。最后,放松肩膀,回想刚刚完成的动作。重复以上动作 4 次。

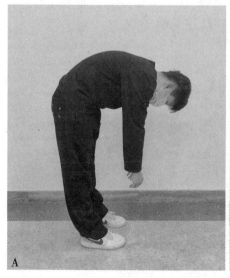
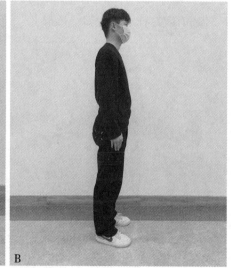

图 11-2　胸部运动

第三组:脊柱运动,放松背部

继续保持站立位,手臂放松放在身体两侧,可以微微分开双脚以保持平衡。缓慢向右转动髋部,并同时努力向右后方看(图 11-3A)。然后,缓慢向左转动髋部,并努力朝左后方看(图 11-3B)。放松肩膀,回想刚刚完成的动作。重复以上动作 6 次。

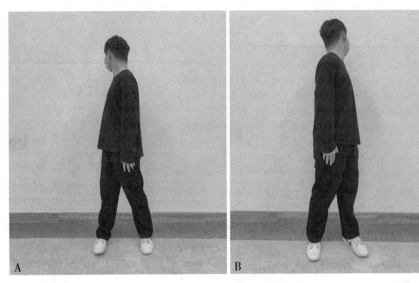

图 11-3　放松背部

第四组:重心转移,强化平衡能力

睁开双眼,双脚微微分开,双臂向两侧水平展开。始终保持两脚着地,把身体重心放在右脚(图 11-4A),然后将身体重心转移至左脚(图 11-4B),如此重复交替进行,坚持10 s 钟。做动作时,注意体会自己的感觉。重复以上动作 3 次。

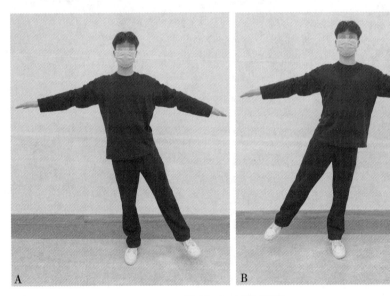

图 11-4　重心转移

第五组:助力吐气练习,改善呼吸功能

坐姿,双臂张开,上身挺直,深吸气,鼓起胸腔,双臂向两侧打开(图 11-5A),保持吸气,然后深呼气,同时双手轻轻按压肋骨下端,向前弯背(图11-5B)。重复以上动作3次。

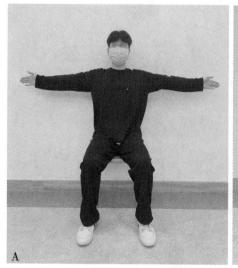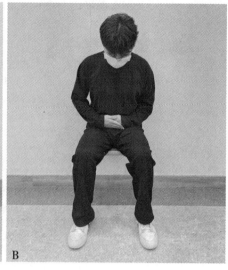

图11-5 助力吐气运动

第六组:上肢运动,改善上肢及躯干控制功能

坐姿,睁开双眼,向前抬起双臂(图11-6A),维持1 s,然后放下双臂(图11-6B)。感觉手臂的运动。重复以上动作6次。闭上双眼,重复以上动作3次。

坐姿,睁开双眼,抬起右臂向右伸展(图11-6C),想象着在触摸远处的物体,然后收回右臂(图11-6D)。向左伸展左臂,收回左臂。重复以上动作6次。闭上双眼,重复以上动作3次。将注意力集中在手臂伸展的感觉上。

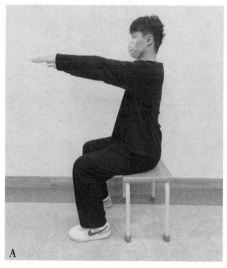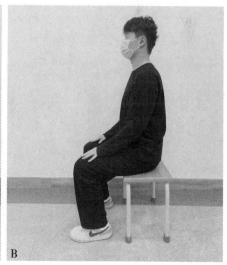

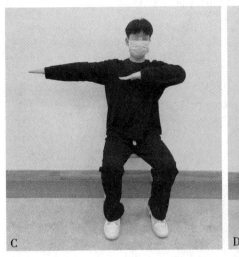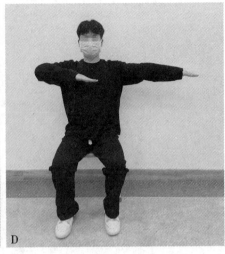

图 11-6　上肢运动

第七组:手部交替运动,改善手眼协调性

向前抬起双臂,握拳,然后打开拳头,再握拳,双手交替进行。重复以上动作 10 次(图 11-7A、图 11-7B)。闭上双眼,想象做,重复以上动作 3 次。

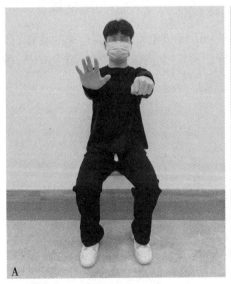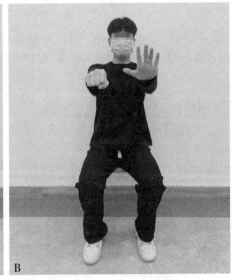

图 11-7　手部交替运动

第八组:手指运动,改善手指功能

用一只手的拇指去触碰该手的其他手指的指尖,先从左往右,再从右往左,然后另一只手也按照相同的动作要领进行练习(图 11-8A、图 11-8B)。重复以上动作 4 次。回想这个动作,感受手指触碰的感觉。

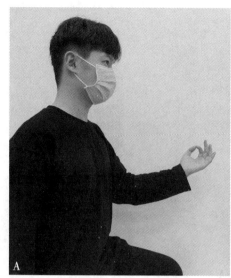
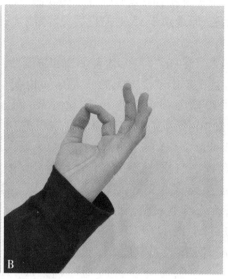

图 11-8　手指运动

第九组:传球运动,改善协调能力

坐姿,一只手握住一个网球,双手之间的距离约为 40 cm,将网球从一只手传到另一只手里。每次传球后,双手重新回到相距 40 cm 的位置(图 11-9)。重复以上动作 10 次。

第十组:抬腿运动,改善下肢运动功能

站在一张桌子前面,双手扶在桌面上,两脚微微分开,抬起左脚弯曲膝盖,将身体中心放在右腿上;然后抬起右腿,弯曲膝盖,将身体重心放在左腿。双手仍放在桌面上,但两腿不要动,回想刚才动作(图 11-10A)。重复以上动作 10 次。

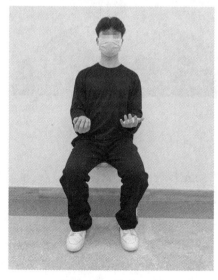
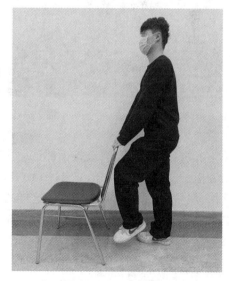

图 11-9　传球运动　　　　　　　　图 11-10　抬腿运动

第十一组:踏步运动,改善平衡和协调性

站姿,原地踏步 15 s,停止后,想象刚才踏步的节奏。

第十二组:走"8"字,改善平衡和协调性

在地上走出一个大大的"8"字,可以使用拐杖或助行器等。然后坐下,调整呼吸,闭上双眼,想象并用闭上的双眼追随刚才走出的"8"字(图 11-11)。

第十三组:交替眨眼,改善面部运动功能

对着镜子,交替眨左眼和右眼,重复 10 次,然后闭上双眼,回想刚才交替眨眼动作(图 11-12A、图 11-12B)。

第十四组:交替鼓脸,改善面部运动功能

对着镜子,交替做鼓脸动作(图 11-13A、图 11-13B)。

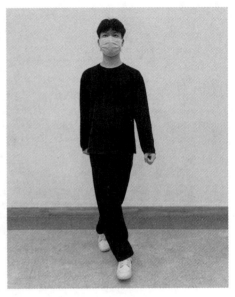

图 11-11　走"8"字

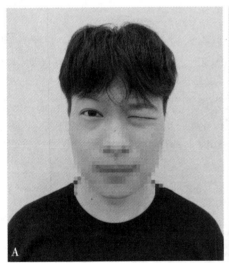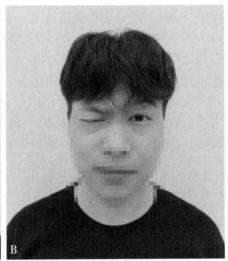

图 11-12　交替眨眼

第十五组:左右拉嘴角,改善面部运动功能

对着镜子,向右拉右嘴角(图 11-14A),然后向左拉左嘴角(图 11-14B)。重复以上动作 5 次,然后闭眼,想象自己正在做这样的动作。

结束后:端坐位,调整呼吸,吸气并保持 5 s,然后吐气保持 5 s,最后正常呼吸 10 s 左右。

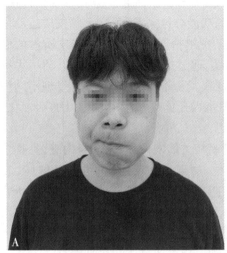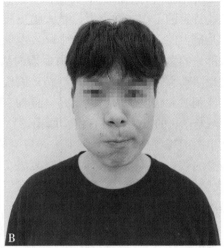

图 11-13　交替鼓脸

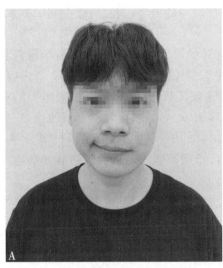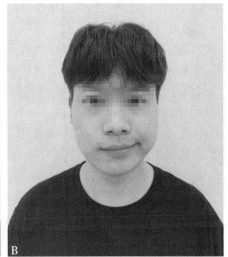

图 11-14　左右拉嘴角

以上这些动作对老年人的认知和运动能力大有裨益,改善了老年人的时空定位能力,视觉和空间记忆力,耐力活动中管理力量的能力,运动控制的能力,平衡能力和协调性,维持老人对身体的正确认识,充分了解身体在空间内的表现,以及维护身体和自身的良好形象。

### 六、微运动康复操

手是人类长期进化以来形成的最精细的运动器官,在大脑中枢的控制下,可以通过手部的关节肌肉精细活动,来完成各种精巧复杂动作,包括创造使用各种工具等。人体手部精细动作是人类生活的基础,它不仅对于人类日常生活起到至关重要的作用,也对完成某些特定的工作非常重要。从大脑皮质的功能分区来看,手在大脑皮质运动区的投射面积是最大的,几乎达到1/4到1/3,也就是说越精细的运动在大脑皮质占的面积越大。大部分的运动皮质区都能控制手指的活动,通过这个原理,我们可以利用手指操来大范围地活动大脑。有学者通过红外光谱仪证实了手指操的效用,并且发现不同种类的手指操能刺激大脑皮质的不同部位。同时,手指操还能促进额叶和颞叶的活性化,而这两个区域与AD的发生发展有密切联系。

从中医的观点来看,手上集中了许多与健康相关的穴位,联系全身内脏,是整个人体全身信息的缩影。适当刺激手部的经络、穴位、病理生理反射区,可强身健体,改善循环,使大脑皮质得到刺激,从而达到预防痴呆、防止痴呆进一步发展的目的。有研究表明手指操能够有助改善智力,使思维敏捷,有利记忆、思考和理解。手指方面的各类运动可促进大脑血液循环,延缓脑细胞老化进程,改善大脑的回忆能力。而AD患者的一个临床特征是近期记忆受损,远期记忆受损较轻。运动手指可通过刺激手部经络、穴位,让大脑相应区域得到刺激,形成新的兴奋点。从中医角度讲,手部集中了与诸多穴位,通过刺激经络可激发经气、调解阴阳,达到充脑补髓的效果。从西医角度讲,手部在运动中可活跃锥体系和锥体外系神经网络的信息传递,激发神经冲动传导,刺激高级控制中枢系统,强化大脑对机体的控制力。

本书参考的手指操内容是在高级教练葛守萍的带领下,由上海体育科学研究和上海市老年体育协会共同编制。本套手指操依照中医学原理而编制,共包括22节内容,采用各种方法锻炼手指、手臂的伸屈活动并进行敲击按压练习等,通过反复刺激手部穴位和筋络达到延缓大脑退化的作用,完成一次锻炼需要6 min的时间,每小节的频率、次数在操作步骤中进行了详细描述。鼓励老年人在家的时间也要经常练习,每天早、晚各2次,每次完成至少3个循环(1个循环6 min),长期锻炼才能达到预防认知功能下降的目的。具体步骤如下。

1. 按摩手心　掌心相对,相互搓揉,适当用力,完成第一节需15 s,上下按摩手心共40次(图11-15)。

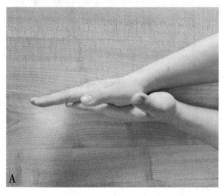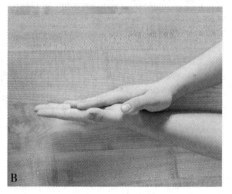

图 11-15　按摩手心

2.按摩手背 手心对手背,相互搓揉,左右手相互交替,适当用力,完成第二节需18 s,上下按摩左右手背共48 次,左右手各24 次(图11-16)。

3.抓指 十指分开向前伸出,十指关节弯曲成爪状随手臂运动向后收回,反复循环进行,完成第三节需12 s,向前向后活动手臂、手指各关节16 次(图11-17)。

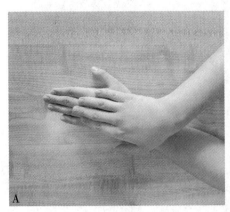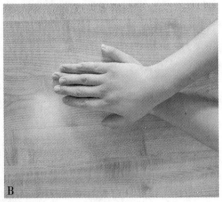

图 11-16 按摩手背

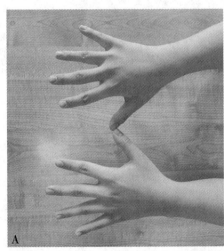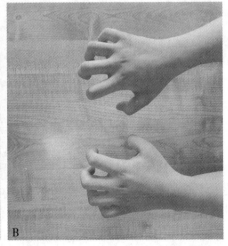

图 11-17 抓指

4.张指 两手屈拳,靠近身体内侧,然后十指分开向身体前方甩出,手指伸展要充分,反复循环进行,完成第四节需15 s,握拳、松拳各做15 次,每1 s完成1 次的握拳、松拳运动(图11-18)。

5.点指 两手五指按照示指、中指、环指、小指的顺序依次指尖相对,适当用力,反复循环进行)完成第五节需15 s,从拇指到小指是一个回合,需完成8 个回合(图11-19)。

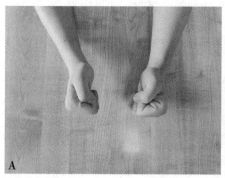
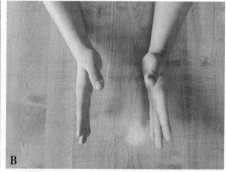

图 11-18　张指

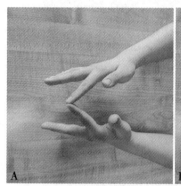
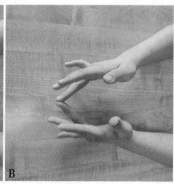
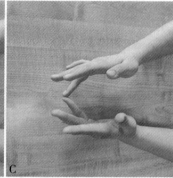

图 11-19　点指

6. 数指　两手臂伸向前,掌心向上,指尖向前,从拇指开始各手指依次往掌心处靠拢,左右手同时进行,在此过程中,双手慢慢地靠近身体内侧;此时,将掌心朝下,按照从小指到大指的顺序开始依次展开靠拢的五指,手臂逐渐伸向前方,左右手同时进行,完成第六节需 15 s,从手指向前到向后是 1 个回合,此节需完成 4 个回合(图 11-20)。

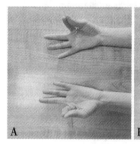
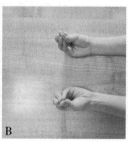
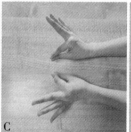
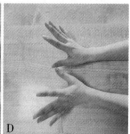

图 11-20　数指

7. 伸指　按照拇指、示指、中指、环指、小指的顺序依次伸出,每只手每次只伸出一个手指,左右手同时进行,完成第七节需 15 s,完成从拇指到小指的伸指动作是 1 个回合,此节需完成 4 个回合(图 11-21)。

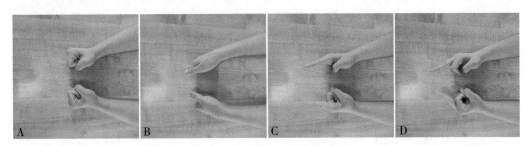

图 11-21　伸指

8. 分指　掌心朝下,示指、中指、环指、小指并拢,指尖向前,首先小指与其余三指分开,其次是小指合并环指与其余两指分开,最后小指合并环指、中指与示指分开,左右手指同时进行,完成第八节需 15 s,分指动作随手臂从内向外运动,此节需完成 3 个回合(图 11-22);

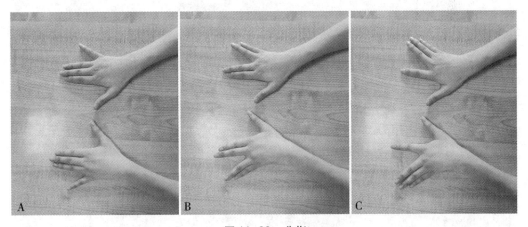

图 11-22　分指

9. 旋指　双手放于胸前,从外向内示指、中指、环指、小指依次向拇指方向处靠拢,左右手指同时进行,速度尽可能快,然后同样的方法,从内向外环指、中指、示指、拇指依次向小指方向靠拢,完成第九节需 15 s,手指内收到外旋是 1 个回合,此期需完成 8 个回合(图 11-23)。

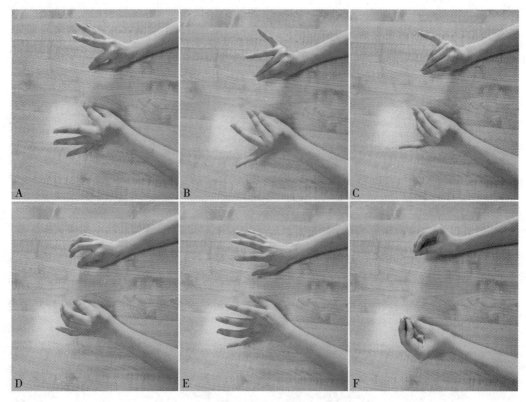

图 11-23　旋指

10. 按指　两手指尖相对,依次用示指、中指、环指、小指的指腹按压对侧手指指盖,对侧手指反方向用力,左右手交替进行,完成第十节需 15 s,从食指到小指是 1 个回合,此期需完成 5 个回合(图 11-24)。

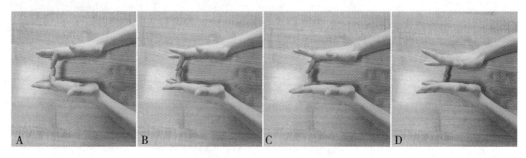

图 11-24　按指

11. 夹指　两手交叉,放于胸前,由指根部到指尖部,指与指之间相互用力,反复进行,完成第十一节需 15 s,从挤压拇指到手指间的相互挤压是一个回合,此期需完成 4 个回合(图 11-25)。

12. 击指尖　双手放于胸前,左右手拇指与拇指、示指与示指等指尖相对,两肘与腕部处于同一水平上,肘外展,双手同时向内按压,肘关节成 90°,完成第十二节需 15 s,大约做 27 次(图 11-25)。

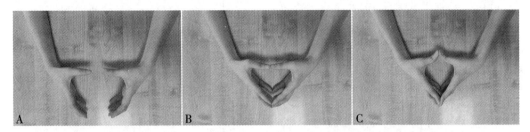

图 11-25　夹指、击指尖

13. 击指跟　两手放于胸前,五指分开,指缝处两手相互交叉,用力相击,并且虎口处相互交叉用力,完成十三节需 15 s,1 个回合包括冲击虎口和指跟各 4 次,此期需完成 4 个回合(图 11-26)。

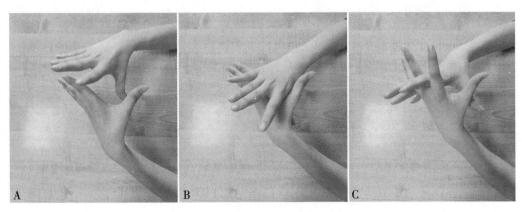

图 11-26　击指跟

14. 弹指　双手放于胸前,拇指按压示指、中指、环指、小指指尖成拳状,除拇指外,其余四指迅速发力,摆脱拇指的按压,反复多次进行,完成十四节需 15 s,大约做 30 次(图 11-27)。

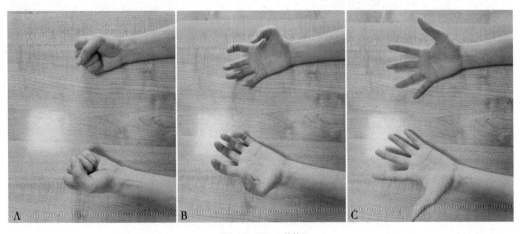

图 11-27　弹指

15. 拉指　一手用力分别牵拉另一手的拇指、示指、中指、环指、小指,两手交替,反复多次进行,完成十五节需 15 s,左右手各拉 2 次(图 11-28)。

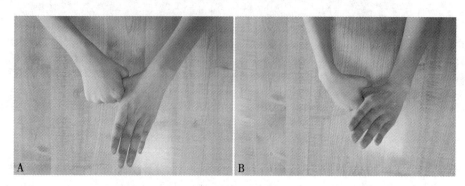

图 11-28　拉指

16. 压指　两手交叉放于胸前,肘腕手指放于同一水平线上,交叉的手指分别向下,向前用力,反复多次进行,完成十五节需 14 s,向下向前各 4 次(图 11-29)。

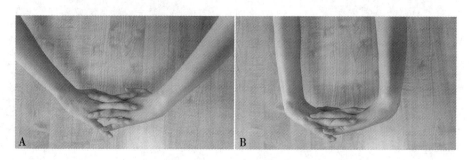

图 11-29　压指

17. 压腕　双手合十放于胸前,向前旋转一周,右手用力向左按压手指,使左腕关节处受力,同样的方法使右腕关节受力,完成十七节需 15 s,完成 4 个回合(图 11-30)。

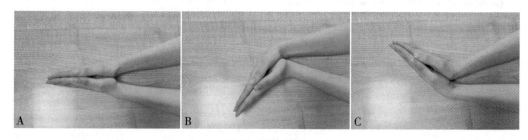

图 11-30　压腕

18. 按内外关穴　外关穴位于手臂前侧,手脖子横皱纹以上三指处;内关穴在手臂内侧面;拇指用力压内外关穴,左右手相互交替进行,完成十八节需 15 s,左右手各按 2 次,每次手臂前后需要连续按压 4 下(图 11-31)。

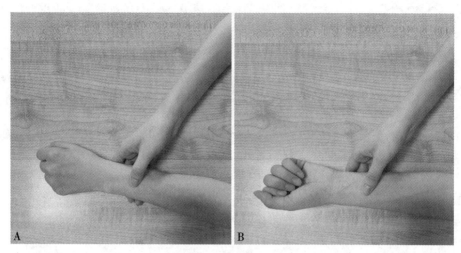

图 11-31  按内外关穴

19. 对压合谷后溪穴  后溪穴位于手掌尺侧(掌心向上的内侧),微握拳有突出处即是;两手依次在大小鱼际、后溪穴处相击,适当用力,完成十九节需 15 s,每个回合中各动作各做 4 次,总共做 3 个回合(图 11-32)。

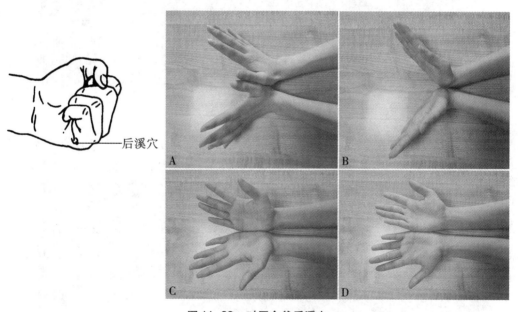

图 11-32  对压合谷后溪穴

20. 击劳宫穴  劳宫穴位于第 2、3 掌指,偏第 3 掌指处,掌心掌背都有;左右手相互交替用力击打劳宫穴处,完成二十节需 15 s,左右手各 2 个回合,每个回合各击 4 次劳宫穴(图 11-33)。

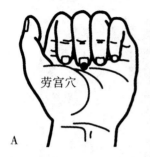

劳宫穴

A

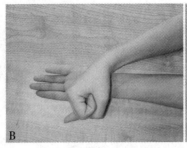

B

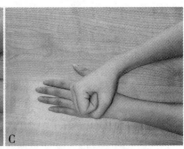

C

图 11-33　击劳宫穴

21.捏手　一手握住另一手手指,反复进行握紧及松开动作,左右手交替进行,完成二十一节需 12 s,左右手各完成 2 个回合(图 11-34)。

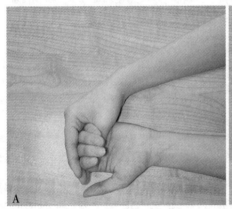

A

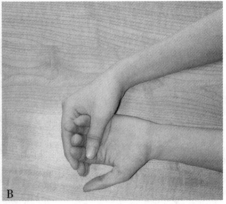

B

图 11-34　捏手

22.甩手　双手下垂,来回抖动双手,完成二十二节需 10 s,随意有力的甩动双手(图 11-35)。

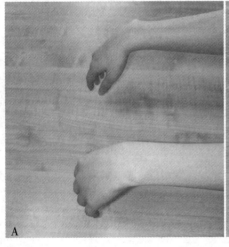

A

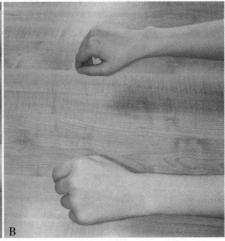

B

图 11-35　甩手

### 六、运动康复训练的注意事项

运动是低风险的干预措施,已被证明对 AD 患者是安全的。AD 患者在运动时应遵循循序渐进、个体化原则,逐渐增加运动强度、时间和频次。任何形式的运动或训练均会存在一定风险,最常见的不良反应为肌肉酸痛(通常为轻度,仅持续几天);少见的不良反应包括头晕、昏厥、疲劳或跌倒。尽管很罕见,但运动有时也会导致严重的不良反应,如呼吸急促、胸痛或心律失常。而防范这些风险的方法包括运动前仔细健康检查,了解病史并做全面的运动风险评估,在运动前应当增加热身和放松练习,运动中进行适当的监督以及指导患者在运动中感到不适应时立即停止运动,保证 AD 患者运动时的安全性。

# 第五节　自我康复健康指导

## 一、认知功能训练

认知功能是人体大脑的高级功能之一,是人脑反映、分析和认知客观事物的特点与联系,并揭示事物对人的意义与作用的心理活动,包括感知觉、注意、表象、学习记忆、思维和语言等心理过程。AD 患者由于认知功能障碍,对外界环境感知和适应困难,进而发生生活和社会适应性障碍。认知功能训练是非药物治疗 AD 的重要方法,长期坚持可以改善认知功能,提高患者的生活自理能力,从而减轻照护者负担。指导患者进行认知功能训练时需要结合其日常生活中的实际需求。训练计划的制订应以功能评定为基础,根据患者认知障碍的特点,实施个体化训练,以保证训练计划具有针对性。训练时间和强度均应个体化。训练程度由易到难,循序渐进。

(一)记忆训练

记忆是已经获得的信息或经验在脑内储存和提取的神经过程。记忆力下降表现为忘记刚才说过的话和做过的事,不记得重要的物品放在何处,遗忘熟悉的人等。AD 患者近期记忆受损严重,远期记忆相对保留。基于此,可以使用"怀旧疗法",以远期记忆作为桥梁,加强和患者的沟通交流,协助患者回忆过去、认识自我,从而减轻失落感。怀旧治疗可以以个别回想的形式进行,选择恰当的引导物,了解患者个性、兴趣爱好和生活经历等,比如使用照片让患者回忆当时发生的事情;也可以以小组分享的形式进行,指定一个特定主题,比如某个特别的旅行、中学时的回忆,让患者积极分享,小组成员在患者回忆不起来时适当提示和交流,将时间、人物、事件串联起来,增加患者回忆过往的乐趣。此外,常用的记忆训练方法还包括朗读法、印象法等。朗读法即反复朗诵需要记住的信息,在朗诵的随后,大脑回忆与朗诵相一致的图示印象。印象法是在患者的大脑中产生一个影像帮助记忆。建立常规的日常生活活动程序,比如同样的吃饭时间。

## （二）定向能力训练

定向力是指一个人对时间、地点、任务以及对自身状况的认知能力。定向力下降表现为对当前时间、身处何地、家庭住址和自身年龄等失去记忆。将醒目的标志摆在台阶、厕所、餐厅、卧室等室内空间，将患者喜爱的图画贴在其脸盆、水杯等物品上，指导患者按照图画上的标志确定自己要找什么和去哪里。不可轻易更换床单，尽可能不改变房间内的摆设，否则会导致患者对环境的辨认难度加大。将大型日历牌设在病区大厅，对即将到来的节日、天气与日期加以提醒。照护者可以在与患者接触时反复讲解一些生活的基本知识，并要求患者讲述日期、时间、上下午、地点、天气等，引导其形成正确概念；帮助患者认识目前生活中真实人物（如记忆亲人、朋友）和事件。在进行定向能力训练时要促使AD患者逐渐形成正向行为改变，照护对其错误的地点、时间、人物概念给予及时提醒或纠正，以免由于定向力错误造成其不安与恐慌。

## （三）注意力训练

注意力下降表现为一件事还没完成就转去做下一件事，经常走神，需要家属提醒才能完成一个任务，聊天时不能听别人把话说完。对此，可以进行划消训练，即在一张纸上随机写出数字、字母或汉字，要求患者将特定的目标（比如字母A）都划出来；找不同训练，即对比两张近似图片的不同处，并把它圈出来；视觉追视训练，让患者眼神随着某个显眼记号的移动而移动。保持在一段时间内专注于一件事，比如写字、阅读和绘画等。如果单一训练对于患者而言过于简单，可以通过播放音乐、让家人随意交谈等方式来增加环境干扰，也可以让患者同时进行两项注意力训练任务，如边给图画涂色边学习唱歌。注意力训练的方法有很多，需要根据患者的兴趣来选择其喜爱的方法，充分调动患者的积极性，每次训练开始前确保患者理解训练内容。

## （四）执行功能训练

执行功能是人们成功从事独立、有目的、自我负责的行为的能力。执行力下降表现为患者难以制订计划、无法为某件事情做出合理决策等。执行力训练可以进行以下活动。通过分析步骤的方式练习，如让患者按照顺序回答洗衣服的详细步骤。协助患者制订计划，如安排周末家人出游的具体活动内容。引导患者为某件事情做出合理决定，如家里需要添置一台电视机，让患者根据使用需求、资金预算和客厅情况选择一台合适的电视机。

## （五）视空间处理能力训练

视空间能力包括物体之间的定位关系、物与观察者之间的空间关系、景物之间的方位关系。视空间障碍可以表现为看不懂时钟，在熟悉的环境中迷路，不能穿衣等。通过折纸、演奏乐器、拼图、玩乐高积木等娱乐游戏活动，以及根据地图选择路线、整理房间等实际生活活动，都可以提高视空间处理能力。

## （六）失用症训练

AD患者失用早期在日常生活中能比较正常地使用日常工具，可以按要求进行简单的家务。针对患者的观念性失用训练可选择一些日常生活中由一系列分解动作组成的完整动作来进行训练,例如,要求患者摆放餐具后吃饭、餐后收拾餐具、搞卫生,拿起牙刷后再拿起漱口杯刷牙,训练者除将分解的动作一个一个训练外,如果患者不能完成下一个动作,训练者要给予提醒或协助,若患者无法完成一套完整的动作,训练者还是要对某一个独立动作进行训练,这样做可以集中改善其中某单项技能。由于步行失用症患者不能发起步行动作,但遇到障碍物却能越过,越过障碍物后即能行走,针对步行失用的患者进行训练时,在患者前面设置一个障碍物,使患者不能左右走和后退,只能向前,迫使患者跨越障碍物,诱发患者迈步。可以让结构性失用症患者按照平面图把它再画出来,从简单到复杂,循序渐进,或者要求患者重新布置床头柜上的物品位置,让患者把自己的私人常用物品进行有序排列和堆放等。

（七）综合认知能力训练

涉及多个认知领域的综合认知能力训练可以更好地帮助大脑建立功能连接,极大地增加认知储备,以对抗 AD 带来的认知功能下降。实际上,许多活动都涉及多个认知领域,最重要的是找到自己真正喜欢的活动并持续下去。如果在进行活动时,能与他人互动,对认知功能更有益处。患者可以在以下活动中进行选择。①音乐治疗。音乐治疗的干预类型有接受式和参与式两种,也可以将两者结合应用。接受式音乐治疗主要指听音乐,由他人为患者演唱或播放音乐。参与式音乐治疗包括演奏乐器、歌唱或跟随音乐舞蹈等形式参与音乐活动。在音乐治疗的过程中,通过情绪调动、视空间处理、运动协调、维持注意力和促进交流等途径提升患者的认知能力。②学习舞蹈。学习舞蹈可以改善协调能力、精细活动能力、情绪加工能力、记忆力和执行力等,不仅有益于认知功能,对于运动功能的提升也有很大帮助。需要注意的是选择合适的舞蹈类型,避免在舞蹈过程中发生跌倒或关节损伤。③棋牌类游戏。棋牌类游戏包括麻将、扑克牌、围棋、象棋和跳棋等,需要高度集中注意力,运用执行策略应对出现的问题,使用记忆力记住所出现过的棋牌,利用计算力分析取胜或失败的结局。④学习新的语言。对于许多只会讲方言的患者而言,学习普通话也是一种有效的认知训练方法,既可以调动语言处理、记忆力、执行力等提升认知水平,还能减少与他人交流的障碍从而促进社交。对于文化水平较高的老年患者,可以学习外语,在提高认知能力的同时,还能增加欣赏音乐、观看电影和出国旅行的乐趣。

## 二、加强饮食管理

AD 患者的一日三餐应定量、定时、定质,进食低盐、低脂、低热量、高蛋白、高不饱和脂肪酸、高维生素、清淡易消化的食物。目前国内外有不少研究结果证实了以高水平摄取蔬菜、豆类、水果、鱼类、坚果、谷物和不饱和脂肪酸、低饱和脂肪和肉类、低中度奶制品、规律的中度饮葡萄酒为特征的地中海饮食(mediterranean diet,MEDi),以及相关的阻止高血压饮食法(dietary approaches to stop hypertension,MEDi-DASH)、神经退行性延迟饮食(mediterranean DASH intervention for neurodegenerative delay,MIND)等饮食方法,其抗炎、抗氧化特性(富含维生素 E、维生素 C、维生素 $B_6$、维生素$_{12}$、DHA、类胡萝卜素、类黄酮和其他多酚等)有助于减少大脑内的炎症、氧化应激反应,减少神经元损伤,保持白质微观结构的连接性,从而达到有效延缓认知能力下降和神经退行性病变进展的效果。在《中国居民膳食指南》的基础上,融入以上膳食模式的特色元素以获取更大的健康受益。主食类选用使用谷薯类替代部分精米白面;在蛋白质的选择上增加白肉和水产类食品摄入频次,减少红肉及加工肉产品的摄入;在蔬果选择上,增加绿叶蔬菜和莓果摄入量;烹饪油脂上选用橄榄油、菜籽油、花生油等富含单不饱和脂肪酸、低饱和脂肪酸的植物油。

在 AD 发展后期,有 13%~57% 不同类型和不同阶段的痴呆患者会出现吞咽困难,随之增加患者的吸入性肺炎以及由吸入性肺炎引起的死亡风险。如果发现老人喝水时有呛咳,进食时有口、鼻反流,感觉食物堵塞在咽喉内,以及有持续性口水滴落等症状时,则需要考虑是否有吞咽障碍。如果出现以上可疑症状,应及时去医院就诊,进行吞咽障碍评估,并确定吞咽障碍的级别。患者确诊后,应根据吞咽困难的程度,对食物性状进行改善,通过不同的加工方式改变固体食物的大小或糊状食物及液体的黏稠度,以适应患者的吞咽能力。

### 三、注重心理调适

AD 多属于慢性进展性疾病,在疾病早期,患者如果认识到自己的记忆、语言能力和生活能力逐渐下降,很容易产生对 AD 的恐惧、抑郁和焦虑情绪,伴随失眠也不少见。疾病早期是患者心理变化最复杂、问题最多的时期。表现为对自己的头脑糊涂、记忆力减退、严重失眠等身心不适而十分苦恼,甚至悲伤抑郁、失去生活信心。疾病早期应该注重心理调养,消除其对 AD 的恐惧、悲观和焦虑。鼓励患者把心中的苦闷讲出来,进行更有针对性的指导。

AD 患者若经常孤独自处、惊恐不安甚至憋闷终日,可能只会加速 AD 的发展,降低其生活质量。怀旧疗法主要是帮助患者重温经历,尤其是积极、生动且有重要意义的事件,如家庭聚会和婚礼,所用的工具通常是照片、音乐、影片和有刺激意义的文物等。怀旧疗法可以通过引导老人回顾以往的生活,重新体验既往生活片段,协助老人了解自我,减轻失落感,增加自尊及增进社会化的治疗过程。怀旧疗法能增加幸福感、给予快乐和刺激认知,能改善 AD 患者的行为、增加幸福感和社会互动、促进自我保健和激励 AD 患者。

### 四、强化家庭支持

根据 2020 年 9 月中国人口福利基金会、中国老年保健协会 AD 分会发布的报告,家庭照护的核心提示有以下 10 点。

1.接受疾病的诊断　接受 AD 的诊断,意味着需要接受患者部分生活能力逐渐丧失和远去。这是亲人最难以跨越的心理防线,也是提供优质照护的关键环节。

2.认识 AD 的发展　认识不同阶段 AD 的表现,会让照护者的心理更有准备,所制订的照护计划更合理,有助于规划不同时期的人力、生活、照护安排。

3.从容谈论 AD　谈论亲人的病情可能会让照护者感到窘迫,但坦然表达出亲人和自己的需求,也会让照护者感知并释放内心的情绪,从而变得从容。从容面对,对照护者和被照护者的身心都是有利的。

4.安全是首要的问题 不仅局限于防止走失、误服、跌倒和锐器伤,确保营养卫生、身体舒适等也是保证患者安全的支持条件。照护者可通过观察发现危险征兆,并通过沟通更好地理解和满足患者的需求。

5.行为也是一种表达 随着语言表达的减少,行为可能成为 AD 患者表达心理需求的主要方式,包括需要满足的愿望、生活工作的习惯和要求、病痛时的诉求,或者对照护者情绪行为的投射等。了解患者的生活和社会经历,也是与患者进行沟通的有效途径之一。

6.不要过度保护 照护要适度,要重视并发挥患者当前的能力。照护者通过努力会给患者带来满足感和价值感,会从中体会到被尊重、被理解,这有助于缓解照护压力和负担。

7.构建患者满意的丰富生活 规划适合居家实施的认知促进活动,保持社会参与性和生活环境多样性。学习相关知识,丰富居家生活,对减轻照护者负担和改善被照护者生活都有所帮助。

8.家庭成员是共同的护理伙伴 患者的主要照护者不应该是唯一的照护者。长久、不间断的照护会导致主要照护者身体和精神压力巨大。因此,其他家庭成员的心理和身体支持,可以让主要照护者得到喘息和释放。

9.照护者也是普通人 照护者能力再强也有处理不了的问题,心理再强大也有需要休息的时候。照护者要学会处理自己的感受,同时避免将自己的不良情绪投射到患者身上。要注意自身情绪反常、头疼、睡眠问题等警示信号,要掌握不良情绪的自我调适方法,如:多尝试做自己喜欢的事情,找朋友或亲属倾诉,寻求更多的心理支持等。

10.让环境变得友好并发挥作用 在 AD 防治的社会视野中,每个人都是主角,都有一份责任。家庭不放弃,社会不抛弃,公众不歧视,把关爱 AD 患者化为自觉的行动,构建温暖、和谐的生活环境,让患者继续承担自己的角色,发挥自己尚存的能力。

## 五、替代受损功能的辅助手段训练

替代受损功能的辅助手段训练 AD 功能障碍的康复方法称为恢复性治疗策略,这类方法能直接改善 AD 患者的部分功能障碍。而在功能受损难以逆转的情况下,也存在着许多的辅助手段来提高患者的日常生活能力,这类辅助手段被称为代偿性治疗策略。利用辅助手段来替代受损的功能,可以大大提高患者的生活质量,减轻照护者的工作负担。

### (一)记忆障碍的辅助手段

AD 患者无法将许多信息记忆在脑中,可以通过一些便携的工具或记录方法代偿性地记下重要信息。①记事本:让患者将需要记住的信息记录在记事本内,如与某人约定见面的时间和地点、亲属的联系电话、自己的家庭住址。②列清单:家人协助患者列出待办事情的清单,如今天需要完成的家务、去菜场需要采购的食材等,让患者完成任务后在上面打钩。③贴标签:在抽屉、柜子等处贴标签,提醒患者里面所储存的物品,以防找不到东西。对于认知障碍较严重的患者,需要在家里的每个房门上贴标签,提醒患者自己的房间、厨房、厕所的位置。④日历:将日历挂在家中的显眼位置,家属需要协助患者及时更新日期,并在日历上备注特殊事件和计划,提醒患者目前的日期及行程。

### (二)运动功能障碍的辅助手段

当患者的运动功能障碍影响洗漱、进食、穿衣和如厕等基本生活活动时,可以使用相应的辅助工具以减少障碍带来的困扰。如使用带长把手或粗把手的洗漱用具完成洗漱,使用粗把勺和辅助筷进食,穿着无纽扣的衣服和无鞋带的鞋子,在马桶边上和浴室内设置无障碍扶手辅助移动,使用如厕座椅和尿壶进行如厕等。当患者无法独立行走时,可以选择助行器辅助行走或选择轮椅作为代步工具。根据患者的步行功能情况,助行器可以选择手杖、拐杖、移动式助行器、电子步行器,轮椅可以选择普通轮椅或电动轮椅。

### (三)沟通障碍的辅助手段

辅助沟通系统可以补偿、改善或替代言语表达或书写表达。使用不同的符号来表达,包括手势、图片、文字等;可以使用图片、沟通板、计算机系统等额外的辅具来协助传递信息,也可以仅通过患者自身来传递信息;可以在他人指导下进行表达,也可以让患者自我学习如何表达;可以通过直接选取符号或扫描所要表达的内容来操作辅助沟通系统。当 AD 患者与他人的沟通出现障碍时,需要及时让辅助沟通系统介入以辅助患者的信息表达。通过康复医师或治疗师的评估,根据患者的功能水平和实际沟通需求,选择最有效的辅助沟通系统沟通方法。例如,对于疾病晚期完全丧失言语表达能力的患者,可以制作一个简易的沟通板,上面有吃饭、喝水、睡觉、坐起来、大便和小便等活动的文字和图片,让患者选择自己想要进行的事。

### (四)听力障碍的辅助手段

听力损伤与 AD 的发生率具有一定的相关性。及时对听力损失进行补偿,可以预防 AD 的发生并减缓 AD 的进展,所以使用听力辅助设备十分重要。最常见的听力辅具是助听器,患者应去往医院的耳鼻喉科或专业的验配机构进行助听器验配。通过专业验配的助听器可以针对性地补偿听力损失、符合日常使用需求并满足患者对美观性的要求,切勿上网随意购买未经专业验配的助听器,以免对听力造成进一步损伤。

# 第十二章
# 肿瘤运动康复

## 第一节　认识肿瘤

### 一、肿瘤的概念和分类

肿瘤是指机体在各种致癌因素作用下,局部组织的细胞基因突变,导致细胞异常增生所形成局部肿块。肿瘤可以按照不同的标准进行分类,常见的分类方法有以下几种。

#### (一)按照组织来源分类

按照组织来源分类可以分为上皮性肿瘤、间叶性肿瘤、神经性肿瘤、淋巴造血性肿瘤等。

(1)上皮性肿瘤是由上皮组织发生的肿瘤,如癌症、腺瘤、乳头状瘤等。

(2)间叶性肿瘤是由间叶组织发生的肿瘤,如肉瘤、纤维瘤、脂肪瘤等。

(3)神经性肿瘤是由神经组织发生的肿瘤,如神经母细胞瘤、神经鞘瘤、胶质瘤等。

(4)淋巴造血性肿瘤是由淋巴造血系统发生的肿瘤,如白血病、淋巴瘤、多发性骨髓瘤等。

#### (二)按照生物学行为分类

按照生物学行为分类可以分为良性肿瘤和恶性肿瘤。良性肿瘤容易清除干净,一般不转移、不复发,对器官、组织只有挤压和阻塞作用。恶性肿瘤包括癌症和肉瘤,癌症是指源于上皮组织的恶性肿瘤,是恶性肿瘤中最常见的一类;起源于间叶组织的恶性肿瘤统称为肉瘤。

#### (三)按照发病部位分类

按照发病部位分类可以分为消化系统肿瘤、呼吸系统肿瘤、泌尿生殖系统肿瘤、内分泌系统肿瘤、神经系统肿瘤、运动系统肿瘤、皮肤肿瘤、头颈肿瘤、乳腺肿瘤等。消化系统肿瘤是指发生在消化道和消化腺的肿瘤,如食管癌、胃癌等。呼吸系统肿瘤是指发生在呼吸道和肺部的肿瘤,如肺癌、鼻咽癌、喉癌等。泌尿生殖系统肿瘤是指发生在泌尿道和生殖器官的肿瘤,如肾癌、子宫癌、卵巢癌等。内分泌系统肿瘤是指发生在内分泌腺和内分泌激素的肿瘤,如甲状腺癌、垂体瘤、胰岛细胞瘤等。神经系统肿瘤是指发生在中枢神经和周围神经的肿瘤,如脑瘤、神经鞘瘤、神经母细胞瘤等。运动系统肿瘤是指发生在骨骼、肌肉和关节的肿瘤,如骨肉瘤、软骨肉瘤、滑膜肉瘤等。皮肤肿瘤是指发生在皮肤的肿瘤,如黑色素瘤、基底细胞癌、鳞状细胞癌等。头颈肿瘤是指发生在头颈部的肿瘤,如口腔癌、鼻咽癌、甲状腺癌等。乳腺肿瘤是指发生在乳腺的肿瘤,如乳腺癌、乳腺纤维瘤、乳腺囊肿等。

## 二、老年肿瘤的特点和影响因素

老年肿瘤是指在老年期发生或持续存在的肿瘤,是老年人的常见病和多发病,也是老年人的主要死因之一。

(一)特点

1.高发高危　老年人是肿瘤的高发人群,随着年龄的增长,肿瘤的发病率和死亡率呈上升趋势。据统计,我国60岁以上的老年人肿瘤的发病率为0.6%,占全国肿瘤发病总数的50.5%,肿瘤的死亡率为0.5%,占全国肿瘤死亡总数的70.1%。

2.多种共存　老年人常常同时患有多种肿瘤,形成肿瘤共病的现象。肿瘤共病会加重老年人的病情,增加治疗的复杂性和风险,降低治疗的效果和安全性,影响老年人的生活质量和预后。

3.长期潜伏　老年人的肿瘤多数是由于长期的致癌因素的作用,导致细胞的基因突变和表观遗传改变,经过多步骤的发展过程,最终形成肿瘤。这一过程可能需要数年甚至数十年的时间,因此老年人的肿瘤多数是慢性的、潜伏的,往往在症状出现时已经进入中晚期。

4.易复发转移　老年人的肿瘤多数是恶性肿瘤,具有较高的复发和转移的可能性。老年人的免疫功能下降,抗肿瘤的防御能力减弱,肿瘤细胞更容易逃避免疫监视,通过血液或淋巴液在体内扩散,形成肿瘤的复发和转移。

(二)影响因素

老年肿瘤的发生和发展受到多种因素的影响,其中主要有以下几种。

1.年龄因素　年龄是肿瘤最重要的危险因素,随着年龄增长,细胞的分裂和修复能力下降,细胞的老化和凋亡增加,细胞的基因稳定性和表观遗传稳定性降低,细胞的免疫应答能力减弱,细胞的致癌变和恶性转化的风险增加。

2.遗传因素　遗传因素是肿瘤的重要内在因素,部分肿瘤是由于遗传性的基因缺陷或变异引起的,如遗传性乳腺癌、结肠癌、甲状腺癌等。遗传因素还可以影响个体对外界致癌因素的敏感性和易感性,如吸烟、饮酒、食物、药物、病毒等。

3.环境因素　环境因素是肿瘤的重要外在因素,部分肿瘤是由于长期接触或暴露于环境中的致癌物质或致癌因素引起的,如职业性肿瘤、污染性肿瘤、辐射性肿瘤等。环境中的致癌物质或致癌因素包括化学物质、物理因素、生物因素等,如石棉、苯、砷、镉、尼古丁、乙醇、亚硝胺、紫外线、电离辐射、病毒、细菌、寄生虫等。

4.生活方式因素 生活方式因素是肿瘤的重要可控因素,部分肿瘤是由不良的生活习惯或行为造成的,如饮食、运动、睡眠、情绪、性行为等。不良的生活方式因素会影响机体的代谢、免疫、内分泌、神经等系统的平衡,导致机体的抗肿瘤能力下降,肿瘤的发生风险增加。

# 第二节 主要功能障碍

## 一、诊断原则

功能障碍是指由于肿瘤本身或肿瘤治疗的影响,患者在身体、心理或社会方面出现的功能损害或障碍,如活动受限、疼痛、疲乏、情绪低落、社会隔离等。功能障碍的诊断原则包括以下几点。

(1)以患者为中心,关注患者的主观感受和客观表现,综合评估患者的功能状态和生活质量,制订个体化的运动康复计划。

(2)采用多学科的协作方式,结合肿瘤科、康复科、运动科、心理科、社会工作科等专业人员的意见和建议,进行全面的功能障碍筛查和评估。

(3)选择适当的功能障碍评估工具,如问卷、量表、测试等,根据患者的肿瘤类型、分期、治疗方案、并发症等因素,选择最合适的评估工具,定期进行评估和监测,及时发现和处理功能障碍的问题。

(4)根据功能障碍的程度和性质,确定运动康复的目标、内容、强度、频率、时间和方式,遵循安全、有效、适度、持续的原则,调整运动康复的计划和方法,评估运动康复的效果和安全性。

## 二、诊断要点

功能障碍的诊断要点包括以下几点。

(1)功能障碍的诊断应该在肿瘤诊断的同时开始,贯穿肿瘤的整个诊疗过程,包括治疗前、治疗中和治疗后,以及肿瘤复发或转移时。

(2)功能障碍的诊断应该根据患者的具体情况,选择合适的评估工具,如国际功能障碍、残疾和健康分类(International Classification of Functioning, Disability and Health, ICF),世界卫生组织生活质量量表(World Health Organization Quality of Life, WHOQOL),癌症康复评估系统(Cancer Rehabilitation Evaluation System, CARES),癌症疲乏量表(Cancer Fatigue Scale, CFS),癌症疼痛量表(Cancer Pain Scale, CPS)、医院焦虑抑郁量表(Hospital Anxiety and Depression Scale, HADS)、癌症社会支持量表(Social Support Rating Scale, SSRS)等。

(3)功能障碍的诊断应该根据评估结果,确定功能障碍的类型、程度和影响因素,如肌肉骨骼功能障碍、心肺功能障碍、神经功能障碍、淋巴水肿、疲乏、疼痛、情绪障碍、社会功能障碍等,以及肿瘤本身、肿瘤治疗、年龄、性别、基础疾病、生活方式等因素对功能障碍的影响。

(4)功能障碍的诊断应该根据功能障碍的特点,制定运动康复的指征、禁忌证和注意事项,如运动康复的适应证包括功能障碍的存在、患者的意愿和配合、患者的安全性和耐受性等,运动康复的禁忌证包括功能障碍的缺乏、患者的拒绝和不配合、患者的危险性和不耐受性等,运动康复的注意事项包括运动康复的时间、地点、方式、强度、频率、持续时间、监测、评估等。

### 三、主要功能障碍特点

肿瘤患者的主要功能障碍有以下几种。

#### (一)肌肉骨骼功能障碍

肌肉骨骼功能障碍指肿瘤或肿瘤治疗导致的肌肉、骨骼、关节、韧带等结构或功能的损害或障碍,表现为肌肉萎缩、肌力下降、关节僵硬、活动受限、骨质疏松、骨折等,影响患者的运动能力和日常生活能力。

#### (二)心肺功能障碍

心肺功能障碍指肿瘤或肿瘤治疗导致的心脏、血管、肺部等结构或功能的损害或障碍,表现为心率增快、心律失常、心功能不全、血压异常、血氧饱和度降低、呼吸困难、气喘等,影响患者的心肺耐力和体力水平。

#### (三)神经功能障碍

神经功能障碍指肿瘤或肿瘤治疗导致的中枢神经系统或周围神经系统的损害或障碍,表现为感觉异常、运动障碍、认知障碍、精神障碍、睡眠障碍、神经痛等,影响患者的感知能力、思维能力、情绪调节能力和生活质量。

#### (四)淋巴水肿

淋巴水肿指肿瘤或肿瘤治疗导致的淋巴系统的损害或阻塞,导致淋巴液在组织间隙的积聚,形成局部或全身的水肿,表现为肢体肿胀、皮肤硬化、皮肤感染、关节活动受限等,影响患者的外观、舒适度和功能。

#### (五)疲乏

疲乏指肿瘤或肿瘤治疗导致的一种持续的、全身性的、主观的、不可预测的、无法缓解的身体和/或精神的疲劳感,表现为体力下降、精神萎靡、注意力不集中、记忆力减退、情绪低落等,影响患者的工作、学习和社交。

#### (六)疼痛

疼痛指肿瘤或肿瘤治疗导致的一种不愉快的感觉和情绪体验,表现为疼痛的部位、性质、程度、持续时间、影响因素等,影响患者的生理、心理和社会功能。

### 四、老年肿瘤功能障碍特点

老年肿瘤功能障碍是指在老年期发生或持续存在的功能障碍,是老年肿瘤患者的常见问题和多发问题,也是影响老年肿瘤患者生存质量和预后的重要因素。老年肿瘤功能障碍具有以下几个特点。

#### (一)高发高危

老年人是功能障碍的高发人群,随着年龄增长,功能障碍的发生率和严重程度呈上升趋势。据统计,我国60岁以上老年肿瘤患者功能障碍的发生率为80.2%,其中轻度功能障碍为38.6%,中度功能障碍为25.8%,重度功能障碍为15.8%。

#### (二)多种共存

老年肿瘤患者常常同时存在多种功能障碍,形成功能障碍共病的现象。功能障碍共病会相互影响和加重,增加老年肿瘤患者的痛苦和负担,降低老年肿瘤患者的生活质量和预后。

#### (三)长期持续

老年肿瘤患者的功能障碍多数是慢性的、持续的,往往伴随老年肿瘤患者的整个病程,包括治疗前、治疗中和治疗后,以及肿瘤复发或转移时,需要长期的监测和干预。

#### (四)易恶化加重

老年肿瘤患者的功能障碍多数是易恶化的、加重的,受到肿瘤的进展、治疗的副作用、并发症的发生、年龄的增长、基础疾病的存在等因素的影响,功能障碍的程度和范围可能随时发生变化,需要及时地调整和处理。

# 第三节　康复原则和目标

### 一、康复原则

老年肿瘤患者的康复治疗应遵循以下原则。

#### (一)个体化原则

根据老年肿瘤患者的具体情况,如肿瘤的类型、分期、治疗方案、功能障碍的程度、合并症的存在、心理状态、生活环境等,制订个性化的康复计划,选择合适的康复方法和强度,避免过度或不足的康复干预。

#### (二)综合性原则

老年肿瘤患者的康复治疗应涵盖生物、心理、社会等多个方面,综合运用药物、物理、心理、营养、运动、教育等多种手段,协调肿瘤治疗和康复治疗的关系,实现肿瘤控制和功能恢复的双重目标。

（三）阶段性原则

老年肿瘤患者的康复治疗应根据肿瘤的不同阶段,如治疗前、治疗中、治疗后、复发或转移时,采取不同的康复措施,及时评估康复效果,调整康复方案,实现康复的连续性和动态性。

（四）参与性原则

老年肿瘤患者的康复治疗应充分发挥患者和家属的主动性和积极性,鼓励他们参与康复计划的制订和执行,增强他们的自我管理能力和自信心,促进他们与医护人员的沟通和配合,提高他们的康复依从性和满意度。

## 二、康复目标

老年肿瘤患者的康复治疗应根据不同的康复阶段,设定不同的康复目标,一般包括以下几个方面。

（一）功能恢复目标

功能恢复目标指通过康复治疗,改善或消除老年肿瘤患者的功能障碍,如肌肉骨骼功能、心肺功能、神经功能、淋巴水肿、疲乏、疼痛等,提高患者的运动能力和日常生活能力,减少患者的依赖性和残疾程度。

（二）生存质量目标

生存质量目标指通过康复治疗,改善或维持老年肿瘤患者的生理、心理、社会等方面的状况,提高患者的生活质量,延长患者的生存时间,降低患者的死亡风险。

（三）社会适应目标

社会适应目标指通过康复治疗,帮助老年肿瘤患者恢复或保持正常的社会角色和社会功能,促进患者与家庭、社区、社会的和谐相处,增强患者的社会支持和社会参与,提升患者的社会满意度。

# 第四节　运动康复指导

## 一、运动康复作用机制

运动康复是指通过有计划、有目的、有规律的身体活动,改善或恢复肿瘤患者的身体功能、心理状态和生活质量,预防或延缓肿瘤的发生、发展和转移,提高肿瘤的治疗效果和生存率的一种综合性康复治疗方法。运动康复的作用机理主要包括以下几方面。

（一）调节肿瘤细胞的代谢和生长

运动可以影响肿瘤细胞的糖代谢、氧化应激、自噬、凋亡等过程,抑制肿瘤细胞的增殖和存活,降低肿瘤的发生风险。运动还可以通过正常化肿瘤微环境,改善肿瘤的血液灌注和氧合,增强肿瘤的药物敏感性和放射敏感性,提高肿瘤的治疗效果。

### (二)调节机体的免疫和炎症反应

运动可以增强机体的免疫功能,提高自然杀伤细胞、巨噬细胞、T 细胞等免疫细胞的数量和活性,增强机体对肿瘤的免疫监视和清除能力。运动还可以降低机体的炎症水平,抑制炎症因子如肿瘤坏死因子-α、白细胞介素-6 等的产生,减少炎症对肿瘤的促进作用。

### (三)调节机体的激素和生长因子水平

运动可以降低机体的胰岛素、胰岛素样生长因子-1、雌激素、睾酮等激素和生长因子的水平,抑制这些物质对肿瘤细胞的刺激和促进作用,降低肿瘤的发生和发展风险。运动还可以增加机体的生长抑素、瘦素、脂联素等物质的水平,增强这些物质对肿瘤细胞的抑制和凋亡作用,抑制肿瘤的生长和转移。

### (四)调节机体的心理和情绪状态

运动可以改善机体的心理和情绪状态,降低肿瘤患者的焦虑、抑郁、恐惧等负性情绪,提高肿瘤患者的自信、乐观、积极等正性情绪,增强肿瘤患者的心理适应能力和抗压能力。运动还可以增加机体的内啡肽、血清素、多巴胺等神经递质的水平,改善机体的神经功能,减轻肿瘤患者的疼痛和疲乏感。

## 二、运动康复适应证

运动康复的适应证是指肿瘤患者在一定条件下可以进行运动康复的情况,包括以下几种。

1.肿瘤患者存在功能障碍　如肌肉骨骼功能障碍、心肺功能障碍、神经功能障碍、淋巴水肿、疲乏、疼痛等,影响患者的运动能力和日常生活能力,需要通过运动康复来改善或恢复功能。

2.肿瘤患者存在生活质量下降　如生理状况恶化、心理状态不佳、社会功能受损等,影响患者的生存质量和预后,需要通过运动康复来提高或维持生活质量。

3.肿瘤患者存在肿瘤发生、发展或转移的风险　如肥胖、糖尿病、高血压、高脂血症等代谢综合征,或有肿瘤家族史、肿瘤复发或转移的可能性等,需要通过运动康复来预防或延缓肿瘤的发生、发展或转移。

4.肿瘤患者需要接受肿瘤治疗　如手术、化疗、放疗、靶向治疗、免疫治疗等,需要通过运动康复来提高肿瘤治疗的效果和安全性,减少肿瘤治疗的副作用和并发症。

## 三、运动康复评定

运动康复评定是指根据肿瘤患者的运动能力评估结果,确定肿瘤患者的运动康复等级,以便选择合适的运动康复方案,包括以下几个方面。

### (一)运动康复等级

根据肿瘤患者的心肺功能、肌肉力量、关节活动度、平衡协调能力、运动耐力等因素,将肿瘤患者分为4个运动康复等级,即Ⅰ级(轻度功能障碍)、Ⅱ级(中度功能障碍)、Ⅲ级(重度功能障碍)和Ⅳ级(极重度功能障碍),并给出相应的运动康复建议。

**(二)运动康复方案**

根据肿瘤患者的运动康复等级,制定个性化的运动康复方案,包括运动康复的目标、内容、方式、强度、频率、时间、持续期等,以达到最佳的运动康复效果。

**(三)运动康复监测**

根据肿瘤患者的运动康复方案,定期对肿瘤患者进行运动康复监测,包括运动康复的执行情况、运动康复的反应和效果、运动康复的不良事件等,以及时发现和处理运动康复过程中的问题,调整运动康复方案,保证运动康复的安全性和有效性。

## 四、运动康复训练技术

运动康复训练技术是指运动康复过程中使用的具体运动康复方法和技巧,包括以下几种。

**(一)有氧运动训练**

有氧运动训练指通过持续、有规律、中等强度的全身性或局部性的身体活动,提高肿瘤患者的心肺功能和运动耐力,改善肿瘤患者的血液循环和氧合,降低肿瘤患者的疲乏和疼痛,提高肿瘤患者的生活质量的一种运动康复方法。有氧运动训练的方式有很多,如步行、慢跑、骑自行车、游泳、跳舞、太极拳等,可根据肿瘤患者的喜好和条件选择。

**(二)抗阻运动训练**

抗阻运动训练指通过对抗外界阻力的重复性肌肉收缩,增强肿瘤患者的肌肉力量和肌肉质量,改善肿瘤患者的肌肉骨骼功能和骨密度,减少肿瘤患者的肌肉萎缩和骨质疏松,提高肿瘤患者的日常生活能力和生活质量的一种运动康复方法。抗阻运动训练的方式有很多,如使用哑铃、杠铃、弹力带、健身器材等进行的上肢、下肢、躯干等部位的肌肉锻炼,可根据肿瘤患者的需要和条件选择。

**(三)柔韧性运动训练**

柔韧性运动训练指通过对肌肉、韧带、关节等结构的拉伸和放松,提高肿瘤患者的关节活动度和肌肉顺应性,改善肿瘤患者的肌肉骨骼功能和姿势平衡,减少肿瘤患者的关节僵硬和肌肉痉挛,提高肿瘤患者的运动能力和生活质量的一种运动康复方法。柔韧性运动训练的方式有很多,如进行的静态拉伸、动态拉伸、瑜伽、普拉提等,可根据肿瘤患者的喜好和条件选择。

## 五、运动康复效果评价

运动康复效果评价是指对肿瘤患者进行运动康复后,定期对肿瘤患者的功能状态、生活质量、肿瘤控制等方面进行评价,以了解运动康复的效果和安全性,包括以下几个方面。

（一）功能状态评价

通过使用功能障碍评估工具,如国际功能障碍、残疾和健康分类(ICF),世界卫生组织生活质量量表(WHOQOL),癌症康复评估系统(CARES),癌症疲乏量表(CFS),癌症疼痛量表(CPS),癌症焦虑抑郁量表(HADS),癌症社会支持量表(SSRS)等,比较运动康复前后肿瘤患者的功能障碍的类型、程度和影响因素,以及运动康复对功能障碍的改善或恢复程度。

（二）生活质量评价

通过使用生活质量评估工具,如欧洲癌症研究与治疗组织生活质量量表(EORTC QLQ)、美国国立癌症研究所生活质量量表(NCI QLQ)、癌症生存者生活质量量表(FACT-G)、癌症生活质量评估系统(QLACS)等,比较运动康复前后肿瘤患者的生理、心理、社会等方面的状况,以及运动康复对生活质量的提高或维持程度。

（三）肿瘤控制评价

通过使用肿瘤控制评估工具,如肿瘤标志物、影像学检查、病理学检查等,比较运动康复前后肿瘤患者的肿瘤的大小、位置、数量、分期、转移等,以及运动康复对肿瘤的预防或延缓、治疗效果和安全性、生存时间和死亡风险等的影响。

# 第五节　自我康复健康指导

## 一、自我康复健康指导的意义

自我康复健康指导是指通过向老年肿瘤患者提供科学、合理、实用的康复知识、技能和方法,帮助老年肿瘤患者在家庭和社区环境中,自主地进行康复治疗和健康管理,提高老年肿瘤患者的康复效果和生活质量,延长老年肿瘤患者的生存时间,降低老年肿瘤患者死亡风险的一种康复模式。自我康复健康指导的意义主要包括以下几个方面。

（一）提高老年肿瘤患者的康复依从性

老年肿瘤患者由于年龄、经济、交通等因素,往往难以持续地到医院或康复机构进行康复治疗,导致康复的中断或缺失,影响康复的效果和安全性。自我康复健康指导可以使老年肿瘤患者在家庭和社区环境中,根据自己的实际情况,灵活地选择和执行康复治疗,提高老年肿瘤患者的康复依从性和满意度。

（二）提高老年肿瘤患者的自我管理能力

老年肿瘤患者由于肿瘤和肿瘤治疗的影响,往往存在多种功能障碍和并发症,需要长期的监测和干预,增加老年肿瘤患者的医疗负担和生活负担。自我康复健康指导可以使老年肿瘤患者掌握科学、合理、实用的康复知识、技能和方法,增强老年肿瘤患者的自我监测、自我评估、自我调节、自我干预的能力,减少老年肿瘤患者对医疗资源的依赖和消耗。

（三）提高老年肿瘤患者的生活质量和预后

老年肿瘤患者由于功能障碍和生活质量的下降,往往存在心理和社会方面的问题,如焦虑、抑郁、孤独、无助等,影响老年肿瘤患者的生存质量和预后。自我康复健康指导可以使老年肿瘤患者通过自主地进行康复治疗和健康管理,改善或恢复老年肿瘤患者的功能状态,提高或维持老年肿瘤患者的生活质量,延长老年肿瘤患者的生存时间,降低老年肿瘤患者的死亡风险。

## 二、自我康复健康指导的内容

自我康复健康指导的内容主要包括以下几个方面。

（一）康复知识指导

向老年肿瘤患者提供关于肿瘤的基本知识,如肿瘤的定义、分类、发生原因、发展过程、临床表现、诊断方法、治疗方法、预防方法等,以增强老年肿瘤患者的肿瘤防治意识和信心。向老年肿瘤患者提供关于康复的基本知识,如康复的定义、目的、原则、方法、效果、评价等,以增强老年肿瘤患者的康复需求和动力。

（二）康复技能指导

向老年肿瘤患者提供关于康复技能的具体方法和步骤,如运动康复、物理康复、心理康复、营养康复、社会康复等,以增强老年肿瘤患者的康复能力和水平。向老年肿瘤患者提供关于康复技能的注意事项和禁忌证,如运动康复的强度、频率、时间、方式等,以保证老年肿瘤患者的康复安全性和有效性。

（三）康复管理指导

向老年肿瘤患者提供关于康复管理的规划和执行,如制订个性化的康复计划,选择合适的康复环境,配备必要的康复设备,建立康复日志,定期进行康复评估,及时调整康复方案,以实现老年肿瘤患者的康复连续性和动态性。向老年肿瘤患者提供关于康复管理的监测和反馈,如监测老年肿瘤患者的康复执行情况,反馈老年肿瘤患者的康复效果和满意度,解决老年肿瘤患者的康复问题和困难,以提高老年肿瘤患者的康复依从性和满意度。

## 三、自我康复健康指导的方法

自我康复健康指导的方法主要包括以下几种。

（一）面对面指导

面对面指导指通过与老年肿瘤患者进行直接的面对面的交流,利用语言、文字、图表、视频等方式,向老年肿瘤患者提供康复知识、技能和管理的指导,以提高老年肿瘤患者的康复理解和掌握程度。面对面指导的优点是交流效果好,指导内容全面,指导方式灵活,指导效果高。面对面指导的缺点是交流时间有限,指导成本高,指导覆盖面小。

（二）远程指导

远程指导指通过利用电话、网络、微信、APP 等信息技术,向老年肿瘤患者提供康复知识、技能和管理的指导,以提高老年肿瘤患者的康复便利性和可持续性。远程指导的优点是交流时间长,指导成本低,指导覆盖面大。远程指导的缺点是交流效果差,指导内容简单,指导方式单一,指导效果低。

（三）小组指导

小组指导指通过组织老年肿瘤患者形成康复小组,利用集体讨论、互动交流、共同学习、相互支持等方式,向老年肿瘤患者提供康复知识、技能和管理的指导,以提高老年肿瘤患者的康复参与度和积极性。小组指导的优点是交流氛围好,指导内容丰富,指导方式多样,指导效果高。小组指导的缺点是交流时间受限,指导成本较高,指导覆盖面较小。

（四）自学指导

指通过向老年肿瘤患者提供康复资料、视频、音频、软件等自学材料,使老年肿瘤患者能够自主地进行康复知识、技能和管理的学习,以提高老年肿瘤患者的康复自主性和灵活性。自学指导的优点是交流时间不受限,指导成本低,指导覆盖面大。自学指导的缺点是交流效果差,指导内容有限,指导方式单一,指导效果低。

### 四、自我康复健康指导的注意事项

自我康复健康指导是一种有效的康复模式,但也需要注意以下几个方面。

（1）自我康复健康指导不是替代专业的康复治疗,而是在专业的康复治疗的基础上,增加老年肿瘤患者的康复机会和效果,因此,老年肿瘤患者在进行自我康复健康指导前,应先接受专业的康复评估和指导,了解自己的康复适应证和禁忌证,选择合适的自我康复健康指导方法和内容,避免自我康复健康指导的不良事件,如运动损伤、心肺并发症、感染等。

（2）自我康复健康指导需要老年肿瘤患者的主动性和积极性,老年肿瘤患者应树立康复的信心和决心,克服康复的困难和挫折,坚持康复的计划和执行,保持康复的连续性和规律性,以达到最佳的康复效果。老年肿瘤患者还应积极参与康复的评估和反馈,及时了解自己的康复效果和满意度,发现和解决自己的康复问题和困难,调整和优化自己的康复方案,以提高自己的康复水平和质量。

（3）自我康复健康指导需要家庭和社区的支持和配合,家庭和社区应为老年肿瘤患者提供良好的康复环境和设备,为老年肿瘤患者提供必要的康复帮助和服务,为老年肿瘤患者提供充分的康复关心和鼓励,为老年肿瘤患者提供有效的康复监督和督促,为老年肿瘤患者提供充实的康复活动和交流,以增强老年肿瘤患者的康复动力和信心。

# 参考文献

[1]纪树荣.运动疗法技术学[M].2版.北京:华夏出版社,2011.

[2]张抒扬,冯雪.心脏康复流程[M].北京:人民卫生出版社,2017.

[3]丛洪良,袁祖贻.心脏病学实践—2020,第二分册-冠心病[M].北京:人民卫生出版社,2020.

[4]张伟宏,许梦雅.康复护理学综合实践能力训练教程[M].郑州:郑州大学出版社,2020.

[5]张红品.老年人常见疾病的运动康复指导研究[M].北京:中国纺织出版社,2018.

[6]陈佩杰.老年人常见慢性病运动康复指导[M].北京:科学出版社,2015.

[7]向红丁.糖尿病康复指南:向红丁教你摆脱甜蜜的负担[M].武汉:湖北科学技术出版社,2017.

[8]崔仲三编著/演示.看视频学太极-二十四式太极拳[M].青岛:青岛出版社,2018.

[9]燕铁斌,尹安春.康复护理学[M].4版.北京:人民卫生出版社,2017.

[10]许梦雅,杨伟民.家庭医疗体操在缺血性脑卒中社区康复中的应用[J].中国老年学杂志,2010,30(17):2437-2438.

[11]张绍岚,王红星.常见疾病康复[M].3版.北京:人民卫生出版社,2019.

[12]张绍岚,何小花.疾病康复[M].2版.北京:人民卫生出版社,2014.

[13]中国老年保健医学研究会老龄健康服务与标准化分会,《中国老年保健医学》杂志编辑委员会,北京小汤山康复医院.中国高龄脑卒中患者康复治疗技术专家共识[J].中国老年保健医学,2019,17(1):3-16.

[14]中华医学会骨科学分会关节外科学组.骨关节炎诊疗指南(2018年版)[J].中华骨科杂志,2018,38(12):705-715.

[15]李兰,周君.骨关节炎的物理治疗进展[J].中国康复理论与实践,2019,25(8):918-921.

[16]李国平,王正珍,郝跃峰.运动处方中国专家共识(2023)[J].中国运动医学杂志,2023,42(1):3-13.

[17]杨青,贾杰.阿尔茨海默病相关指南及专家共识解读:全周期康复新视角[J].中国医刊,2021,56(1):22-27.

[18]郭琪,韩佩佩,王丽岩.老年人认知障碍的预防与康复[M].上海:上海交通大学出版社,2021.

[19]王刚.健忘不可怕[M].上海:上海交通大学出版社,2021.